utb 6053

Eine Arbeitsgemeinschaft der Verlage

Brill | Schöningh – Fink · Paderborn
Brill | Vandenhoeck & Ruprecht · Göttingen – Böhlau · Wien · Köln
Verlag Barbara Budrich · Opladen · Toronto
facultas · Wien
Haupt Verlag · Bern
Verlag Julius Klinkhardt · Bad Heilbrunn
Mohr Siebeck · Tübingen
Narr Francke Attempto Verlag – expert verlag · Tübingen
Psychiatrie Verlag · Köln
Ernst Reinhardt Verlag · München
transcript Verlag · Bielefeld
Verlag Eugen Ulmer · Stuttgart
UVK Verlag · Munchen
Waxmann · Münster · New York
wbv Publikation · Bielefeld
Wochenschau Verlag · Frankfurt am Main

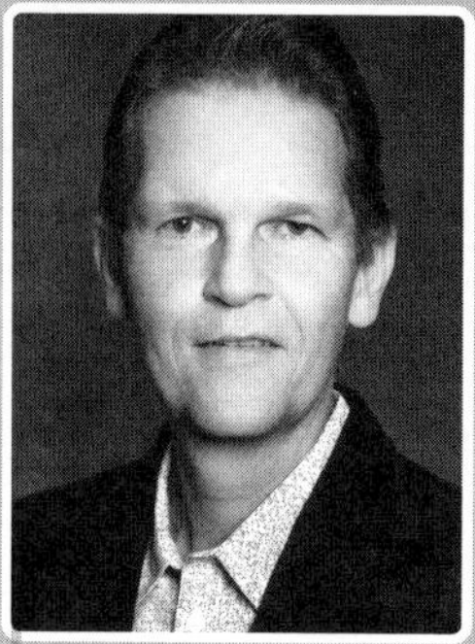

Burkhart Brückner, Dr. phil., ist Professor für Sozialpsychologie, Psychosoziale Prävention und Gesundheitsförderung an der Hochschule Niederrhein, Diplom-Psychologe und Psychologischer Psychotherapeut. Seine Arbeitsgebiete sind: Geschichte der Psychiatrie, klinische Sozialpsychologie, Beratungspsychologie und Psychotherapie.

Kurze Geschichte der Psychiatrie

Burkhart Brückner

Psychiatrie Verlag

Burkhart Brückner
Kurze Geschichte der Psychiatrie
1. Auflage 2023

Bibliografische Information der Deutschen Nationalbibliothek
Die Deutsche Nationalbibliothek verzeichnet diese Publikation in der Deutschen Nationalbibliografie; detaillierte bibliografische Daten sind im Internet über http://dnb.d-nb.de abrufbar.

Lektorat: Fabio Freiberg, Köln
Umschlagkonzeption: siegel konzeption | gestaltung, Stuttgart unter Verwendung eines Fotos von Marzolino / Shutterstock.
Bildbeschreibung: »Gewöhnliche Zelle« im Pariser Hospital Sainte-Anne. In: De Lostalot, A. (1868): L'asile Sainte-Anne (fin). L'Illustration – Journal Universel 50(1303), S. 109.
Typografiekonzeption und Satz: Iga Bielejec, Nierstein
Druck und Bindung: Plump Druck + Medien GmbH, Rheinbreitbach

utb 6053
ISBN: 978-3-8252-6053-8
eISBN: 978-3-8385-6053-3

Vorbemerkung

Der vorliegende Band umfasst in knapper Form die Geschichte des Umgangs mit seelischem Leid, Wahnsinn und Hospitalisierung vom Altertum bis Ende des 20. Jahrhunderts. Geschichtliches Wissen ist ein wichtiges Orientierungsmittel für Professionelle, Betroffene, Angehörige und Studierende. Es erschließt die vielfältigen Traditionen der heutigen Psychiatrie als Wissenschaft und soziale Praxis, erleichtert das Verständnis ihrer biopsychosozialen Grundlagen und hilft, den gesellschaftlichen Auftrag dieser Institution zu verstehen und zu hinterfragen. Nach zwei früheren Auflagen sind für diese *Kurze Geschichte der Psychiatrie* zahlreiche Abschnitte aktualisiert, überarbeitet und umfangreich ergänzt worden, insbesondere zum 20. Jahrhundert und zum interkulturellen Vergleich.

Historische Kenntnisse verdeutlichen den humanen Anspruch des Fachs in der Tradition der europäischen Aufklärung, aber auch seine Probleme und Grenzen. Substanzielle Kontroversen werden deutlich: der Gegensatz von Vernunft und Unvernunft, die normative Funktion der Institution oder das Verhältnis von Professionellen und Nutzern. So werden auch schwierige Aspekte der Psychiatriegeschichte klarer, etwa die Anwendung von Zwang und Gewalt, die soziale Exklusion von Langzeitpatienten, die Medikalisierung abweichenden Verhaltens, der Aufbau von Großanstalten um 1900 oder die Rolle der deutschen Psychiatrie im Nationalsozialismus.

Inhaltlich knüpft die Darstellung an die drei Aufgaben der modernen Psychiatrie an: den Sicherungsauftrag, den Behandlungsauftrag und den Forschungsauftrag. Um diese gesellschaftlichen Aufträge wahrzunehmen, vereint das Fach natur-, sozial- und kulturwissenschaftliche Konzepte. Dabei ist auch die Psychiatriehistorie längst nicht mehr auf eine reine Ideen- und Fortschrittsgeschichte »von, für und über Psychiater« beschränkt (Micale & Porter 1994, S. 7). Die neuere Psychiatriegeschichtsschreibung bezieht sich auf die gesamte Kultur der Hilfe für schwer psychisch leidende Menschen, sie reflektiert ihre ethischen Standpunkte und thematisiert auch früher ausgeblendete Aspekte (etwa zur Pflege, zur Sozialen Arbeit, zur Bewegung der Psychiatrieerfahrenen, zu interkulturellen Aspekten und zur Bedeutung der Menschenrechte). Somit umfasst die vorliegende Darstellung:

- den sozialen Ort der Behandlungen (Institutionen- und Professionsgeschichte),
- die theoretischen Kontroversen (Begriffs- und Problemgeschichte) und
- die Erfahrungen im Umgang mit psychosozialem Leid (Alltagsgeschichte)

Die drei Säulen der Institutionen-, Begriffs- und Alltagsgeschichte ergänzen sich gegenseitig unter dem Dach der Sozialgeschichte der Psychiatrie. Somit geht es auch um die gesellschaftlichen Hintergründe, welche die institutionelle Praxis, die wissenschaftlichen Begriffe sowie das alltägliche Leben mit psychischem Leid und Hospitalisierung beeinflussen. Im Fokus stehen die zeitgebundene Bewertung von Vernunft und Unvernunft, die fachlichen Meilensteine oder sozialpolitischen Vorgaben samt dem entsprechenden Auftrag an Experten und Institutionen. Als Wissenschaftsgeschichte bezieht sich eine solche Sozialgeschichte auch auf interkulturelle und interdisziplinäre Fragen oder die mentalitätsgeschichtlichen Wandlungen des Menschenbildes. Sie versucht, die jeweils typischen Regeln und Überzeugungen im Umgang mit psychischem Leid, also die »Paradigmen« in einer bestimmten Epoche und Kultur nachzuzeichnen und zu verdeutlichen.

Mit diesem Konzept folgen die einzelnen Kapitel einer Epocheneinteilung nach dem europäischen Geschichtsbild mit Altertum, Mittelalter, Renaissance und Aufklärung bis zum 19. und 20. Jahrhundert. Gemäß dem Zuschnitt einer kurzen Geschichte der Psychiatrie ist eine kompakte Auswahl samt Schwerpunktsetzungen, Auslassungen und gekürzten Belegen notwendig.

Die gegenwärtige Psychiatrie ist mit den Traditionen und Werten der europäischen Aufklärung zu einer globalen medizinischen Wissenskultur geworden. Diese Tradition steht im Folgenden im Vordergrund, um es den Leserinnen und Lesern zu ermöglichen, die Herkunft und das Selbstverständnis dieser Profession zu verstehen. Heutzutage gehört dazu auch die kritische Reflexion der Globalisierung »westlicher« Wissensbestände. Deshalb wird im Folgenden nicht nur darauf verzichtet, heutige psychiatrische Begriffe auf vormoderne Kulturen zu übertragen, sondern neben der

Geschichte der Institution »Psychiatrie« wird sowohl eine Geschichte der subjektiven Erfahrung des Wahnsinns erkennbar als auch – am Beispiel asiatischer Traditionen – ein Zugang über außereuropäische Blickwinkel.

Mitunter spreche ich Parallelen zu gegenwärtigen psychiatrischen Konzepten an, doch benutze ich keine speziellen Krankheitsbegriffe außerhalb ihres Entstehungszusammenhangs. Der Rückblick soll nicht durch heutige Sichtweisen überformt werden, sondern es geht um die Eigenlogik der historischen Ereignisse und zugleich um deren Bedeutung für die Gegenwart.

Unter diesen Voraussetzungen wird die Darstellung vor allem für die Zeit nach 1800 auf den deutschsprachigen Raum fokussiert. Jedes Kapitel präsentiert zentrale Versorgungsmodelle und Theorien, bedeutende Forscher und Forscherinnen oder typische Erfahrungen von psychosozialem Leid und Hospitalisierung.

So möchte ich die Leserinnen und Leser mit einer offenen, fragenden Haltung gegenüber der Geschichte vertraut machen, denn die historische Perspektive ist eine bedeutende Ressource für die eigene Identitätsbildung und Selbstreflexion – sei es in der Medizin, der Psychotherapie, der Sozialen Arbeit oder in der Genesungsbegleitung und Peerarbeit. Geschichtsloses Handeln wäre blind gegenüber den historischen Erfahrungen, und die aktive Aneignung der Geschichte schärft das Bewusstsein für die professionelle Verantwortung. Die heutigen Praktiken und Konzepte werden als geschichtliche Produkte wahrnehmbar und als veränderbar erfahren. Durch die historische Erkenntnisdistanz werden aktuelle Diskussionen verständlicher und der Praxisdruck wird geringer. Die Kenntnis der Geschichte wird zum Handwerkszeug, um sich den Anforderungen im beruflichen Alltag besser stellen zu können.

Die beiden vorherigen Ausgaben sind erfolgreich und freundlich aufgenommen worden. Eine Übersetzung der Erstauflage ins Japanische ist für 2023 geplant. Im Text werden bei Personenbezeichnungen teils sowohl die männliche als auch weibliche Form benannt, teils ist das jeweils andere Geschlecht mitgemeint. Ich danke dem Team im Psychiatrie Verlag sehr herzlich für die Begleitung dieser Ausgabe und ebenso dem utb Verlag für die Aufnahme in sein Programm.

Burkhart Brückner
Düsseldorf, im Januar 2023

1 Altertum – Natur und Kultur des Wahnsinns

Die Geschichte der Psychiatrie als klinische Institution beginnt vor etwa 200 Jahren im Rahmen der europäischen Spätaufklärung, psychisches Leid und Wahnsinn jedoch sind so alt wie die Menschheit selbst. Was aber können wir über Wahnsinn und Unvernunft wissen, bevor ihre Phänomene »psychiatrisch« definiert wurden? Zweimal begegnet uns in dieser Fragestellung das Andere und Fremde, erstens als Wahnsinn, dem Anderen der Vernunft, zweitens als vergangene Welt, also in historischer Distanz.

Sofern Werte der europäischen Aufklärung die heutige Psychiatrie als globale Wissenskultur geprägt haben, ergeben sich Fragen zur vormodernen Genese dieses Wissens, zur Bedeutung außereuropäischer Kulturen oder auch zum subkulturellen Wissen der Behandelten und ihrer Angehörigen. Dies gilt bereits für das europäische Altertum, das ungefähr vom Jahr 800 v. Chr. bis zum Jahr 600 n. Chr. angesetzt wird und rund 1.300 Jahre mit unterschiedlichen Zeitschichten, Regionen und Kulturen umfasst. Neben dem aus dieser Tradition entstandenen »westlichen« Heilwissen sind die indische Medizin (Ayurveda), die traditionelle chinesische Medizin und die Heilkunde der mittelamerikanischen Maya zu nennen. Die ersten asiatischen Überlieferungen sind, ähnlich wie die ägyptische Medizin, mindestens 4.000 Jahre alt, schulenbildende Sammelwerke entstanden dort ab ungefähr 200 v. Chr.

Die Auffassungen über das menschliche Dasein, den Körper, den Geist und die Seele unterschieden sich im europäischen Altertum erheblich von heutigen Kategorien. Obwohl die Bedeutung der »Individualität« oder »Persönlichkeit« der Menschen im Lauf der griechisch-römischen Antike zunahm, waren in den Anfängen vor allem kollektive Werte zentral, etwa die soziale Rangfolge oder die gemeinsame Bindung an kosmologische Kräfte. Seelische Gesundheit und Krankheit wurden über andere Merkmale und Maßstäbe definiert, als sie uns heute vertraut sind. So ist etwa die Grenzziehung zwischen magischem und rationalem Heilwissen eine moderne »Erfindung«, die bis weit in die Frühe Neuzeit hinein weder in Europa noch in anderen Kontinenten existierte. Zudem ist die europäische Tradition eng mit westasiatischen Einflüssen verbunden.

Die Wurzeln der westlichen Gesellschaften sind multikulturell und mehrdeutig, aber sie haben im Umgang mit Wahnsinn und Unvernunft zwei wesentliche Strömungen erzeugt, nämlich zum einen naturhafte Erklärungen und zum anderen kulturelle Deutungen seelischen Leids, die beide schon in frühen Gesellschaftsformen vorzufinden sind.

1.1 Westasiatische und ägyptische Priestermedizin

Selbsthilfe und gegenseitige Hilfe im Krankheitsfall, etwa um Wunden zu pflegen und Fremdkörper zu entfernen, dürften auch in prähistorischer Zeit üblich gewesen sein. Die jungsteinzeitlichen Stammesgesellschaften besaßen wohl ein magisch-animistisches Weltbild, das eine allbeseelte Welt annahm und Krankheiten als Folge von Tabubrüchen und als Strafen durch Dämonen definierte.

In zwei der ältesten bekannten Kulturregionen – in Mesopotamien und Ägypten – galt der Priesterarzt als Mittler zwischen der Welt der Götter oder Dämonen und der menschlichen Welt. Die Theologen besaßen in den straff hierarchisch organisierten Gesellschaften die Deutungsmacht über das Verhältnis von Körper und Seele. Mesopotamische Quellen belegen bereits diagnostische, therapeutische und pharmazeutische Heilpraktiken. So wird auf einer etwa 4.000 Jahre alten Keilschrifttafel über einen Mann berichtet, der verwirrt sei, »sodass er sagt – obwohl niemand mit ihm übereinstimmt –, der Finger der Verurteilung deute hinter seinem Rücken auf ihn und Gott oder Göttin seien auf ihn zornig« (Wilson 1967, S. 725). Ebenso werden Visionen, Lähmungen, Angstzustände oder Sprachstörungen beschrieben und auf Zauberei oder Besessenheit zurückgeführt. Als Gegenmittel nutzte man Rituale, Amulette oder Beschwörungsformeln.

Im babylonischen Rechtskodex des Königs Hammurabi (1728–1686 v. Chr.) sind neben den ärztlichen Honorarregelungen auch drakonische

Strafen für Behandlungen mit Todesfolge vorgesehen, allerdings sozial abgestuft: Während Schädigungen von Angehörigen der sozialen Eliten mit dem Abhacken einer Hand bestraft werden konnten, mussten die Ärzte für einen verstorbenen Sklaven lediglich Ersatz bieten. Im späteren anatolischen Großreich der Hethiter (ca. 1600–1200 v. Chr.) existierten präzise Rezeptsammlungen zur Herstellung von Tränken, Medikamenten und Umschlägen. Krankheiten wurden sowohl rituell als auch physisch behandelt (Zubieta Lupo 2022, S. 6, 205 ff.).

Parallel entwickelte sich die religiös geprägte Kultur in Altägypten. »Heilstätte der Seele« – diese Inschrift soll vor gut 3.000 Jahren über dem Eingang einer Tempelbibliothek im ägyptischen Theben gestanden haben (Leven 2005, Sp. 154). Die überlieferte altgriechische Übersetzung der Inschrift lautet »psychēs iatreion«; dies sind die Ausdrücke für »Seele« (gr. »psychē) und für »ärztliche Heilstätte« (gr. »iatreion«), die noch heute das Wort »Psychiatrie« bilden. Über die bloße Wortbedeutung hinaus zeugt die Botschaft – die Literatur als Heilmittel der Seele – von der Bedeutung der medizinischen Schriftkultur. Ungefähr 20.000 Werke umfasste jene heilige Bibliothek innerhalb eines größeren, von Priestern betreuten Tempelbezirks in der antiken Weltstadt Theben am Nil. Als heilsam dürfte die Versenkung in diese Schriften gegolten haben, das Gebet und die Anrufung der Götter, um Leiden zu beheben, wenn körperliche Eingriffe und Medikamente versagten. Ägyptische Heilkundige genossen hohes Ansehen, ihr Stand war spezialisiert (für Augenheilkunde, Chirurgie, Frauenleiden etc.) und sie unterschieden zwischen »behandelbaren«, »bekämpfbaren« und »unheilbaren« Leiden.

Die Ausbildung und Praxis fanden in einem gesonderten Tempel statt, dem sogenannten »Lebenshaus«. Die in solchen »Lebenshäusern« niedergeschriebenen medizinischen Papyrusrollen, etwa der in Leipzig aufbewahrte, fast 19 Meter lange und gut 80 Krankheiten behandelnde *Papyrus Ebers* aus dem 2. Jahrtausend v. Chr., zeugen auch von Versuchen, »Krankheiten im Kopf, irgendwelche schlechten bösen Dinge« oder »Fieber im Herzen« mit Mischungen von Heilpflanzen, Früchten, Öl und Honig zu lindern. Dabei galt das Herz als Sitz des Denkens und Fühlens. Natürliche und übernatürliche Methoden ergänzten einander: die naturhafte Medizin mit ihren anatomischen, pharmazeutischen und technischen Kenntnissen und die magische Heilkunde, die mit Amuletten, Gebeten und Ritualen oder Heilschlaf und Traumdeutungen in Tempeln vollzogen wurde. Im *Papyrus Ebers* heißt es treffend: »Stark ist der Zauber in Verbindung mit dem Heilmittel – und umgekehrt« (vgl. Popko u. a. 2021).

ABBILDUNG 1
Papyrus Ebers, ca. 1550 v. Chr.

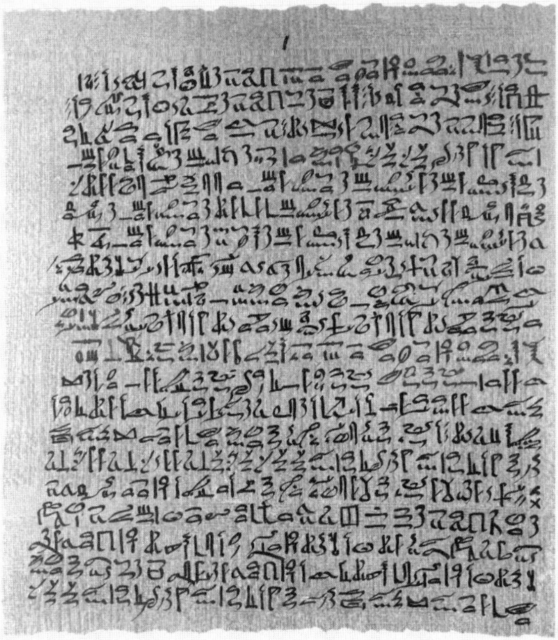

Ein anderer, ebenfalls fast 4.000 Jahre alter literarischer Text ist unter dem Titel *Gespräch eines Lebensmüden mit seiner Seele* bekannt, darin heißt es:

> »[D]er Tod erscheint mir heute / wie das Gesunden für den Kranken, wie ein Hervorkommen / nach draußen, nach einem Drängen / [...] der Tod erscheint mir heute / wie der Geruch von Lotosblumen, [...] wie ein Mann wünscht, sein Haus zu sehen / nachdem er viele Jahre verbracht hat, indem er gehalten wurde in Gefangenschaft [...]«. (Barta 1969, S. 28 f.)

Diese skeptische, schwermütige Klage entstand in einer politischen und wirtschaftlichen Krisenzeit. Ihre Bedeutung ist umstritten, denn weder können solche Erfahrungen sicher in die heutige Fachsprache übersetzt werden noch entspricht die altägyptische Seelenlehre samt Totenkult dem heutigen Verständnis von Körper und Psyche.

Die altägyptische Medizin wurde in der gesamten antiken Welt geschätzt. Die bedeutendsten griechischen und römischen Ärzte bezogen einen Teil ihrer Kenntnisse aus der Bibliothek zu Memphis, die dem ägyptischen Arzt Imhotep geweiht war.

In frühen westasiatischen Kulturregionen wurden Krankheiten von Priesterärzten mit natürlichen, aber auch mit magischen Methoden behandelt.

1.2 Griechische Seelenheilkunde

Die altägyptischen, mesopotamischen und hethitischen medizinischen Quellen bildeten ein breites multikulturelles Reservoir für die Entwicklung des griechisch-römischen Heilwissens. Auf dem griechischen Festland und in Kreta schuf die archaische mykenische Zivilisation (ca. 1.600–1000 v. Chr.) in der Bronzezeit eine eigenständige Buchstabenschrift. Um 900 v. Chr. entstand in diesem Kulturraum die soziale Organisation der Polis. Diese kleinen Stadtstaaten verbreiteten sich ungefähr ab 800 v. Chr. auf die kleinasiatischen Küsten. Die Geldwirtschaft löste den Tauschhandel um 700 v. Chr. ab. In den aristokratisch regierten Gemeinschaften wurden die Bauern, Handwerker und Händler zunehmend militärisch und somit auch politisch bedeutsam. Die Bürger erhielten Mitspracherecht in Volksversammlungen und stützten sich ihrerseits auf die Arbeitskraft von rechtlosen Sklaven. Frauen blieben von geschäftlichen und politischen Entscheidungen ausgeschlossen.

Was aber galt zu dieser Zeit als gesund oder krank? Hesiod, der erste griechische Historiker, erzählt in dem um 700 v. Chr. entstandenen Lehrgedicht *Werke und Tage* (1861, I, 90) vom Alltag der Bauern am Rande des Existenzminimums und erklärt das harte Schicksal der Menschen mit dem

Mythos von Pandora, die eine von Zeus geschenkte Büchse öffnet und damit das Unglück in die Welt entlässt:

> »Krankheit schleichet am Tag wie zur Nachtzeit unter den Menschen. Rings zu den Sterblichen tragend das Weh aus eigenem Antrieb, Schweigenden Ganges, da Zeus sie der Stimme beraubt […].«

Stumme Krankheiten schlugen die Menschen mit Unglück. Die Ärzte der frühgriechischen Zeit waren noch Wanderarbeiter, die Wunden zwar weitgehend ohne Magie, aber auch ohne genaue Vorstellungen über die Wirkungsweise der Heilpflanzen heilten. Verbessertes Wissen ergab sich mithin dadurch, wie gut es gelang, die Krankheiten »zum Sprechen zu bringen«, sie zu erklären, zu lindern und das Leid der Betroffenen zu verstehen.

Ungefähr seit 600 v. Chr. begann im altgriechischen Kulturraum die Entwicklung einer Denkweise, die man als »philosophisch« bezeichnete, weil sie auf begründetem Wissen fußte. Die Seele (gr. »psychē«) galt als das Prinzip des Lebens. Der vernunftbegabte Teil der Seele wurde als eine Besonderheit des Menschen verstanden, während der den Leidenschaften zugeordnete Seelenteil auch Tieren zugestanden wurde. Ausgehend von den ersten Naturphilosophen wie Thales, Anaximander oder Heraklit ergaben sich mit den zunehmenden sozialen Verbindlichkeiten in den griechischen Stadtstaaten ab dem 5. Jahrhundert auch genauere Vorstellungen über Gesundheit und Krankheit. Gesundheit galt als hohes und schützenswertes Gut. Sie umfasste neben dem körperlichen Zustand, der durch Gymnastik und Diäten gepflegt wurde, auch das psychische Wohlbefinden. Nach Platon hat die Seele als Prinzip des Lebens und der persönlichen Identität drei Funktionen: Weisheit, Tapferkeit und Begehren. Das höchste Bildungsziel sei die Tugend der Gerechtigkeit. Umgekehrt galt eine ungerechte, durch Leidenschaften beeinträchtigte Seele als krank.

In den aristotelischen *Mirabilia*, einer gut 2.400 Jahre alten Sammlung von Kuriositäten aus der antiken Welt, heißt es im 31. Kapitel:

> »In Abydos soll ein Geistesgestörter ins Theater gegangen sein und viele Tage geschaut haben, als ob gespielt würde, und auch Beifall geklatscht haben. Als er wieder zu Verstand kam, behauptete er, dies sei die angenehmste Zeit in seinem Leben gewesen.«

Diese Anekdote war in der griechisch-römischen Gelehrtenwelt gut bekannt. Sie benennt die Grenze zwischen Normalität und Wahnsinn und relativiert sie zugleich. Die Phänomene der Vernunftlosigkeit waren vertraut, doch auf die Perspektive kam es an. Die Geschichte erinnert an einen Aphorismus aus dem *Corpus Hippocraticum*, dem wohl berühmtesten medizinischen Text der griechischen Antike: »Wahnsinn [gr. paraphrosynē], der mit Gelächter entsteht, ist ziemlich gefahrlos; Wahnsinn mit Überlegung ist weniger sicher« (Aph. 318). Solche Bemerkungen belegen die erstaunliche Breite der antiken Heilkultur. Ebenso vielfältig waren die Behandlungsmethoden durch Stadt- und Wanderärzte oder in Kurorten und Tempeln.

Körperliche und seelische Gesundheit waren also Voraussetzungen eines guten, ethisch verantwortlichen Lebens. So entwickelte sich zum einen die rationale, hippokratische Medizin mit ihrem Wissen über den menschlichen Körper, das auch auf psychische Leiden übertragen wurde, und zum anderen entfalteten sich philosophische Überlegungen zur kulturellen Bedeutung seelischer Anomalien.

1.2.1 Die Natur des Wahnsinns

Die im 6. und 5. Jahrhundert v. Chr. gebildete altgriechische Naturlehre von den vier Elementen Feuer, Wasser, Luft und Erde wurde in Form der Humoralpathologie auf den menschlichen Körper übertragen. »Humor« bedeutet eigentlich »Feuchtigkeit«, was sich aus der Annahme herleitet, dass der menschliche Körper aus vier Säften bestehe: dem Blut, dem Schleim, der hellen und der dunklen Galle. Ärztliche Befunde der Körperflüssigkeiten berücksichtigten deren Mischung und Beschaffenheit (warm, kalt, trocken, feucht). Die Harmonie der Säfte bedeute Gesundheit und ihr Ungleichgewicht erzeuge Krankheiten. Statt einzelner Symptome wurden die Gesamtzustände prognostisch beurteilt. Diese Grundüberzeugungen prägten die medizinische Lehre des Hippokrates von Kos (460–370 v. Chr.). Unter dem Namen dieses Wanderarztes firmiert die wichtigste, von verschiedenen Autoren verfasste Sammlung medizinischer Texte des Altertums, das *Corpus Hippocraticum* (Flashar 2016).

Der hippokratische Text *Über die heilige Krankheit* wird als ein Meilenstein der wissenschaftlichen Medizin angesehen. Häufig wird behauptet, es handle sich um eine Beschreibung der Epilepsie, doch der Autor verwendet diese Bezeichnung nicht. Vielmehr denkt er an ganz verschiedene Anfallskrankheiten. Unter anderem würden die Kranken »brüllen« und »zucken«, »Schaum aus dem Munde« zeigen oder »in der Nacht von Ängsten, Schrecken und Wahnvorstellungen« heimgesucht. Berühmt ist die aufklärerische Argumentation:

> »Um nichts halte ich sie für göttlicher als die anderen Krankheiten oder für heiliger, sondern sie hat eine natürliche Ursache, wie die übrigen Krankheiten, aus der sie entsteht. [...] Diejenigen, die als erste diese Krankheit für heilig erklärt haben, waren Leute vom Schlage, wie es auch jetzt Zauberer, Entsühner, Bettelpriester und Aufschneider gibt, die alle beanspruchen, besonders gottesfürchtig zu sein und mehr als andere zu wissen. [...] Diese Menschen wählten die Gottheit als Deckmantel für ihre Hilflosigkeit [...]. In Wirklichkeit aber ist das Gehirn schuld an diesem Leiden [...].« (1–4, 3; Hippokrates 1968, S. 60 ff.)

Die Schrift *Über die heilige Krankheit* signalisierte damit eine künftige Stoßrichtung des naturwissenschaftlichen Denkens. Allerdings ist die Lokalisation des Leidens im Gehirn nicht mit dem heutigen Wissen über das zentrale Nervensystem vergleichbar, sondern im Kontext der damaligen physiologischen Vorstellungen zu verstehen. Demnach handle es sich um eine Blockade des Lebenshauchs (»pneuma«), der durch die Atmung, die Nahrung und die Haut in den Körper ströme, aber durch Schleim im Gehirn oder zu viel Galle behindert werde. Aus Scham würden die Betroffenen soziale Kontakte meiden und sich zurückziehen. Wie die Säftetheorie überdauerte die Vorstellung vom Lebenshauch oder den »Lebensgeistern« in modifizierter Form bis weit ins 18. Jahrhundert. Ein allgemeiner Begriff für schwere Erregungszustände lautete »Mania« (Raserei), wie in diesem Fallbericht aus dem *Corpus Hippocraticum*:

> »In Elis trank Timokrates viel, er geriet in Raserei (Mania) infolge schwarzer Galle (Melanchole) und trank ein abführendes Mittel. Er wurde gereinigt, die Ausleerungen waren reichlich, schleimig und von schwarzer Galle.« (Epid. V, 2; Hippokrates 1934, S. 31)

Übersinnliche Einflüsse und ethische Urteile kommen hier nicht vor, wenngleich der naturhafte Ablauf als gottgegeben galt. Typisch ist der knappe Aufbau des Berichts mit Ort, Name, Anamnese, Diagnose, Ursache, Behandlung, Heilmittelwirkung und Befund. Dunkle Verfärbungen von Stuhl, Urin, Zunge oder Haut wurden als Zeichen für ein Übermaß an schwarzer Galle (gr. »melaina chole«) im Körper gewertet und galten zunächst als Ursachen für eine ganze Reihe von krankhaften Erscheinungen. Zur Therapie sollten die pathogenen Stoffe aus dem Körper ausgeleitet werden. Die Berge um Antikyra in Mittelgriechenland waren für das Vorkommen von Helleborus (Nieswurz, Christrose) bekannt, einer Pflanze, die Erbrechen und Durchfall erzeugt und als Reinigungsmittel gegen Zustände der Vernunftlosigkeit geschätzt wurde. Später wurde die »Melancholie« zu einem festen medizinischen Begriff, entsprechend dem folgenden hippokratischen Aphorismus: »Wenn Furcht und Missmut lange anhalten, so ist dies melancholisch« (Epid. VI, 23).

Ebenso wie das Wort »Manie« bürgerte sich der Ausdruck »Melancholie« aber auch als allgemeiner Begriff für »Verrücktheit« ein. So bezeichnet Platon beispielsweise das Verhalten von Tyrannen als »melancholisch« und meint damit »verrückt«. Zudem existierten noch andere Krankheitsbezeichnungen, etwa »phrenitis« (mit Fieber), »hysterika« (durch die Gebärmutter verursachte Leiden) oder »koma« (mit Bewusstseinsstörungen). Die hippokratische Medizin bezog sich »ganzheitlich« auf die kranke Person, ihren Körper, die Lebensweise und die Umwelt. Sie operierte mit Kategorien der jeweils individuell »verkörperten«, also leiblich manifestierten Lebensführung, die sich auch durch Anomalien in Wahrnehmung und Denken äußere (Thumiger 2017, S. 420 ff.). Dieser Zugang verbreitete sich durch die römische Medizin und durch arabische, im Mittelalter verfasste Werke in ganz Europa.

Die hippokratische Schule bezeichnete »vernunftlose« Zustände unter anderem mit Begriffen wie »Manie«, »Melancholie« oder »Koma« und deutete sie im Zusammenhang mit somatischen Faktoren, individueller Lebensführung und Umwelt.

1.2.2 Die Kultur des Wahnsinns

Die Auffassungen über schweres psychisches Leid in der altgriechischen Kultur sind nicht nur durch die hippokratische Tradition geprägt, sondern auch durch religiöse Rituale, durch die Theaterliteratur, die philosophische Ethik und die Gesetzgebung. Damit ergab sich neben dem medizinischen, körperbezogenen Wissen auch ein früher kulturanthropologischer Zugang, der soziale Abweichung, psychisches Leid und Wahnsinn im lebensweltlichen Zusammenhang mit kulturellen Ordnungen, Symbolisierungen und Praktiken interpretierte.

In den Mythen über die mykenische Zeit beschreibt Homer um 800 v. Chr. heftige Leidenschaften aus Zorn, im Kampf, bei Trunkenheit, in Liebe oder in religiöser Ekstase mit Abwandlungen des Begriffs der »Raserei« (Manie). In seiner *Ilias* (IX, 454) und der *Odyssee* (XI, 280) treten »Erinnyen« als personifizierte Flüche auf, die nach Kapitalverbrechen, vor allem dem Mord an Müttern, geweckt werden und die göttliche Vergeltung vollziehen, indem sie die Täter mit Wahnsinn schlagen. Sie kommen auch in der Theaterliteratur vor und werden später von den Römern als »Furien« bezeichnet. Mitunter »rasen« die Götter selbst, etwa Dionysos und sein Gefolge. Und Pythia, die Priesterin des Orakels in Delphi, soll durch göttliche Eingebung, aber auch psychoaktive Dämpfe, die aus einer Erdspalte drangen, zu ihren Ratschlägen inspiriert worden sein.

Die altgriechische Kultur kam nicht ohne die metaphysische Legitimierung sittlicher Normen aus. Ein gutes Beispiel sind Platons (427–347 v. Chr.) komplexe Auffassungen über die Bedeutung der »Manie«. Seiner Ansicht nach führten körperliche Ursachen der »Krankheiten der Seele« zu »Unverstand«, nämlich Wahnsinn oder »Unwissenheit«. Zur Therapie empfahl er nicht nur medizinische Mittel, sondern auch Erziehung und Belehrung.

In seinem Spätwerk *Phaidros* kommt ein weiterer Aspekt hinzu, denn sowohl die Wahrsagekunst als auch die Inspiration der Dichter beruhten auf intensiven seelischen Grenzerlebnissen. Vor allem aber befähige die Liebe, der »eros«, zu einer Form »göttlichen Wahnsinns«, durch den die Menschen ewige Ideen im Schönen und damit die Wahrheit erkennen könnten. Platon verwendete stets den Ausdruck »mania«, dennoch hat dieses Konzept des »göttlichen Wahnsinns« nichts mit Zuständen zu tun, die wir heute als »psychische Störung« ansehen. Vielmehr beschreibt der Philosoph den Gegensatz zwischen einem gewöhnlichen, triebhaften Leben und einem bewusst höchste Lust genießenden Zustand. Scheinbar abweichendes, verrückt anmutendes Verhalten könne eben durchaus produktive Züge tragen – aber dazu seien nur Auserwählte fähig.

So festigt Platon seine strengen Ansichten über die Vorherrschaft der Besonnenheit über die Leidenschaften und die entsprechende soziale Hierarchie im Staat. Zusammenfassend heißt es im *Phaidros* (265 a): »Und vom Wahnsinn gebe es zwei Arten, die eine aus menschlicher Krankheit, die andere aus göttlicher Aufhebung des gewöhnlichen ordentlichen Zustandes.«

Dieses Motiv des göttlich Außergewöhnlichen dehnte sich Generationen später auch auf die Melancholie aus. Im dreißigsten Kapitel einer Schrift aus der Schule des Aristoteles (*Problemata physica*; 30, 953 a) wird folgende Frage gestellt: »Warum sind alle hervorragenden Männer, ob Philosophen, Staatsmänner, Dichter oder Künstler, offenbar Melancholiker gewesen?« Die Antwort lautet: Es komme auf das Maß der schwarzen Galle im Körper an. Zu viel davon mache krank, nur eine ausgewogene Menge könne zu kreativen Höchstleistungen führen.

Auf diese Weise wurde der ältere Mythos vom »göttlichen Wahnsinn« in die naturwissenschaftliche Sprache der Maßverhältnisse übersetzt und damit der seelische Ausnahmezustand generell neu interpretiert und kulturell integriert. Aus der klassischen griechischen Philosophie stammen also die in der europäischen Renaissance beliebten Mutmaßungen über die Kreativität der Melancholiker und die bis heute populären Spekulationen über die Nähe von Wahnsinn und Genialität. Die Lehre von den vier Temperamenten (Melancholiker, Sanguiniker, Choleriker, Phlegmatiker) entwickelte sich erst Jahrhunderte danach in der Spätantike.

Sowohl die hippokratische Medizin als auch die philosophische Einbindung psychischer Grenzerfahrungen schufen eine besondere Kultur des Umgangs mit psychosozialen Ausnahmezuständen. Die Ärzte waren für die Kenntnis und Behandlung von Krankheiten zuständig, ihr Beruf erforderte spezielle Fertigkeiten und eine Kultur der Verständigung zwischen Arzt und Patient. Hingegen wurde in der Philosophie, der Kunsttheorie und auch in der Literatur gefragt, welchen Platz psychische Grenzüberschreitungen und Wahnsinn in der menschlichen Kulturgemeinschaft besitzen. Dabei umfassten die beiden Begriffe »mania« und »melancholia« ein ganzes Spektrum von Auffälligkeiten, das von Akzentuierungen der Persönlichkeit bis zu manifesten Krankheiten reichte.

Psychische Gesundheit und Abweichung waren in der griechischen Antike begrifflich nicht strikt voneinander getrennt, sondern auf einem Kontinuum angesiedelt und in der Praxis funktional definiert: durch Arbeitsfähigkeit, soziale Einbindung und Zurechnungsfähigkeit.

1.2.3 Unzurechnungsfähigkeit und Entmündigung

Wie aber sah das konkrete Leben mit schwerem psychischen Leid in der altgriechischen Kultur aus? Wir besitzen darüber kaum Quellen. Anhaltspunkte geben die rechtlichen Bestimmungen. Grundsätzlich gab es keine direkt organisierte Zusammenarbeit von Rechtsprechung und Medizin. Allein Angehörige oder nahe Freunde konnten juristische Schritte einleiten, wenn die Betroffenen verstört umherwanderten, ihr Vermögen verschwendeten oder zu Gewalt neigten. Diese Möglichkeit stand in den Stadtstaaten allerdings nur freien Bürgern offen. Verwirrte und unzurechnungsfähige Sklaven konnten aus der Gemeinschaft ausgestoßen oder bei unmittelbarer Gefahr auch getötet werden.

Bei gravierenden und anhaltenden Gefahren durften die Angehörigen den eigenen Besitz schützen, Eheschließungen verhindern, Testamente anfechten und die Person festsetzen. Platon diskutiert im elften Buch der *Gesetze* den Fall, dass Söhne ihre verwirrten Väter entmündigen wollen, und empfiehlt ihnen, sich an den Ältestenrat – sozusagen die damalige »Ethikkommission« – zu wenden. Wenn der Rat eine Klage befürworte und sie Erfolg habe, könne der Vater entrechtet und ihm sein Besitz genommen werden. Sein Status entspreche dann dem eines Kindes. Begingen verwirrte Personen Verbrechen, könnten jene unter Umständen für nicht schuldfähig erklärt werden und müssten den Schaden ersetzen. Nur wenn sie gemordet hätten, sollten sie für ein Jahr aus dem Staat verbannt werden.

Ähnliche Bestimmungen finden sich auch im frühen römischen Recht. Um 450 v. Chr. wurden in Rom zwölf Tafeln mit grundlegenden Geboten aufgestellt (»Zwölftafelgesetz«). Auf der fünften Tafel wurde das Problem der Unzurechnungsfähigkeit geregelt, indem den Familienangehörigen das Recht übertragen wurde, gegebenenfalls über das Vermögen der Betroffenen zu bestimmen. Die juristischen Kriterien regelten vor allem schwere Konfliktfälle. Ein lebendiges Bild gewinnen wir über das Leben mit alltäglicheren Leiden, die in Kurorten behandelt wurden.

1.2.4 Der Heilkult des Asklepios

Rituale, Feste, Opfergaben und Beschwörungen besaßen einen festen Stellenwert im antiken Alltag. In besonderer Weise gilt dies für den Heilkult des Asklepios, Sohn des Gottes Apollon. Die Familie des Hippokrates wurde von diesem Halbgott hergeleitet und auch der hippokratische Eid ist ihm gewidmet. Ein Relief aus dem 4. Jahrhundert v. Chr. zeigt Asklepios mit seiner Tochter Hygieia am Krankenbett. Die religiös geprägte Heilkunde bestand parallel zur rationalen Medizin. Beeindruckende Schilderungen darüber enthalten die *Heiligen Berichte* des spätantiken Redners Publius Aelius Aristides (ca. 117–181 n. Chr.).

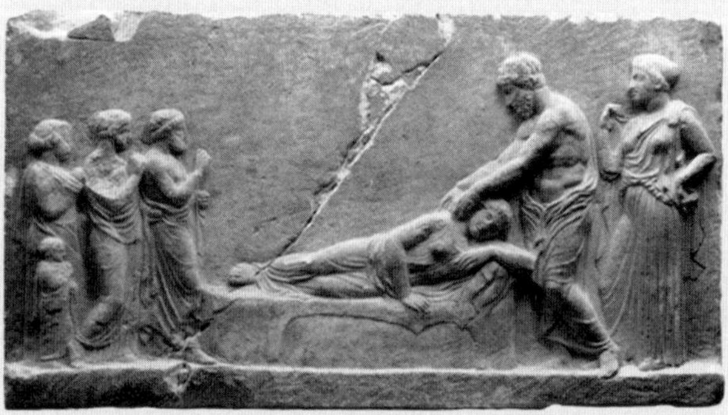

ABBILDUNG 2 Asklepios, Relief aus dem 4. Jahrhundert v. Chr.

Der wohlhabende Aristides war im Jahr 144 n. Chr. auf dem Weg nach Rom, als ihn plötzlich Kopf- und Bauchschmerzen, Atemnot, Ängste und Schlaflosigkeit ergriffen. Kurz nach seiner Ankunft kehrte er um und erreichte ein Jahr später den Kurort Pergamon an der Westküste der heutigen Türkei. Dort blieb er viele Jahre und konsultierte zwar auch hippokratische

Ärzte, bevorzugte aber die Behandlung im Asklepion, dem Tempel des Heilgotts. Im Lauf der Zeit litt er an Magenleiden, Fieber und Krämpfen, aber auch an Malaria und Pocken. Wie die anderen Patienten besprach Aristides den Behandlungsplan mit den Priestern, spendete Opfergaben an Apollon und unterzog sich rituellen Waschungen in Brunnen und Flüssen. Zu den Heilpraktiken gehörten Klistiere, Heilpflaster und Diäten ebenso wie Barfußlaufen und eiskalte Bäder mitten im Winter. Die Anweisungen erfuhr er durch seine Träume, in denen ihm der Heilgott erschien. Dieser empfahl ihm, sie aufzuschreiben. Die Träume waren das entscheidende Medium, im Tempel gab es dafür spezielle Schlafstätten.

Aristides beschreibt das Erlebnis eines solchen Heiltraums während eines Aufenthalts in der Heimat, als er an Kopfschmerzen, Fieber und Krämpfen litt:

> »Um Mittag, glaube ich, folgte ein neuer Anfall, und bald danach ging schwarze Galle nach unten ab. [...] Der Arzt war in großer Aufregung und verlangte Nahrungszufuhr. Doch darauf kam es nicht an. Eine Nacht kam heran wie beim Stampfen und Schlingern auf See, und ich schlief fast nur ein, um (dies) zu träumen: ich erhielt den Befehl, mich zu dem Herd meiner Erzieher aufzumachen und mich vor der Statue des Zeus niederzuwerfen, in deren Nähe ich erzogen worden war. Es ließen sich auch gewisse Stimmen vernehmen, denke ich, und die Art meines Bittgebets war genau beschrieben. Es lag tiefer Schnee, alles war gänzlich unpassierbar, und das kleine Haus war vom großen mehr als ein Stadion entfernt. Ich bestieg ein Pferd, ritt hin und brachte meine Huldigung dar. Kaum war ich zurückgekehrt, da waren all jene Dinge in Ordnung.« (III, 19–21; Aristides 1986, S. 69)

Nach zehnjähriger Behandlung in verschiedenen Tempeln wurde Aristides wieder arbeitsfähig und verbrachte das Alter auf seinem Landgut im Nordwesten der heutigen Türkei. Seine Berichte zeugen von der göttlichen Bestimmung des Menschen in der antiken Welt. Dabei tragen seine Beschwerden wohl teilweise »psychosomatische« Züge, und obwohl die angebotenen Kuren oft obskur und paradox anmuten, aktivierten sie offenbar entscheidende Ressourcen des Patienten. Insofern gingen rationale und seelsorgerische Heilkunde Hand in Hand, und zwar gerade für chronische Krankheiten, bei denen allein körperliche Heilmethoden versagten.

Naturhafte, religiöse und juristische Krankheitsdeutungen der europäischen Antike ergänzten und fundierten einander gegenseitig, sie gaben den Menschen einen sozialen, »ganzheitlichen« Rahmen, in dem auch seelische Abweichungen verstanden und eingeordnet werden konnten.

1.3 Römische Medizin

Mit den Berichten des Aristides ist die römische Antike erreicht. Jahrhundertelang dominierte im römischen Herrschaftsgebiet die griechische Medizin der Gelehrten neben einer populären medikalen Laienkultur. Im ersten und zweiten nachchristlichen Jahrhundert kam es zu einem qualitativen Sprung in der Theoriebildung, die Wissensbestände wurden aufgearbeitet und der ärztliche Stand war angesehener. Die Fächer spezialisierten sich (Augenheilkunde, Gynäkologie, Nieren- und Blasenleiden, Chirurgie), Amtsärzte wurden angestellt und die Ausbildung wurde organisiert.

Die römische Kaiserzeit ist eine Zeit der Militärmonarchien, geistesgeschichtlich war die Lehre der Stoiker maßgeblich, die übermäßige Leidenschaften als Grundübel betrachteten. Dem Adeligen Aulus Cornelius Celsus (geb. um 25 n. Chr.) gelang die erste Gesamtdarstellung der Medizin (*De medicina*) nach den hippokratischen Schriften. Zu den bekanntesten, allesamt griechischstämmigen Ärzten um das Jahr 100 n. Chr. zählen Soran von Ephesos, Rufus von Ephesos und Aretaeus von Kappadokien sowie Dioskurides von Kilikien, der in seinem Hauptwerk *De materia medica* mehr als 800 pflanzliche und über 100 tierische und mineralische Arzneistoffe beschrieb.

Der römische Begriff des Wahnsinns (lat. »furor«, »insania«) basierte nach wie vor auf den hippokratischen Konzepten. Neben »mania« und »melancholia« war der Ausdruck »phrenitis« einer der bedeutendsten Krankheitsbegriffe. Er bezog sich auf die altgriechische Vorstellung vom Zwerchfell (gr. »phrēn«) als Sitz der Vernunft und bezeichnete einen bedrohlichen, akuten, mit Fieber, Unruhe und visuellen Fantasien verbundenen Zustand mit Steigerungen in der Nacht. Im Wort »frenetisch« klingt diese Bedeutung noch heute an.

Ebenso kannte man die schädlichen Folgen des Alkoholkonsums oder Ausdrücke wie »koma« und »lethargus« für Schläfrigkeit und Benommenheit. Zudem wurden »hysterische« Frauenkrankheiten beschrieben, die mit Atemnot einhergingen und auf eine im Leib umherwandernde Gebärmutter (gr. »hystera«) zurückgeführt wurden. Die Theorien über die Manie waren somatisch begründet: Sie trete mit Störungen des Denkens ohne Fieber auf und werde durch heiße, gelbe Galle verursacht. Von der göttlichen »mania« ist in dieser Zeit kaum noch die Rede. Die krankhafte Melancholie wiederum galt seit Rufus von Ephesos (1. Jahrhundert n. Chr.) als Zustand, der durch die scharfen Überreste von überhitzter – »gerösteter« – schwarzer Galle im Körper ausgelöst werde.

Wichtiger als die verschiedenen Auffassungen über die klassischen Krankheitsbilder waren jedoch neue Differenzierungen auf der Ebene der Symptome. Beispielsweise benutzt Celsus erstmals den Begriff des Deliriums (von lat. »delirare«, d.h. »von der Ackerfurche abweichend«) im Zusammenhang mit Fieber, akuten Krankheiten oder Hirnverletzungen. Zum Teil würden die Kranken so tun, als ob sie mit den Händen Fäden oder Flocken von ihren Kleidern und Betten abzupfen – was auch heute noch zum Erscheinungsbild des psychoorganischen Delirs gezählt wird.

Der bedeutendste Arzt der römischen Antike war Claudius Galen (ca. 129–216 n. Chr.). Er arbeitete unter anderem als Leibarzt des Kaisers Mark Aurel und fasste das medizinische Wissen der Antike in einem monumentalen Gesamtwerk zusammen. Grundsätzlich unterschied er drei Seelenteile (das Denken im Gehirn, den Willen im Herzen, das Begehren in der Leber) sowie das Wahrnehmungs-, Erkenntnis- und Erinnerungsvermögen. Leib und Seele würden sich – wie bereits im hippokratischen Text über die »Heilige Krankheit« angedeutet – über ein feines, im Körper verteiltes Fluidum austauschen, das als »pneuma« bezeichnet wurde. Man nahm ein allgemeines Lebenspneuma an (lat. »spiritus vitalis«), aber auch ein spezielles Seelenpneuma (lat. »spiritus animalis«) mit Sitz in den Hirnkammern, das die Tätigkeiten der Seele durch die Nerven und Muskeln mit dem Körper vermittle.

Als Anatom konnte Galen bereits sechzig Fasern des Rückenmarks funktionell unterscheiden. In seiner Schrift *Über die affizierten Körperstellen* (IV, 2) entwickelt er – nach einem Bericht über ein selbst erlebtes Hitzedelirium – auch eine Theorie der Halluzinationen. Sinnestäuschungen entstünden infolge von verdampfenden, heißen Gallensäften im Hirn, welche durch die Blutgefäße zum Auge stiegen, den Blick vernebelten und optische Erscheinungen hervorriefen. Tatsächlich wurde diese Spekulation, wie auch viele andere von Galens Ergebnissen, noch gut 1.500 Jahre lang bis in die Neuzeit überliefert und gelehrt.

Wie der Bericht des Aristides gezeigt hat, sind in der griechisch-römischen Antike Heilmethoden verwendet worden, die sowohl den Körper als auch die Seele betrafen. Bei schwerer Verwirrung waren laut Celsus Zwangsmaßnahmen unumgänglich, bei leichteren Beeinträchtigungen berichten verschiedene Autoren auch über suggestive Interventionen, Ablenkung und List. Celsus (*De medicina*, III, 18) erzählt etwa von einem »reichen Manne, der sich vor dem Verhungern fürchtet« und dem als Gegenmittel »von Zeit zu Zeit falsche Nachrichten über gemachte Erbschaften mitgeteilt« wurden.

Fast psychotherapeutisch wirkt sein folgender Ratschlag: »Öfter muss man freilich dem Kranken beistimmen als ihm widersprechen und beim Reden seine Gedanken allmählich und, ohne dass er es merkt, zur Vernunft zurückbringen.« Solche Techniken kommen mehrfach in römischen Fallberichten vor und sie unterscheiden sich damit erheblich von den Methoden der Hippokratiker, die eher von außen auf den Körper des Patienten einwirkten.

Letztlich wäre es falsch, in den antiken Texten nach Parallelen mit modernen Konzepten wie »Schizophrenie«, »Angststörungen« oder »Borderline-Persönlichkeit« zu suchen, weil die kulturellen Voraussetzungen im Vergleich zur Gegenwart viel zu unterschiedlich sind. Vielmehr kommt es darauf an, die Abstufungen zwischen Vernunft, Unvernunft und Vernunftlosigkeit, das ganze Spektrum der körperbezogenen und kultischen Heilkunde sowie die Vielfalt des Heilermarktes im Rahmen der unterschiedlichen Epochen, Regionen und Weltdeutungen wahrzunehmen. Angesichts der Pluralität dieser medizinischen Kulturen werden so vielleicht mehr Gemeinsamkeiten zwischen der antiken und der heutigen Welt wahrnehmbar als durch eine vermeintlich lineare Ableitung der Herkunft und Fortschrittlichkeit der modernen Psychiatrie.

1.4 Ostasiatische Traditionen – China und Japan

Der globale medikale Pluralismus der frühen Kulturen lässt sich gut mit den Traditionen der chinesischen oder indischen Medizin verdeutlichen. Die 4.000 Jahre alte chinesische Medizin der städtischen Eliten ist in den traditionellen Rahmen der »drei Lehren« des Konfuzianismus, des Daoismus und des Buddhismus einzuordnen. Zentral für medizinische Konzepte sind die komplementären Naturkräfte »yin« und »yang«, die Lebensenergie »Qi« und die fünf Phasenelemente Holz, Feuer, Erde, Metall und Wasser. Krankheiten würden aus Störungen im Gleichgewicht des »Qi« im Leib entstehen, Therapien sollten die Balance mit den universalen Kräften wiederherstellen. Klassische Verfahren waren Puls- oder Zungendiagnostik, Akupunktur, Brennungen, Kräutermedizin, Massagen und Bewegungslehren (Qigong, Tai-Chi). Legte die konfuzianische Ethik auch nahe, mentale Verwirrung als Krankheit zu behandeln, sahen andere, etwa der um 300 v. Chr. lebende daoistische Philosoph Zhuangzi, sie eher als sozial variable Normabweichung (McLeod 2021, S. 92 ff.).

Wie im antiken Griechenland gingen in den Jahrhunderten vor unserer Zeitrechnung im Zuge der Vereinigung des chinesischen Kaiserreiches magisch-dämonologische Konzepte in eine empirisch begründete Heilkunde über. Vor diesem sozialen Hintergrund wurde ab ca. 200 v. Chr. im Lauf von 400 Jahren das bis heute verwendete Grundlagenwerk *Der Innere Klassiker des Gelben Kaisers* (*Huangdi Neijing*) in zwei Teilen zusammengetragen. Die medizinischen Kenntnisse werden darin dem legendären Kaiser in Dialogen mit seinen Ministern vermittelt. Der zweite, spirituelle Fragen behandelnde Teil (*Lingshu*) enthält im 22. und 69. Kapitel auch Aussagen zu Anfällen, Zuständen der Verwirrtheit oder emotionalen Verstimmung samt therapeutischen Empfehlungen. Zentrale Kategorien sind »kuang« (mit Euphorie) und »dian« (mit Passivität). Zu Letzterer heißt es: Zu Beginn sei der Leidende »zunächst traurig, er neigt dazu, zu vergessen, leicht wütend zu werden, zu erschrecken«. Im Verlauf könne er »Dinge sehen, die selten zu sehen sind, er hört Geräusche, die selten zu hören sind, und er schreit oft vor Angst, [...] verursacht durch die Schwächung der Energie und den Verfall des Geistes« (Bing 1997, S. 613 ff.; Übers. d. Verf.). Zum Umgang wird empfohlen: »Bei der Behandlung eines Patienten mit einer Dian-Krankheit sollte der Arzt oft mit dem Patienten zusammenleben, um herauszufinden, welche Meridiane und Akupunkturpunkte für die Behandlung geeignet sind.«

In den folgenden Jahrhunderten entstanden zahlreiche weitere medizinische Texte mit Klassifikationen und Differenzierungen mentaler Abweichungen, doch bis Ende des 19. Jahrhunderts existierte kein darauf spezialisierter Heilberuf. Das Gebiet war in die holistische, von Allgemeinärzten dominierte Medizin integriert. Und die konfuzianische, gemeinschaftsbasierte Pflichtethik überantwortete Aufsicht und Pflege der betroffenen Personen zunächst den Familien und nicht per se Medizinern.

Über Korea kam die chinesische Medizin nach Japan. Der japanische Kommentar Ryō-no-gige von 833 unterscheidet Anfälle mit Bewusstlosigkeit (»ten«) von Zuständen, die mit übersteigerten, »wilden« Ideen von Menschen verbunden seien (»kyou«), die »glauben, sie seien genial oder heilige Götter« (Genshiro 2002, S. 132; Übers. d. Verf.). Die Betroffenen sollten mit Akupunktur, Massage, Pflanzen und Wahrsagung behandelt und von Steuern entlastet werden. Die Ärzte (»genza«) arbeiteten nach den chinesischen Verfahren, beriefen sich jedoch ebenso auf esoterisch-dämonologische Lehren.

Für die Differenzierung der Heilkultur spielte der seit dem 5. Jahrhundert n. Chr. aus China eingeführte Buddhismus eine wichtige Rolle. Eine berühmte Legende handelt von der Tochter des japanischen Kaisers Go-Sanjō (1034–1073), die sich zurückgezogen und verwirrt gesprochen habe. Dem besorgten Vater sei Buddha im Traum erschienen und habe ihm den 971 gegründeten Daiunji-Tempel in Iwakura nahe Kyoto empfohlen (Kumasaka 1967, S. 666). Mitunter wird behauptet, dieser Tempel sei seitdem als Anlaufstelle und Unterkunft für seelisch Beeinträchtigte bekannt geworden. Als sicher gilt jedoch nur, dass solche Kunden dort ab ungefähr 1750 aufgenommen wurden (Burns 2017, S. 101 f.).

Bei allen fundamentalen Unterschieden zwischen der frühen ostasiatischen und der europäischen Philosophie, Anthropologie und Erkenntnistheorie ähnelt sich die Bandbreite der heilkundlichen Theorie und Praxis: angesichts magisch-religiöser Auffassungen, der Festigung rational begründeter Verfahren um 200 v. Chr. mit der Bedeutung der Pflanzenmedizin, kodifizierten Rechtsbegriffen oder der Rolle von Tempeln und Klöstern.

LITERATUR ZUR VERTIEFUNG

Effe, B.; Glei, R. F. (Hg.) (2000): Genie und Wahnsinn. Konzepte psychischer »Normalität« und »Abnormität« im Altertum. Trier: Wissenschaftlicher Verlag.

McLeod, A. (2021): The Dao of Madness. Mental Illness and Self-Cultivation in Early Chinese Philosophy and Medicine. Oxford: Oxford University Press.

Thumiger, C. (2017): A History of the Mind and Mental Health in Classical Greek Medical Thought. Cambridge: Cambridge University Press.

2 Das Mittelalter – die »Krankheiten des Kopfes«

Das europäische Mittelalter war christlich und feudalistisch geprägt. Die Anfänge werden um das Jahr 600 n. Chr. mit dem Ende der Völkerwanderung sowie dem Untergang des Römischen Reichs angesetzt und sein Ende mit der beginnenden Neuzeit ab ca. 1450. Die kulturell dominierenden christlichen Werte führten zu neuen Vorstellungen über Gesundheit und Krankheit. In einigen christlichen Hospitälern gab es im (Spät-)Mittelalter erste Abteilungen für Wahnsinnige. Dennoch blieb die Pflege in der Familie die vorherrschende Behandlungsform. Die theoretische Entwicklung baute großenteils auf griechisch-römischen Vorstellungen auf. Krankheit erschien teils humoralpathologisch erklärbar, teils aber auch als Strafe Gottes, so etwa der »Schwarze Tod«, die katastrophale Pestepidemie zwischen 1347 und 1350 mit ca. 23 Millionen Toten in Europa.

Grundsätzlich wurden die Menschen in die feudale Ordnung der drei Stände hineingeboren (Klerus, Adel, Bauern). Noch im Spätmittelalter gehörten 90 Prozent der Bevölkerung zum dritten Stand und lebten auf dem Land. Fundamentale soziale Grenzen verliefen zwischen Herrschenden und Dienenden sowie zwischen Freien und Unfreien. Im 12. Jahrhundert erstarkte das Stadtbürgertum (Kaufleute, Handwerker) und setzte sich von der Gruppe der Armen ab (etwa Menschen mit Behinderung, Wohnungslose und Tagelöhner). Die Kindersterblichkeit war hoch und die Lebenserwartung betrug kaum mehr als 35 Jahre. Im Rahmen einer anscheinend ewigen, gottgegebenen Weltordnung lebten die Menschen weniger für ihre persönlichen Ideale, sondern nach dem Leitbild ihrer gegebenen sozialen Rollen und Stände. Moralisch beurteilte man einander nach der Stärke des Glaubens und dem Grad der Sünden.

Der Blick in die mittelalterliche Geschichte Europas lohnt sich nicht nur angesichts der Tradition der christlichen Armenpflege, sondern ebenso für ein tieferes Verständnis von psychischen Grenzerfahrungen. Heiligenerscheinungen und visionäre Himmelsschau waren den mittelalterlichen Menschen durchaus vertraut. Wie aber wurden solche visionären Phänomene von dämonischer Besessenheit oder krankhaften Halluzinationen unterschieden?

In diesem Zusammenhang verdeutlicht die außergewöhnliche Lebensgeschichte der Engländerin Margery Kempe (1373–1440), einer Zeitgenossin von Jeanne d'Arc, sowohl die Möglichkeiten für eigenständige, weibliche Lebensentwürfe als auch die Gefahren für Menschen, die persönlich instabil und sozial auffällig wurden.

2.1 Leiden als göttliche Prüfung – *Das Buch von Margery Kempe*

Margery Kempe kam vermutlich 1373 in der heutigen Grafschaft Norfolk als Tochter des wohlhabenden Bürgermeisters in der Hafen- und Handelsstadt Bishop's Lynn zur Welt. Sie heiratete mit zwanzig Jahren, aber kurz nach der Geburt ihres ersten Sohnes erlebte sie erste schwermütige, sie beängstigende Episoden. Eine Gottesvision half ihr. Sie versuchte in den nächsten Jahren erfolglos eine Brauerei und eine Mühle aufzubauen. Immer mehr empfand sie sich als Außenseiterin, gebar aber noch 13 Kinder.

Trost fand sie in der Religion und in der außergewöhnlichen Vorstellung, in der Nachfolge Christi zu stehen. Mit vierzig Jahren löste sie sich nach langen Auseinandersetzungen per Vertrag von ihren sexuellen Ehepflichten, lebte aber weiterhin bei ihrem Mann, der sie zeitlebens unterstützte. Nach dem Tod ihres Vaters im Jahr 1413 und anschließenden Pilgerfahrten nach Rom und Jerusalem häuften sich schwere Krisen. Ihre Anfälle traten meistens während oder nach meditativen Versenkungen auf. Zum Teil verlor sie die Kontrolle über ihren Körper, schrie und tobte oder sah imaginäre Szenen, die manchmal sexuelle Züge trugen. Häufig nahm sie fremde Gerüche, Melodien, Lichter und Hitzeerscheinungen wahr.

Obwohl sie in Rom die erhoffte spirituelle Vereinigung mit Christus erfuhr, sorgte ihr Verhalten nach der Rückkehr in die Heimat für Aufsehen:

> »Einige vermuteten, sie leide an Epilepsie, denn während sie weinte, wand sie ihren Körper hin und her, von einer Seite auf die ande-

> re, und lief dabei blau und grau an, wie die Farbe von Blei. Wenn dies geschah, bespuckten die Menschen sie vor Entsetzen vor ihrer Krankheit. Manche verspotteten sie und behaupteten, sie heule wie ein Hund. Sie beschimpften sie und sagten, sie habe viel Unheil unter die Leute gebracht. Und in der Folge wiesen jene, die sie zuvor aus Liebe zu Gott mit Essen und Trinken versorgt hatten, mit Verachtung zurück und verlangten von ihr, dass sie nicht mehr zu ihnen nach Hause käme, weil sie diese unschönen Geschichten über sie gehört hatten«. (Ohnesorg 1999, S. 27)

Kempe, die ihre Autobiografie einem Schreiber in dritter Person diktierte, wurde in ihrem Heimatort Bishop's Lynn ausgegrenzt. Ihre Anfälle schwächten sie körperlich. 1417 konnte eine Anklage wegen des Verdachts auf Ketzerei mithilfe hochrangiger Kirchenvertreter abgewendet werden. In späteren Jahren milderten sich die Probleme. Nach einigen Reisen durch halb Europa begann sie 1438 ihre Lebensgeschichte aufzuzeichnen. Über ihre letzten Lebensjahre ist wenig bekannt, um 1440 starb sie.

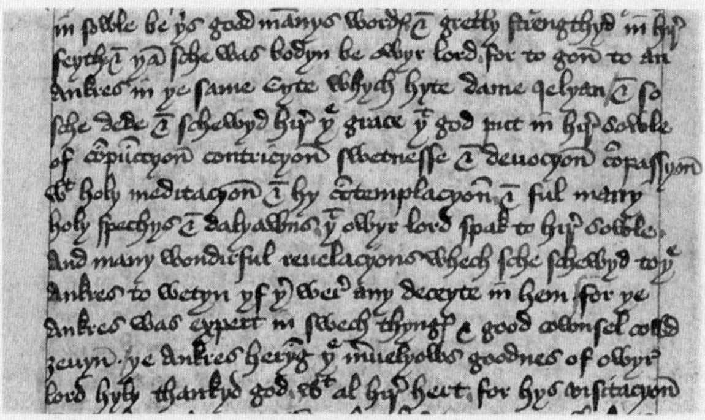

ABBILDUNG 3
Das Buch von Margery Kempe,
ca. 1440,
Ausschnitt

Das Buch von Margery Kempe ist erst 1936 wiederentdeckt worden und gilt als die früheste englischsprachige Autobiografie. Manche Fachleute deuten Kempes Erleben als visionär und mystisch, andere sehen sie als Hysterikerin oder Epileptikerin. Sie selbst redete von Zuständen des »Außer-sich-Seins« (»out of mind«) und verstand ihr Leiden als eine göttliche Prüfung. Mit heftigen Schreien etwa drücke sie die tief nachempfundene Passion Christi aus. Ihre Mitbürger in Bishop's Lynn standen damit vor der Frage, ob sie krank, von Dämonen besessen oder durch heilige Visionen verzückt sei und wie sie damit umgehen sollten.

2.2 Visionen, Dämonen und Phantasmen

Die Möglichkeit der direkten Gotteserfahrung durch Visionen war den mittelalterlichen Menschen nicht nur angesichts biblischer Vorbilder bekannt, sondern auch durch bedeutende Theologen, wie dem »Kirchenvater« Aurelius Augustinus (354–440), der eine personenbezogene Gottesauffassung und eine christliche Dämonologie ausarbeitete, oder durch die Erlebnisse der Äbtissin Hildegard von Bingen (1098–1179). Die »mystische« Lehre der Annäherung von Seele und Gott war eine erfahrungsbezogene Form des Glaubens gegenüber der »scholastischen«, rational orientierten Kirchenlehre. In der mittelalterlichen Literatur gibt es zahlreiche Visionsberichte mit typischen Phänomenen wie Lichterscheinungen, Engelsfiguren und Jenseitsreisen (Dinzelbacher 2002).

Wer über Visionen berichtete und ansonsten als gesund galt, schien eine besondere Empfänglichkeit für die übersinnliche Welt zu besitzen. Nicht die Form der Erfahrung stand zur Debatte, sondern ihr Inhalt, nämlich die Frage, ob dieser Inhalt gottgefällig blieb oder von Dämonen beeinflusst zu sein schien. Darüber entschieden die Theologen. Deshalb sollten visionäre Phänomene rückblickend auch als solche bezeichnet werden, ohne sie mit »Halluzinationen« im heutigen Sinne zu verwechseln.

Den Medizinern waren visuelle Phantasmen im Rahmen der Manie oder Melancholie geläufig, aber sie benutzten dafür kaum spezielle Begriffe. Der lateinische Ausdruck »alucinatio«, von dem das heutige Wort »Halluzination« abgeleitet ist, bedeutete so viel wie »Faselei, Träumerei«, wurde aber im medizinischen Kontext nicht benutzt.

Zudem spielte der Aberglaube eine große Rolle. Die Natur erschien mit Nymphen, Waldzwergen oder fliegenden Elfen belebt. Und gab es nicht sogar Tiermenschen, Werwölfe, die nachts umherstreiften und deren Körper von Haaren, Narben und Geschwülsten bedeckt waren? Mittelalterliche Mediziner beschrieben dieses Bild als »Wolfskrankheit«, eine Art von Melancholie.

Übersinnliche Erfahrungen wurden also sorgfältig geprüft, aber in einem ganz anderen kulturellen Kontext als heute. Dementsprechend provozierten Berichte über anhaltende Glaubenszweifel und scheinbare Einflüsterungen des Teufels massive Ängste und Skepsis. Man verdächtigte die Personen sündhaft geistig ermüdet zu sein (lat. »acedia«) oder sogar der Besessenheit und Ketzerei. Die Besessenheit, also die Inbesitznahme der Seele durch Dämonen, galt als spiritueller und sozialer Katastrophenfall. Dämonen wurden als Sendboten des Satans verstanden, als gefallene Engel und bösartige Geister, die nach Thomas von Aquin (um 1225–1274) nur mit Ungläubigen paktieren und diese zum Schadenzauber verführen. Lange waren dafür nur einfache Kirchenstrafen vorgesehen, im Spätmittelalter entwickelte sich jedoch aus der christlichen Dämonologie und Sündentheorie in Verbindung mit dem traditionellen Aberglauben allmählich die frühneuzeitliche »Hexen«-Theorie. Die Vorstellung, es gebe eine Art Sekte, die mit dem Teufel im Bunde stehe und deren Mitglieder den Tod verdient hätten, bildete ab dem 14. Jahrhundert die wichtigste ideologische Front zur Abwehr kirchlicher Zerfallserscheinungen.

Auch Margery Kempe erzählt in ihrer Autobiografie von mehreren Verhaftungen und Verhören in den Jahren nach 1417. Sie sollte als Ketzerin überführt werden. Obwohl sie mit ihrer unorthodoxen Glaubenspraxis randständig blieb, sich zum Beispiel stets ganz in Weiß kleidete, konnten ihr keinerlei Delikte nachgewiesen werden. Da sie sich zur orthodoxen Lehre bekannte, blieb ihre Rolle als schwer geprüfte, aber standhafte Visionärin tragfähig.

Mittelalterliche Visionsberichte konnten, abhängig vom sozialen Kontext und dem Zustand der Betroffenen, als Krankheit, religiöse Inspiration oder Eingebung von Dämonen verstanden werden.

2.3 Mittelalterliche Medizin in Europa

Offenkundiger Wahnsinn wurde im europäischen Mittelalter keineswegs regelmäßig als Strafe Gottes angesehen. Zwar heißt es im *Alten Testament*:

»Der Herr schlägt dich mit Wahnsinn, Blindheit und Irresein« (Dtn 28, 28; siehe auch Dan 4, 1–34), und im *Neuen Testament* gibt es die Geschichte der Heilung des Besessenen von Gerasa, der offenbar wahnsinnig geworden war, in Höhlen lebte, schrie und sich schlug, bis Jesus dessen Dämonen in eine Herde Schweine fahren ließ (z.B. Mt 8, 28–34). Aber ebenso wie bei der Definition der mystischen Erfahrung war auch bei der Abgrenzung des Wahnsinns von der Besessenheit entscheidend, was die betreffende Person inhaltlich erlebte. Blieb sie dem Glauben treu, war die Medizin zuständig. Geistig verstörte Personen wurden als »aberwitzig« und »mondsüchtig« oder »hauptsiech« und »hirnwütig« bezeichnet.

Nur wenige Kranke konnten sich eine Behandlung bei ausgebildeten Ärzten leisten, die meisten gingen zu Barbieren oder Badern im Badehaus. Im Rahmen dieser praxisorientierten medikalen (Laien-)Kultur wurden Wunden versorgt, Aderlässe gelegt oder Kräuter und Amulette verteilt. Die gelehrte Medizin berief sich hingegen auf die antike Tradition. Das Hirn galt als Sitz der psychischen Funktionen (Wahrnehmung, Erkenntnis, Gedächtnis). Körper und Geist seien durch das feinstoffliche »Pneuma« in den Hirnkammern verbunden. Man kannte fünf Haupttypen der »Krankheiten des Kopfes«: Manie, Melancholie, Phrenitis, Epilepsie und Hysterie. Byzantinische Ärzte des 6. und 7. Jahrhunderts hatten die antike Krankheitslehre überliefert und sie wurde dann von arabischen Ärzten des hohen Mittelalters verfeinert. Eine auf Wahnsinnige spezialisierte Einrichtung (pers. »bimaristan«) soll in Bagdad bereits 705 gegründet worden sein, darauf folgte ein Hospital in Kairo im Jahr 800 und ein weiteres in Damaskus 1270.

Bis zum 9. Jahrhundert etablierte sich der Islam zwischen Bagdad und dem spanischen Córdoba. Das um 1030 entstandene *Grundgesetz der Medizin* des persischen Arztes Abu Ali ibn Sina (lat. Avicenna; um 980–1037) wurde im 12. Jahrhundert ins Lateinische übersetzt und diente als Standardwerk sowohl in den frühen Klosterschulen (etwa in Montecassino, St. Gallen oder Fulda) als auch in den weltlichen Medizinschulen (etwa in Salerno oder Montpellier). Ab dem 13. Jahrhundert verlagerte sich die medizinische Forschung und Ausbildung in Europa allmählich an die seit dem 11. Jahrhundert entstandenen Universitäten (etwa in Paris, Bologna, Oxford).

Die Grundlagen der antiken griechisch-römischen Medizin blieben auch bei den Behandlungsmethoden mentaler Störungen weitgehend erhalten. Neben den traditionellen Diäten und Reinigungen (Aderlässe, Brechmittel) waren suggestive und chirurgische Heilmethoden bekannt. So berichtet Ibn Sina von einem Mann, der glaubte, er sei eine Kuh, bis der Arzt sich als Metzger ausgab, aber dem Patienten erklärte, er sei noch zu mager, woraufhin dieser wieder zu essen begann und bald als geheilt galt. Manche der nicht ärztlichen Chirurgen führten Schnitte und Bohrungen (Trepanation) oder Verbrennungen (Kauterisation) am Kopf durch, um Krankheitsstoffe auszuleiten.

Das medizinische Hauptwerk der deutschen Äbtissin Hildegard von Bingen ist um 1155 entstanden und wurde im 13. Jahrhundert unter dem Titel *Causae et curae* (*Von den Ursachen und der Behandlung von Krankheiten*) neu gegliedert. Der erste Abschnitt stellt ihr religiöses Menschenbild dar und der zweite die Krankheitslehre, der dritte und vierte Abschnitt handelt von den Heilmitteln und der fünfte von der Diagnostik. Gegen Verwirrtheitszustände empfahl sie Kräuter, Spruchformeln oder auch nur eine Mütze zur Erwärmung des Kopfes. Bei Epilepsie verordnete sie im vierten Abschnitt eine Mischung aus Maulwurfsblut, zerriebenen Entenschnäbeln, Gänsefüßen, Leber, Mehl und Kümmel. Die Rezeptur zeigt ihre typische Verbindung von Humoralpathologie, Kräutermedizin und magischen Vorstellungen: Das Maulwurfsblut helfe aufgrund der Erdverbundenheit des Tieres und die Füße der Gänse wegen ihrer beruhigenden Nähe zum Wasser.

Die seit der Spätantike ausgearbeitete Temperamentenlehre spielt bei Hildegard eine besondere Rolle. Im System der vier Temperamente war dem furchtsamen, aber auch scharfsinnigen Melancholiker die erdhafte schwarze Galle zugeordnet, dem einfältigen, aber auch heiteren Sanguiniker das luftige Blut, dem jähzornigen, aber auch mutigen Choleriker die feurige gelbe Galle sowie dem schwerfälligen, aber auch ausdauernden Phlegmatiker der wässerige Schleim.

Hildegard interpretierte so die gesamte menschliche Neigung zu Krankheiten als eine Art von ständiger Melancholie nach dem Sündenfall und verband die Schulmedizin mit magischen Elementen, der christlichen Sündentheorie und den Praktiken der medikalen Laienkultur.

Das Spektrum des mittelalterlichen Heilwissens beruhte auf den antiken Kenntnissen, dem Einfluss arabischer Ärzte sowie der medikalen Laienkultur. Die akademische Medizin wurde in Klosterschulen, weltlichen Ausbildungsstätten und später an den Universitäten vermittelt.

2.4 Tollkisten und Armenspitäler

Was aber geschah mit Personen, die alle Normen überschritten, anhaltend tobten oder andere Menschen gefährdeten? Margery Kempe wurde zeitweilig in ihrem Haus gefesselt und stand unter der Aufsicht ihrer Familie. Im Mittelalter trug der Familienverband die Verantwortung für verwirrte Angehörige. Zeitgenössische Rechtstexte, etwa der im frühen 13. Jahrhundert entstandene *Sachsenspiegel* (LR III, 3), bekräftigen die Pflicht der Angehörigen zur Aufsicht und zu Ersatzleistungen im Schadensfall, ebenso konnten bereits Vormundschaften beantragt werden (vgl. Pfau 2020).

Waren die Betroffenen nicht mehr zu halten, wurden sie zu Hause in Holzkäfige gesperrt. Einige Stadtbürger vermieteten solche »Stöcke« oder »Tollkisten« in ihren Häusern. Grundsätzlich hielt man Wahnsinnige für schuldunfähig. Vorübergehende Delirien, Taubstummheit oder hochgradige Trunkenheit wirkten strafmildernd. Kleinere Vergehen aller Art, etwa nächtliche Ruhestörung, wurden durch kurzfristigen Arrest in Räumen oder Eisenkäfigen an Rathäusern oder Stadtmauern, den »Narrenhäusern«, geahndet. Die Abbildung 4 zeigt einen solchen Raum, der in den Treppenaufgang am 1515 gebauten Rathaus in Ochsenfurt integriert ist.

Der Ausdruck »Narr« bezog sich also mehr auf persönliche Laster denn auf Wahnsinn. Armen und allein lebenden, verstörten Personen drohte Verbannung, falls sie nicht in kirchlichen Armenhospitälern unterkamen.

In Europa wurden im 12. und 13. Jahrhundert zahlreiche Spitäler gegründet. 1247 entstand in London das Hospital St. Mary of Bethlehem, dort wurden ab 1377 auch einige unzurechnungsfähige Personen festgehalten. Auf diese Zielgruppe war das Hospital ab 1403 mit neun Plätzen spezialisiert. Im spanischen Valencia wurde 1409 das »Hospital dels Ignoscents,

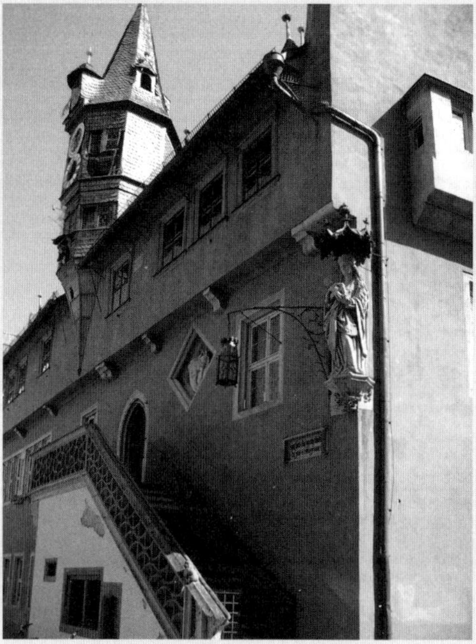

ABBILDUNG 4
Narrenhäuschen, Rathaus Ochsenfurt, 1515

Folls e Orats« (Hospital für Rasende, Narren und Geistesschwache) gegründet. 1439 verfügte Reinier van Arkel (ca. 1401–1439), ein reicher Bürger der niederländischen Stadt 's-Hertogenbosch, in seinem Testament, dass ein Teil seines Vermögens zum Aufbau einer kleinen Pflegeeinrichtung für »arme sinneloze mensen« verwendet werden solle, die 1442 eröffnet wurde (Kappelhof 1992). 1461 entstand ein »Dolhuis« in Utrecht und 1477 wurde ein Flügel für »ungehursame Kranke« in einem Frankfurter Hospital eingerichtet.

Ein außergewöhnliches Beispiel für die Wirkung des christlichen Caritasgedankens ist der flandrische Ort Geel bei Antwerpen. Dort werden seit dem 14. Jahrhundert psychisch beeinträchtigte Personen in Familienpflege genommen. Die Tradition geht auf die Legende von der heiligen Dymphna, der Patronin der Wahnsinnigen, zurück. Die irische Adelstochter sei vor ihrem Vater, der sie missbrauchen wollte, bis nach Geel geflohen. Dort habe sie seiner rasenden Wut widerstanden, bis sie von ihm umgebracht worden sei. Da sie ein Opfer solcher »Raserei« wurde, galt sie später als Schutzheilige der Wahnsinnigen. 1349 wurde der Grundstein für eine Kirche gelegt, um 1450 gab es einen angrenzenden Krankenraum und Pilger wurden bei Gemeindemitgliedern untergebracht. Bis zum 17. Jahrhundert verlagerte sich der Fokus auf die Betreuung seelisch labiler Personen, die nun auch in Familien der umliegenden Gemeinden unterkamen und so weit wie möglich sozial integriert wurden. Diese Praxis hat sich in Geel bis heute erhalten (Roosens & Van de Walle 2007).

Die ersten institutionellen Angebote entwickelten sich wohl als Reaktion auf die zunehmenden sozialen Verbindlichkeiten in den Städten angesichts der Frage: »Wohin mit ›Tobsüchtigen‹ und ›Kopfkranken‹, die nicht in ihren Familien versorgt werden können?« Die Impulse gingen von der Armenpflege aus. Allerdings ist das mittelalterliche Spektrum der Haltungen gegenüber Außenseitern und Wahnsinnigen ausgesprochen breit (Matejovski 1996, S. 84 f.). Die Wege in die Integration oder in die Ausgrenzung hingen wesentlich von dem sozialen Stand der Personen ab, ihren finanziellen Möglichkeiten, dem familiären Netzwerk, dem Grad der Beeinträchtigung und dem Einfluss der kirchlichen, laienmedizinischen oder schulmedizinischen Deutungen.

Im flandrischen Ort Geel werden seit dem 14. Jahrhundert psychisch beeinträchtigte Personen in Familien gepflegt; einige wenige spezielle Behandlungsplätze in Hospitälern entstanden in Europa Anfang des 15. Jahrhunderts.

LITERATUR ZUR VERTIEFUNG

Jankrift, K. P. (2012): Krankheit und Heilkunde im Mittelalter. Darmstadt: Wissenschaftliche Buchgesellschaft.

Pfau, A. N. (2020): Medieval Communities and the Mad. Narratives of Crime and Mental Illness in Late Medieval France. Amsterdam: Amsterdam University Press.

Schipperges, H. (1993): Die Kranken im Mittelalter. München: Beck.

3 Die Renaissance – Melancholie im Hospital

Die Erfindung des Buchdrucks und die Kolonisierung Amerikas markieren im europäischen Geschichtsbild den Übergang vom Mittelalter in die Neuzeit. Die sogenannte »frühe Neuzeit« wird mit der Renaissance (ca. 1450–1600) angesetzt. Der Epochenbruch um das Jahr 1500 betraf die gesamte europäische Gesellschaft und Kultur. Kirchenkritiker wie Martin Luther (1483–1546) begründeten den Protestantismus, die politischen Zentren verlagerten sich nach Spanien und Portugal, in den Städten entstand eine frühbürgerliche Handelswirtschaft, Bildung wurde breiteren Volksschichten zugänglich. Um 1510 erklärte Nikolaus Kopernikus (1473–1534) erstmals die Bewegung der Sterne aus der heliozentrischen Perspektive. Der einflussreichste Herrscher der Epoche, Karl V. (1500–1558), befriedete kurzfristig die aufbrechenden religiösen und politischen Konflikte, auch wenn diese sich mit der katholischen Gegenreformation in der zweiten Hälfte des 16. Jahrhunderts wieder steigerten und im 17. Jahrhundert zum Dreißigjährigen Krieg führten.

Die Renaissance beinhaltete auch einen neuen Selbstentwurf der Menschen. Die gebildeten Europäer orientierten sich immer weniger an den traditionellen theologischen Vorgaben und immer stärker an neu aufkommenden Erklärungen der Natur. Sie erfuhren sich als selbsttätige, kreative Personen.

So festigte sich die »humanistische« Vorstellung von den Menschen als »Persönlichkeiten« – und zwar gerade auch angesichts ihrer »törichten« und »närrischen« Eigenschaften. Verwirrte, nicht arbeitsfähige Personen wurden in der Regel von den Familienangehörigen oder bei schweren Fällen in (Armen-)Spitälern versorgt. Den Wahnsinn erklärte man weiterhin mit der traditionellen Humoralpathologie. Möglicherweise waren leichtere Formen psychischer Störungen im Alltag häufiger zu beobachten als heute. So erzählt etwa der Bildhauer und Goldschmied Benvenuto Cellini (1500–1571) nach seiner Haft in der römischen Engelsburg im Jahre 1527, in der er selbst Visionen erlebte, folgende Begebenheit über den Gefängnisvorsteher:

> »Den Kastellan befiel jedes Jahr eine gewisse Krankheit, die ihm alle Vernunft nahm. Wenn die ersten Anzeichen auftraten, redete – oder vielmehr schwatzte – er in einem fort. Seine Launen waren allerdings jedes Jahr anders; einmal hielt er sich für einen Ölkrug, ein andermal für einen Frosch, wobei er wie ein Frosch umherhüpfte, und wieder ein andermal glaubte er, tot zu sein, worauf man ihn hätte begraben sollen. [...] Dieses Jahr stellte er sich nun allmählich vor, er sei eine Fledermaus, und wenn er spazieren ging, gab er einen leisen Ton von sich, so wie es Fledermäuse für gewöhnlich tun, außerdem versetzte er Hände und Körper stets in eine leichte Bewegung, als ob er fliegen wollte. Sobald seine Ärzte und alten Diener dies bemerkt hatten, verschafften sie ihm jede Art der Zerstreuung, die sie sich nur ausdenken konnten.«

Benvenuto Cellinis (2000, S. 328) Autobiografie *Mein Leben*, aus der das Zitat stammt, ist ein glänzendes Beispiel für den zeitgenössischen Wandel des Selbsterlebens – die Menschen beschrieben sich nun im Zusammenhang mit der Entwicklung der eigenen Arbeit und Lebenswelt. Letzteres gilt ebenso für den folgenden Bericht über die Erlebnisse eines süddeutschen Gelehrten in Nürnberg.

3.1 Eine Verschwörung in Nürnberg? Die Geschichte des Hieronymus Wolf

Im Jahr 1544 stellte der Rat der fränkischen Stadt Nürnberg einen neuen Lehrer am altehrwürdigen Heilig-Geist-Spital ein. Der aus Bayern stammende Hieronymus Wolf (1516–1580) war für zwölf Chorschüler zuständig und bei Kollegen und Vorgesetzten sehr beliebt. Nachts studierte und übersetzte er die klassischen griechischen und lateinischen Schriftsteller. Mit 28 Jahren schien er seine Lebensstellung gefunden zu haben.

Allerdings geriet er kaum ein Jahr nach seiner Einstellung in eine schwere Krise. Hieronymus Wolf erzählt davon in seiner ab 1564 verfassten Autobiografie *Kurzer Bericht [...] über den Verlauf oder besser über die*

Wechselfälle seines Lebens (1998). Die Ereignisse werden heute mitunter als Ausdruck einer psychischen Störung samt wahnhaften Phänomenen gedeutet (Jung 2001).

Was war passiert? Im Dezember 1545 schlief der allein lebende Hieronymus Wolf ausgesprochen schlecht. Gequält von nächtlichen Schreckzuständen, fürchtete er, da schon sein linkes Auge sehr schwach war, auf dem rechten Auge zu erblinden. Schließlich habe er den Hals kaum noch bewegen können. Tagsüber fand Wolf »Würmer, bald kleine Spinnen im Essen, der Wein hingegen wurde oft wie Bier mit Schaum obendrauf serviert« (Wolf 1998, S. 73).

Er war sich sicher: Er wird verhext und vergiftet! Der Lehrer verdächtigte neidische Konkurrenten im Spital. Um dem Anschlag zu entkommen, beschloss er, seinen Arbeitsplatz zu kündigen, wurde jedoch vom Rat der Stadt zur Kur in den Schwarzwald geschickt. Man hielt ihn für überarbeitet und »melancholisch«. Dort angekommen, engagierte er einen Heiler, der ihm Kräutertee verordnete und als Gegenzauber magische Kügelchen gab. Nach der Erholungspause traten die Beeinträchtigungen und Beschwerden jedoch wieder auf.

Über ein Jahr harrte Wolf noch in Nürnberg aus. Mittlerweile warfen ihm auch Freunde »verrückte Hirngespinste« vor. Nach wie vor hielt er sich für das Opfer eines Komplotts. Sein Verdacht ging in mehrere Richtungen. Insbesondere hielt er einen Mönch, der im Spital für die Sterbebegleitung zuständig war, für einen Zauberer und ein Werkzeug des Teufels, und er beschuldigte den Apotheker, sein Essen mit Gift präpariert zu haben. Möglicherweise gebe es aber auch Verräter im Freundeskreis. Vielleicht hätten sich von ihm verschmähte Damen rächen wollen. Auf der Straße habe eine »übergeschnappte« Frau einmal im Vorübergehen gerufen: »Das, das ist er, den wir wollen.« Seine Freunde hätten sich schon oft gewundert, dass er mit Frauen nicht viel anfangen könne, doch einer Gefahr sei er sich nie bewusst gewesen.

Im April 1547 wurde ihm dann die Situation so unerträglich, dass Wolf endgültig kündigte und die Stadt verließ. Danach veröffentlichte er seine berühmt gewordenen Übersetzungen griechischer Klassiker und erhielt in Augsburg wieder eine Anstellung als Lehrer, arbeitete sechs Jahre als Privatsekretär des Großunternehmers Jakob Fugger (1459–1525) und wurde

1557 zum Rektor des Augsburger St.-Anna-Gymnasiums ernannt. Auch dort flackerte seine Furcht vor Anfeindungen bisweilen wieder auf, aber erst im Alter nahmen seine Beschwerden wieder zu und er geriet in Geldnot. Ein zeitgenössischer Holzschnitt zeigt ihn im Alter von 56 Jahren. Zu dieser Zeit, wenige Jahre vor seinem Tod, konnte er auf eine erfolgreiche Karriere als angesehener humanistischer Gelehrter zurückblicken.

ABBILDUNG 5
Zeitgenössisches Porträt von Hieronymus Wolf

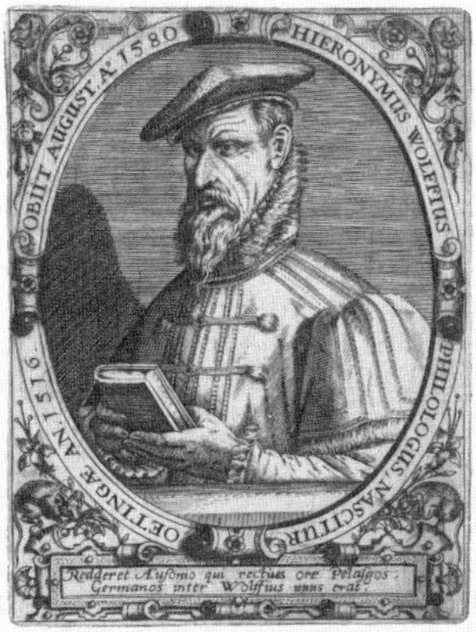
OBIIT AUGUST. A. 1580
HIERONYMUS WOLFFIUS PHILOLOGUS NASCITUR
OETINGAE AN. 1516.
Redderet Ausonio qui rectius ore Pelasgos:
Germanos inter Wolfius unus erat.

Sein Bericht veranschaulicht mehrere Deutungsmuster, die in den folgenden Kapiteln genauer thematisiert werden. Zum einen fürchtete Wolf, »verhext« worden zu sein. Diese Idee führt zu dem psychiatriegeschichtlich viel diskutierten Thema des »Hexen«- und Dämonenglaubens. Zum anderen wandte er sich an einen Heiler, dies verdeutlicht die Bedeutung der laienmedizinischen Angebote neben der Schulmedizin.

3.2 »Hexen«-Verfolgung – magisches Denken und Ideologie

Hieronymus Wolfs Verfolgungs- und Vergiftungsideen scheinen aus heutiger Sicht Ausdruck eines inneren Zusammenbruchs zu sein. Er strengte ja weder offizielle Untersuchungen gegen die angebliche Zauberei an noch glaubten ihm seine Vorgesetzten oder Freunde. Letzteres spricht für deren Besonnenheit, denn der »Hexen«-Glaube war weit verbreitet. Magisches Denken gehörte zum kulturellen Allgemeingut. In der Heilkunde waren suggestive Verfahren populär, etwa Rituale mit Amuletten, Kristallen oder Tierknochen. Strafbar war die Magie, wenn Dämonen im Spiel gewesen seien. Worauf gründete dieser frühneuzeitliche Dämonenglaube?

Seit dem massenhaften Auftreten von religiösen Dissidenten (»Ketzern«) ab dem 12. Jahrhundert und der Gründung der kirchlichen Inquisition im 13. Jahrhundert wurden vormals nur mild bestrafte »Zaubereidelikte« ab 1484 von Papst Innozenz VIII. zur Todsünde und Ketzerei, zum Teufelspakt und Kapitalverbrechen erklärt. Ein Schadenzauber, so nahm man an, könnte nur durch Ungläubige mithilfe von Dämonen, also dem Teufel zugehörige Geistwesen, durchgeführt werden. Das ideologische Konstrukt steigerte sich ab etwa 1450 zur sogenannten »Hexen«-Verfolgung. Der Begriff der »Hexe» ist im Rückblick stets als ein bereits ausgrenzender und diskriminierender Ausdruck der klerikalen Disziplinarmacht zu verstehen. Denn im Prinzip konnte jeder Schadensfall und jede Erkrankung mithilfe von willfährigen Zeugen missliebigen Personen zugeschrieben und vor Gericht gebracht werden. Die Prozesse fanden vor geistlichen Richtern statt – samt eingeschränkter Verteidigung, anonymen Zeugen und häufig mit durch Folter erpressten Geständnissen. Die Urteile wurden dann von weltlichen Instanzen vollstreckt.

In mehreren Wellen verbreiteten sich die »Hexen«-Prozesse über 300 Jahre lang bis Mitte des 18. Jahrhunderts. Europaweit gab es ungefähr 60.000 Todesopfer aus allen Ständen, Berufen und Altersstufen. Ungefähr 75 Prozent waren Frauen, sie galten als besonders anfällig gegenüber den dämonischen »Blendwerken« (Voltmer & Irsigler 2002, S. 34).

Im Jahr 1486 erschien unter dem Titel *Der Hexenhammer* das wichtigste Handbuch der »Hexen«-Jäger. Sein Verfasser, der Dominikaner Heinrich Kramer (1430–1505), behauptete, dass die angeblichen »Hexen« und »Zauberer« neben Teufelspakt, Schadenzauber, Kindstötungen oder dem Gebrauch von Flugsalben auch Wahrnehmungstäuschungen hervorrufen könnten. Letzteres wurde zum Angriffspunkt in der ersten grundlegenden Kritik der »Hexen«-Theorie aus der Hand des niederrheinischen Arztes Johann Weyer (1515–1588).

In seinem 1563 erschienenen Hauptwerk *Von Blendwerken, Zauberformeln und Zaubertränken der Dämonen* argumentiert Weyer, dass die Taten der angeblichen »Hexen« gar nicht justiziabel sein können, weil die Betroffenen meistens melancholisch, »närrisch« oder alte Frauen seien, die sich nur einbildeten, vom Teufel verführt zu werden. Weyer räumte zwar die Existenz von Dämonen ein, bestritt aber die Verantwortung der Angeklagten, denn diese könnten sich aufgrund ihrer Labilität nicht gegen den von Dämonen eingegebenen falschen Eindruck schützen. In Wirklichkeit werde der Schaden direkt vom Teufel angerichtet.

Johann Weyers mutige These verbreitete sich rasch und wurde im 19. Jahrhundert zu einem Gründungsmythos der Psychiatrie verklärt: Erst Weyer habe den Weg zur medizinischen Behandlung der als »Hexen« verkannten, eigentlich psychisch verstörten Personen geebnet. Allerdings dürfte nur ein Bruchteil der inkriminierten Personen an seelischen Beeinträchtigungen gelitten haben. Zudem besagt ein hartnäckiger Mythos, psychische Störungen seien in dieser Epoche durchweg als Besessenheit angesehen worden – was aber angesichts der im folgenden Abschnitt beschriebenen medizinischen Theorie und Praxis nicht haltbar ist.

Zuweilen wird die »Hexen«-Verfolgung auch fälschlicherweise für einen Vorläufer von psychiatrischen (Zwangs-)Maßnahmen gehalten (Szasz 1974). Bei der »Hexen«-Theorie handelte es sich jedoch um ein hochideologisches Disziplinierungsinstrument der Kirche in einer Phase gesamtgesellschaftlicher Verunsicherung, das sich gerade durch die brutale Beliebigkeit auszeichnete, mit der es potenziell gegen jeden gewendet werden konnte. Auch die gängige Rede vom »Hexenwahn« scheint nicht stimmig, denn die Verfolger waren in der Regel angesehene, gebildete Leute. Ihr juristisch legales Handeln beruhte in der Regel nicht etwa auf irgendeiner persönlichen Pathologie, sondern auf der Anfälligkeit des neuzeitlichen Menschen für totalitäre Ideologien in Zeiten gesellschaftlicher Krisen, angetrieben durch Machtansprüche, Vorurteile und wirtschaftliche Konkurrenz. Hieronymus Wolf bediente sich zwar in seiner Verzweiflung der »Hexen«-Theorie, war aber offenbar zu vorsichtig, um juristische Schritte zu unternehmen, zumal es ihm an Zeugen mangelte.

Die ideologisch motivierte »Hexen«-Verfolgung hatte ihren Höhepunkt in der frühen Neuzeit mit europaweit ca. 60.000 Todesopfern, dabei litten meistens weder die Opfer noch die Täter an psychischen Störungen.

3.3 Narrheit ohne Wahnsinn

Noch weniger als die sogenannten »Hexen« und »Zauberer« können die ebenso geläufigen »Narren« dieses Zeitalters als Kranke und Wahnsinnige bezeichnet werden. Typisch für die aufkommende Narrenliteratur waren Sebastian Brants reich bebilderter Bestseller *Das Narrenschiff* aus dem Jahr 1494 sowie Erasmus von Rotterdams 1509 verfasste Lehrrede *Das Lob der Torheit*. Die »Narren« galten bereits im Mittelalter als Außenseiter, man unterschied »natürliche«, zum Teil wohl behinderte Narren und berufsmäßige »Hofnarren«. Zudem gab es die Tradition der Fastnachtsbräuche und Narrenzünfte.

Sebastian Brant (1458–1521) gab dem Thema 1494 mit der satirischen Beschreibung von 112 Narrentypen eine ausgesprochen moralkritische Wendung. Närrisch seien etwa übermäßiges Studium, schlechte Tischsitten, Quacksalberei, Hochmut, »Verschwenderei« oder Undankbarkeit. Die Kritik zielte auf die verfallenden Sitten gegenüber der alten Ständeordnung. Er verspottete übertriebene Ausdrucksformen der neuzeitlichen Individualität, insbesondere Selbstverliebtheit und Egozentrik, als Zweifel an Gott und drückte damit die Kehrseite der Individualisierung aus, nämlich die Folgen des »Eigennutzes«, also der Triebkraft der späteren Säkularisierung und gesellschaftlichen Ökonomie. Die Konsequenzen der gesellschaftlichen Veränderungen wurden zu individuellen Schwächen der Einzelnen umgedeutet. Nur »andauernde Narrheit« ging laut Brant in Sünde, ernsthafte soziale Abweichung und Verbrechen über.

Demgegenüber präsentierte Erasmus von Rotterdam (1469–1536), der vielleicht bedeutendste Humanist dieser Epoche, im *Lob der Torheit* von 1509 zwar gleichfalls ein Sammelsurium der verschiedensten Schelme und Narren, aber letztlich im Sinne der christlichen Gewissheit, dass vor Gott alle Menschen Toren sind. Durch genügend Demut könnten die allzu menschlichen Dummheiten, Laster und Ausschweifungen verziehen werden, denn sie gehörten zum Menschsein dazu. Wie bei Brant wird die Unvernunft »vergesellschaftet«, also als Handlungsmöglichkeit eingemeindet und in das moralische Gefüge der Zeit integriert.

Erstaunlicherweise taucht das Thema des Wahnsinns in der Narrenliteratur bestenfalls am Rande auf. Sonst hätten die moralischen Warnungen auch an Wiedererkennungswert und disziplinierender Macht verloren. Allenfalls banden Kritiker wie Johann Weyer oder Erasmus von Rotterdam das Motiv als mildernden Umstand in die neuen kulturellen Prinzipien ein. Die Theorie des Wahnsinns wurde also weiterhin als medizinisches Problem behandelt, obwohl zumindest die Melancholie auch immer stärker als ein Persönlichkeitszug verstanden wurde.

Der frühneuzeitliche Begriff der »Narrheit« bezeichnete keine Krankheit, sondern persönliche Laster und zeigt die intensive gesellschaftliche Auseinandersetzung mit der zunehmenden Individualisierung der Menschen.

3.4 Krankheitslehre und Melancholietheorie

Hieronymus Wolf wurde von seinen Zeitgenossen für »melancholisch« gehalten und auch er selbst empfand sich aufgrund astrologischer Hinweise als Melancholiker. Die Sterndeutung war in dieser Epoche ein wichtiges Hilfsmittel zum Verständnis des Zusammenwirkens von Makro- und Mikrokosmos. Wolfs Schicksalsplanet sei der Saturn, der Stern der Melancholie, von dem seine – wie er sagte – »angeborene Verzweiflung«, aber auch seine Gelehrsamkeit rühre. Letzteres erklärt sich aus der antiken philosophischen Tradition, die das melancholische Temperament zwar als riskant, aber auch als hochbegabt und kreativ begriffen hatte. Der soziale Rückzug des Melancholikers könne eben auch zur schöpferischen Kontemplation führen. Die Schwermut habe ihre noble Seite.

Für die Intellektuellen der Renaissance war dieses weit verbreitete Muster ein wichtiger Anker ihrer Identität. Die Dynamik der Individualisierung ergriff eben nicht nur die helle Seite des Lebens, sondern differenzierte auch seine heiklen Aspekte. Albrecht Dürer hat dieses Thema 1514 in seinem Kupferstich *Melencolia I* dargestellt.

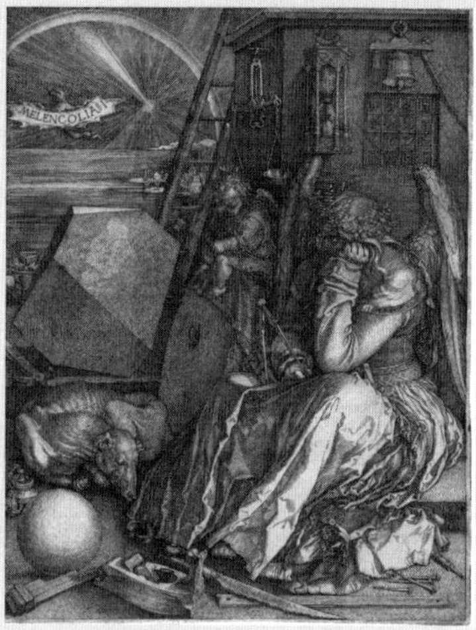

ABBILDUNG 6
Albrecht Dürers *Melencolia I*, 1514

Dürer stellt das melancholische Genie in engelhafter Gestalt mit düsteren Gesichtszügen dar, umgeben von magischen, weltlichen und alchemistischen Symbolen. Beeinflusst vom Saturn, dem Planeten der Melancholie, sinniert die Gestalt über die Möglichkeiten und Grenzen des kreativen Schaffens. Der Melancholiebegriff wurde nicht nur in der Kunst und in Autobiografien zum Erklärungsmuster für verschiedene Lebenskrisen, ab Mitte des 16. Jahrhunderts promovierten auch immer mehr Ärzte über das Thema und 1586 erschien mit Timothy Brights *Eine Abhandlung über Melancholie* ein umfangreiches Standardwerk. Immer noch beruhte die universitäre Schulmedizin großenteils auf den antiken Vorstellungen. Fortschritte wurden in der Krankheitstypologie, der Anatomie und der Wundbehandlung erreicht. Der Baseler Professor Felix Platter (1536–1614) legte eines der ersten umfassenden medizinischen Klassifikationssysteme vor. Und der Italiener Andreas Vesalius (1514–1564) revidierte durch die Einführung des Sektionsunterrichts vor Studenten die weitgehend noch von Claudius Galen stammenden Ansichten über den menschlichen Körper.

Der Anspruch des Humanismus, die alten Quellen zu überprüfen und von Verfälschungen zu reinigen, kommt in der Renaissancemedizin mustergültig zum Ausdruck. Die bereits im Mittelalter bekannte »Fakultätenlehre« über die verschiedenen Vermögen der Seele blieb erhalten. Die Psyche teile sich in die Geistseele (mit Vernunft, Urteilskraft, Ethik, freiem Willen) und die Körperseele (zuständig für Sensorik, Bewegung, Wahrnehmung, Verstand und Gedächtnis). Die spirituell befähigte Geistseele stehe durch die Nerven und die sie durchströmenden »Lebensgeister« (lat. »spiritus«) in ständigem Kontakt mit dem Körper. Den »Lebensgeist« stellte man sich nach wie vor als eine Art feinstoffliches Fluidum vor, das aus der Vereinigung von Körperwärme und Atem entstehe und sich in den Hirnkammern ansammle. Dieses Grundmodell wurde im Zusammenhang mit der Humoralpathologie und dem System der Temperamente angewandt und ermöglichte auch anspruchsvolle Erklärungen von seelischen Anomalien.

Die klassischen »Krankheiten des Kopfes« wie die Manie (ohne Fieber), die Epilepsie, die Melancholie oder die Phrenitis (mit Fieber und Entzündung) erschienen als Störungen der »inneren Sinne« (Wahrnehmung, Gedächtnis, Verstand) auf der Ebene der Körperseele und könnten bisweilen auch die körperliche Basis der gottverbundenen Geistseele ergreifen, wobei diese selbst aber nicht erkranken könne. Als medizinisch beeinflussbar galt nur die Körperseele. Dabei wurden »nahe Ursachen« im Gehirn und »ferne Ursachen« im übrigen Körper oder der Umwelt unterschieden.

Aus der Krankenbehandlung kannte man konkrete Syndrome, etwa das »Delirium« als Bezeichnung für eine tiefgreifende, akute Verwirrtheit. Beispielsweise könne sich die krankhafte Form der Melancholie durch überhitzte schwarze Galle im Hirn bis zum melancholischen Delirium steigern und tiefe Niedergeschlagenheit, Wahrnehmungstäuschungen und Verstandesstörungen erzeugen.

Solche Krankheitsbilder wurden auch mit Sektionsbefunden untermauert oder in Verbindung mit den Persönlichkeitszügen, der Biografie, den Sünden und Lastern, dem Beruf und der Lebensweise der Menschen gebracht. Trotz der »Entdeckung« des Individuums in der Renaissance, der teils positiv gefärbten Wahrnehmung des melancholischen Temperaments und der beginnenden Infragestellung antiker Konzepte blieben also die klassischen Auffassungen über die schweren mentalen Verstörungen fast unverändert.

Erst im Übergang zum Barock steigerte sich die gesellschaftliche Bedeutung des Melancholiethemas ins Universale. Vor allem im elisabethanischen England war es in aller Munde, nachdem der Theologe Robert Burton (1577–1640) im Jahr 1621 eines der berühmtesten Bücher der Psychiatriegeschichte mit dem Titel *Die Anatomie der Melancholie* veröffentlicht hatte.

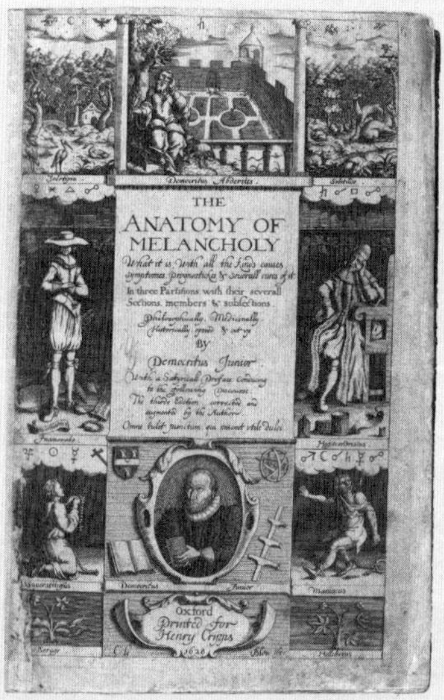

ABBILDUNG 7
Frontispiz
The Anatomy of Melancholy, Auflage von 1628

Das Titelblatt des Werks zeigt neben dem Porträt des Autors die ganze Bandbreite des Themas: Personentypen (Manie, Hypochondrie, Liebeskrankheit), Heilpflanzen (Borretsch, Christrose) sowie Allegorien für Einsamkeit, Eifersucht und das Übersinnliche. Nie zuvor waren das Temperament und die Störung so umfassend bearbeitet worden, wobei der Krankheitsaspekt überwiegt und laut Burton auf die gesamte Gesellschaft überzugreifen drohe. Interessanterweise hielt er sich selbst für einen Melancholiker und schrieb das Buch ausdrücklich, um sich die eigene Schwermut »vom Leibe zu halten«. Die Selbsterfahrung und das Fachwissen qualifizierten ihn gleichermaßen – ähnlich wie heute manche Psychiatrieerfahrene als »Experten aus eigener Erfahrung« auftreten.

Alternativen zur Schulmedizin gab es in der Renaissance fast ausschließlich in der populären Laienmedizin; selbst das Werk des Paracelsus, eigentlich Theophrastus Bombast von Hohenheim (1493–1541), blieb zu seinen Lebzeiten so gut wie unbekannt. Der Heilermarkt reichte von professionellen Badern und Barbieren, die Wunden versorgten oder gängige Medikamente gaben, über Starstecher, fahrende Medizinalienhändler und Hebammen bis hin zu Magiern, Alchimisten und Scharlatanen.

Im umfangreichen medizinischen Werk des Paracelsus, der ab 1527 Stadtarzt von Basel war, findet sich dieses Spektrum wieder, aber zugespitzt durch eine entschiedene Kritik an der Humoralpathologie und mit wegweisenden chemischen Ideen, die erst in der Barockmedizin aufgegriffen wurden. Neben Elementen aus der Schulmedizin basierte seine Deutung von Gesundheit und Krankheit auf Vorstellungen über ein den Körper steuerndes, geistiges Lebensprinzip (»Archeus«) sowie auf biochemischen Prozessen und ihren krankheitsverursachenden Rückständen.

Dabei berücksichtigte er außer den natürlichen Aspekten auch personenbezogene Einflüsse und ergänzte die Klassifikation der Krankheiten mit einer Typologie der Kranken, in der sich der persönlichkeitstheoretische Geist der Renaissance widerspiegelt. So unterscheidet Paracelsus (1928, S. 29–54) in seinem 1524/28 entstandenen Frühwerk *Über die Krankheiten, welche die Vernunft rauben* fünf Störungen: Epilepsie, Manie, Veitstanz, Verstandesstörungen und chronische Leiden. Letztere kämen bei den »lunatici« vor (durch den Mond beeinflusste Personen), bei den »insani« (mit vorgeburtlichen Schäden), den »vesani« (mit falscher Lebensweise) sowie den »melancholici«. Bei den Melancholikern sei das seelisch-körperliche Gleichgewicht gestört, dämonologische Thesen spielten keine Rolle, ausschlaggebend seien konstitutionelle Faktoren oder konzentrierte »Destillate« von Säften, also natürliche Aspekte.

Die Renaissancemedizin kannte neben der populären Laienmedizin komplexe schulmedizinische Krankheitserklärungen auf der Grundlage des antiken Wissens und der Temperamentenlehre mit Schwerpunkt auf der Melancholietheorie.

3.5 Arme, Kranke und Behinderte

Wie und wo wurden nun psychisch auffällige Menschen betreut und behandelt, die nicht mehr in den Familien aufgefangen werden konnten? Zunehmend entstanden in der zweiten Hälfte des 16. Jahrhunderts kommunale, spezialisierte Krankeneinrichtungen, unter anderem in aufgegebenen Klöstern.

In einer Zeit, in der das Land durch die Reformationskriege, steigende Preise und Missernten wirtschaftlich und sozial belastet war, wuchs die Bedeutung der öffentlichen Gesundheitsfürsorge (Jütte 1991). So entstanden erste Medizinalordnungen zur Aufsicht über die Heilpersonen, zur Eindämmung der Scharlatanerie und zur Sicherung der Standesinteressen. Der Beruf des Stadtarztes (»Stadtphysikus«) etablierte sich und die Chirurgie wurde durch verbesserte Techniken aufgewertet (Bruchoperationen, plastische Chirurgie, Amputationen). Seuchen wie Syphilis oder Pest konnten durch neue Theorien, die einen lebendigen Ansteckungsstoff postulierten, besser verstanden werden.

In England verfügte Heinrich VIII. (1491–1547) im Jahr 1535 ein erstes Armengesetz, das die Bettelei eingrenzen und allen »Vagabunden« Arbeit verschaffen sollte. Nach mehreren Novellierungen im 17. Jahrhundert führte dies zur Einrichtung von Armensteuern, Armenspitälern und Arbeitshäusern.

Die vielleicht berühmteste Einrichtung für Wahnsinnige im frühneuzeitlichen Europa war das 1274 gegründete Londoner Königliche Hospital St. Mary of Bethlehem, dessen Aufnahmekapazität im 16. Jahrhundert auf über zwanzig Plätze wuchs. 1547 wurde die Stadt London zum Träger dieser gefängnisähnlichen Institution. Erst ab dem 17. Jahrhundert konnten die Insassen dort ärztliche Hilfe in Anspruch nehmen (Chambers 2009). 1675 wurde ein repräsentativer Neubau im Stadtteil Moorfields errichtet, über dessen Eingangstor zwei monumentale, liegende Steinfiguren die »Melancholie« und die »Manie« verkörperten.

ABBILDUNG 8
Figuren über dem Tor vom Königlichen Hospital St. Mary of Bethlehem (1675), London, Stich von 1808

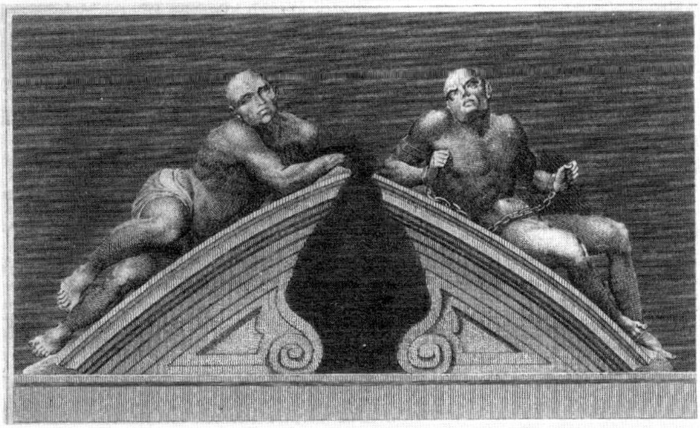

Das Hospital stand den Londonern gegen eine Eintrittsgebühr offen, wovon die Bevölkerung regen Gebrauch machte – solcher Besucherverkehr war dort bis 1770 erlaubt, um die Beherrschbarkeit des Wahnsinns zu demonstrieren.

In der Regel wurden im 17. Jahrhundert nur arme und hilflose »unsinnige« Personen unentgeltlich in den Hospitälern untergebracht, Stadtbürger und Adelige mussten den Aufenthalt bezahlen. War die Arbeitsfähigkeit beeinträchtigt, blieb zunächst die Herkunftsfamilie zuständig. In dem zum Hospital umfunktionierten ehemaligen Zisterzienserkloster Haina in Hessen wurden neben körperlich Kranken und Behinderten auch »wahnwitzige, mondsüchtige, sinnverrückte und besessene arme Leute« aufgenommen, häufig galten sie als »unheilbar« (Vanja 1997, S. 32). Stadtbürger und Adelige konnten eigene Suiten mieten, ärmere und unruhige Patienten mussten damit rechnen, in einem Saal in Ketten gelegt zu werden, »Tobsüchtige« lebten in beheizten Zellen eines separaten Gebäudes und wurden täglich seelsorgerisch betreut (Midelfort 1999, S. 330 ff.).

Im katholischen Würzburg entstand 1579 das geistliche Juliusspital für Arme, Kranke und Menschen mit Behinderung. Auch hilflose und nicht arbeitsfähige psychisch verstörte Personen wurden betreut. Laut einer um 1580 erlassenen Dienstanweisung sollten die weiblichen Aufsichtspersonen die Zellen sauber und warm halten, Mahlzeiten reichen, Schlüssel und Ketten verwahren, Messer von den Insassen fernhalten und deren Eigenarten kennen, um sie nicht zu provozieren. Im Gegensatz zum hessischen Haina wurden heilbare Fälle bevorzugt. Fesselung und Isolierung waren nur bei der Minderheit der gefährlichen oder suizidalen Insassen vorgesehen.

Bis 1629 wurden im Juliusspital über 4.600 Menschen behandelt, und zwar mit einem steigenden, zwischen vier und neun Prozent liegenden Anteil von Wahnsinnigen. Die folgende Tabelle zeigt, dass fast die Hälfte dieser Fälle als »melancholisch« galt (nach Midelfort 1999, S. 377). Die Bedeutung der Melancholie als Krankheitserfahrung, kurative Herausforderung und Forschungsproblem nahm im Übersichtszeitraum enorm zu, der Anteil stieg ab 1580 innerhalb von 40 Jahren von 18 auf 82 Prozent. Dabei sind Frauen unter den als melancholisch beschriebenen Fällen leicht überrepräsentiert. Die Aufenthaltsdauer im Juliusspital blieb jedoch überraschend kurz, in der Regel wurden die Patientinnen und Patienten nach einigen Wochen bis Monaten entlassen.

ABBILDUNG 9
Ausgewählte Fallzahlen im Zeitraum 1580–1628 des Juliusspitals in Würzburg

Fälle von »Wahnsinnigen«		**Darunter »Melancholiker«**		**Anteil der »Melancholiker«**		
m	w	m	w	m	w	w/m
174	108	78	55	45 %	51 %	47 %

Welche Mittel wurden bei der Behandlung eingesetzt? Für melancholische Leiden hielt man an den humoralpathologischen Verfahren fest, mit strengen Diäten, Vorschriften für die Lebensführung, Eingriffen wie Schröpfen, Abführen und Aderlass, aber auch mit pflanzlichen Drogen wie Kampfer,

Helleborus, Digitalis, Opium oder Belladonna. Paracelsus (1928, S. 63 ff.) hatte chirurgische und physische Mittel gegen die Manie empfohlen: Erkannte man den Sitz der Störung etwa in der Nähe des Zwerchfells, sollte dort die Haut durch Blasenpflaster geöffnet werden. Auch rein psychisch wirksame Mittel kamen zum Einsatz, etwa religiöse Belehrungen, gegebenenfalls Dämonenaustreibungen, Gespräche und selbst musiktherapeutische Versuche.

In der Medizin des 17. Jahrhunderts verlagerte sich das ärztliche Interesse auf chemische Substanzen (Schwefel, Arsen, Quecksilber, Weinstein) und invasive Methoden (etwa Wasseruntertauchungen). Das Spektrum der Heilverfahren und Einrichtungen wechselte jedoch nicht grundlegend, bis im 18. Jahrhundert der neue Institutionstyp der »Tollhäuser« entstand.

Im 16. Jahrhundert wurde also keineswegs jeder, der für verrückt gehalten wurde, gleich in Narrenhäuser oder Spitäler gebracht. Vielmehr gab es ein breites Spektrum an Behandlungsmöglichkeiten. Nur arbeitsunfähige, familienlose, gewalttätige oder hilflose Personen mussten mit behördlichen Eingriffen und Unterbringungen rechnen.

Im 16. Jahrhundert organisierten sich in den mitteleuropäischen Städten die medizinischen Berufe. In einigen Hospitälern wurden auch psychisch verstörte Personen aufgenommen und mit medikamentösen und psychischen Mitteln behandelt.

3.6 Indigene und koloniale Medizin in Mexiko

In den europäischen Spitälern des 16. Jahrhunderts war die sogenannte »Holzkur« ein Standardverfahren. Insbesondere bei Syphilis, aber mitunter auch bei melancholischen Leiden, sollte eine Schwitzbehandlung mit Tränken und Dämpfen aus dem Holz des südamerikanischen Guajakbaums die Krankheitsstoffe ausleiten. Der seit Anfang des 16. Jahrhunderts rasch zunehmende koloniale Handel, etwa über Jacob Fuggers Unternehmen, erstreckte sich auch auf pharmazeutische Produkte. Umgekehrt wurden europäische Praktiken in die kolonisierten Regionen exportiert.

Das erste nur für mittellose Wahnsinnige und Menschen mit Behinderung vorgesehene Tollhaus auf dem amerikanischen Kontinent wurde 1567 als Hospital San Hipólito in Mexiko-Stadt gegründet und war ab 1589 allein auf diese Zielgruppe spezialisiert. 1596 sollen 96 Prozent der Insassen aus der spanisch-indigenen Bevölkerung gekommen sein (Leiby 1992, S. 494). Gut 100 Jahre später wurden zu fast zwei Dritteln Spanier behandelt, aber auch Indigene und Menschen afrikanischer Herkunft, darunter Sklaven (Ramos 2022, S. 38). Diese ethnische Verteilung war typisch für das im Jahr 1535 gegründete Vizekönigreich Neuspanien. Um 1600 existierten dort bereits an die 100 allgemeinmedizinische Hospitäler. Ihre Gründung ist nicht nur als Wohltätigkeit zu verstehen, sie dienten auch der Legitimation kolonialer Macht und katholischer Überlegenheit. Die Bedeutung einer adäquaten medizinischen Versorgung ergab sich unter anderem aus der »demografischen Katastrophe« in Süd- und Mittelamerika im Lauf des 16. Jahrhunderts: Bis zu 90 Prozent der indigenen Bevölkerung starben an aus Europa eingeschleppten Seuchen wie Pocken, Pest, Typhus, Masern oder Grippe.

Das traditionelle Heilwissen der in Mexiko lebenden Nahua-Bevölkerung (z. B. Azteken) blieb auch nach ihrer militärischen Niederlage im Jahr 1521 teilweise erhalten. Gesundheit beruhe auf dem Gleichgewicht der drei Seelenkräfte: »Tonalli« (im Kopf), »Teyolia« (Herz) und »Ihiyotl« (Leber). Traumatische Angst, Bewusstseinsstörungen oder Koma könnten etwa zum Verlust des mit der Wärme der Sonne verbundenen »Tonalli« führen. Andere Probleme, wie Alkoholismus, wurden als Strafe spezifischer Gottheiten interpretiert. Neben den pflanzenkundlich und chirurgisch ausgebildeten Ärzten und Ärztinnen (»ticitl«) waren spirituell bewanderte Heilpersonen (»nahualli«) für rituelle Praktiken und Wahrsagung zuständig. Das 1552 übersetzte *Kleine Buch der indianischen medizinischen Pflanzen* (bzw. *Codex Cruz-Badianus*) listet insgesamt 224 Heilpflanzen für verschiedenste Leiden auf. Gegen Melancholie helfen Kratzdistel und Zwergpfeffer (Reyes-Chilpa u. a. 2021, S. 15 f.). Der Titel des entsprechenden Abschnitts (»Heilmittel für das schwarze Blut«) zeigt, wie die indigene Quelle in der lateinischen Übersetzung an die europäische Tradition angeglichen wurde. Zusätzlich sollten sich die Betroffenen entspannen, in Maßen Agavenwein trinken, sich erheitern und musizieren. Bis heute haben sich Elemente der traditionellen medizinischen Theorie und Praxis in den Nahua-Gemeinschaften erhalten, zumal biochemische Analysen die Wirksamkeit einiger Rezepte bestätigt haben.

Im Vergleich von San Hipólito mit dem Würzburger Juliusspital unterscheiden sich die ärztliche Theorie und Praxis trotz des so unterschiedlichen sozialen Milieus offenbar nicht allzu sehr voneinander. Es ist unklar, ob in San Hipólito die einheimische Pflanzenmedizin integriert wurde, möglicherweise verwendeten sowohl die Ordensbrüder als auch die ab 1590 eingestellten spanischen Ärzte einige Rezepte. Im Übrigen wandten sie vermutlich die aus Europa bekannten somatischen Heilmittel an (Diäten, Aderlass, Brech- und Abführmittel). Der Schwerpunkt der Versorgung lag auf der Sicherung der Grundbedürfnisse (Wundversorgung, Kleidung, Mahlzeiten, Hygiene), nur für schwierige Fälle waren Tobe- und Isolierzellen vorgesehen (Ramos 2022, S. 44 f.). Knapp 200 Jahre nach der Gründung von San Hipólito wurde 1777 ein Neubau begonnen, der bis 1910 als Hospital diente.

LITERATUR ZUR VERTIEFUNG

Brückner, B. (2007a): Delirium und Wahn. Geschichte, Selbstzeugnisse und Theorien von der Antike bis 1900. Bd. 1: Vom Altertum bis zur Aufklärung. Hürtgenwald: Pressler.

Midelfort, H. C. E. (1999): A History of Madness in Sixteenth-Century Germany. Stanford: Stanford University Press.

Ramos, C. (2022): Bedlam in the New World: A Mexican Madhouse in the Age of Enlightenment. Chapel Hill: UNC Press.

Stolberg, M. (2020): Gelehrte Medizin und ärztlicher Alltag in der Renaissance. Berlin, Boston: De Gruyter Oldenbourg.

4 Absolutismus und Aufklärung – Tollhäuser und Nervenkranke

»Ich denke, also bin ich« – so formulierte der französische Philosoph René Descartes (1596–1650) das Prinzip des individuellen Bewusstseins. Das kartesische »Ich« kommt im Vollzug der Vernunft, im Prozess des Denkens, Zweifelns und Prüfens zu sich – und nicht mehr durch eingegebene Ideen oder göttliche Lenkung. Gleichzeitig wird das erkennende Subjekt radikal von der körperlichen Welt abgesetzt – das moderne Leib-Seele-Problem entsteht.

Kurz vor dem Ende des Dreißigjährigen Kriegs 1648 hatte sich dieser rationalistische Ausgangspunkt der philosophischen Aufklärung in Europa ergeben, die noch im Zeitalter des Barock Ende des 17. Jahrhunderts zuerst in Frankreich und England begann und ab Mitte des 18. Jahrhunderts auch in Deutschland zu weitreichenden kulturellen, politischen und wissenschaftlichen Veränderungen führte.

Isaac Newton (1643–1727) begründete ein umfassendes naturwissenschaftliches Weltbild. Mit dem »Kompass der Mathematik« und der »Fackel der Erfahrung«, wie Voltaire es Mitte des 18. Jahrhunderts ausdrückte, erschien die »große Kette des Seins« als ein rational durchschaubarer und katalogisierbarer Mechanismus. Immanuel Kant (1724–1804) formulierte schließlich acht Jahre nach der amerikanischen Unabhängigkeitserklärung (1776) und fünf Jahre vor der Französischen Revolution (1789) das Leitbild: »Aufklärung ist der Ausgang des Menschen aus der selbstverschuldeten Unmündigkeit« (Kant 1784, S. 481). Dieser Appell erschien als Befreiung von den früheren theologischen und feudalen Zwängen. Dennoch traute Kant das politische Geschäft allein den europäischen männlichen Besitzbürgern zu – Frauen und Mittellose blieben wie Kinder und Wahnsinnige davon ausgeschlossen.

Der rationalistische Zeitgeist beeinflusste auch die Theorie und Behandlung seelischer Leiden. Ihre Formen wurden in zahlreichen, der Botanik ähnlichen Klassifikationssystemen gesammelt. Zudem entstanden in ganz Europa zahlreiche, auf behördliche oder private Initiative gegründete Einrichtungen, in denen man Wahnsinnige behandelte und in denen sie gemeinsam mit sozial Verelendeten oder Kriminellen festgehalten wurden. Gegen Ende des 18. Jahrhunderts entwickelte sich die Idee, eine Teilgruppe der Insassen könnte zur Vernunft zurückgeführt werden. Mit dieser Idee der Heilbarkeit bestimmter Arten des Wahnsinns entstand um 1800 die moderne, klinische Psychiatrie.

4.1 Der Aufstieg der »Nervenkrankheiten«

Die Medizin des 17. Jahrhunderts gelangte zu zahlreichen neuen Einsichten über den Körper und die Ursachen von Krankheiten. Als bedeutendste Leistung gilt die Entdeckung des großen und kleinen Blutkreislaufs im Jahre 1628 durch den Engländer William Harvey. 1658 wurden die roten Blutkörperchen entdeckt, kurz darauf erkannte man das Herz als Muskel und 1683 beschrieb Antoni van Leeuwenhoek erstmals Bakterien, die er durch sein Mikroskop sah.

Von den verbesserten Technologien, Experimenten und Messinstrumenten profitierten auch die Anatomen und Physiologen. Giovanni Battista Morgagni (1682–1771) identifizierte geplatzte Blutgefäße als Ursache der Lähmungen bei Schlaganfällen. Den Fortschritten in der Chemie folgten Vermutungen über die Atmung, die Verdauung und den Säurehaushalt im Organismus. Die Ärzte konnten Symptome, Verläufe und Ursachen genauer bestimmen, etwa durch Messungen des Blutdrucks oder das Abklopfen der Brust neben traditionellen Methoden wie der Inspektion des Pulses oder des Urins. Sie arbeiteten immer häufiger als gerichtsmedizinische Gutachter und steigerten so das Ansehen des ärztlichen Standes.

Dem Zeitgeist entsprechend wurden auch die klassischen Krankheitsbilder wie »Manie« oder »Melancholie« mit »irregulären«, gegen die Nerven drückenden Strömen des Blutes erklärt. Die Humoralpathologie überdauerte noch bis weit ins 18. Jahrhundert, wurde aber immer stärker von neuen physikalischen, biologischen und chemischen Konzepten überlagert. Ein Beispiel sind die Vorstellungen über den Aufbau und die Funktion der Nerven. 1664 begründete der britische Mediziner Thomas Willis (1621–1675) die moderne Neurologie mit exakten anatomischen Studien des Gehirns. Die althergebrachten Seelenteile ordnet er verschiedenen Hirnregionen zu. So vereinten sich traditionelle und chemische Vorstellungen: Die Melancholie entstehe etwa durch den depravierenden Druck des Blutes auf die Hirnnerven oder infolge einer fiebrigen Verwirrtheit durch Schwefelpartikel im Blut, welche die »Lebensgeister« reizen und entzünden (Kutzer 1998, S. 182 ff.).

Unter dem Dach des philosophischen Programms des Sensualismus, das die Empfindung und Wahrnehmung an den Anfang der Bewusstseinsbildung stellte, gewannen Begriffe wie »Irritabilität« (Erregbarkeit der Muskeln) und »Sensibilität« (Reizleitung der Nerven) an Gewicht. Die »Nervenfibern«, die das »Fluidum« der Lebenskraft leiteten, stellte man sich als Bündel von winzigen, transparenten und hohlen Fasern vor. Ihr Zustand erlaube Rückschlüsse auf die Verfassung der Personen. Das gesamte Gehirn wurde als System solcher Nervenkanäle betrachtet. Als Folge heftiger Leidenschaften und Erregungen könnten die Fibern sich verspannen oder erschlaffen, elastisch bleiben oder sich lockern, je nachdem würden heftige oder schwache Empfindungen hervorgerufen, selbst manische, melancholische und fieberhafte Zustände wurden nach diesem Muster erklärt. Spuren dieser Auffassungen finden sich heute noch in Ausdrücken wie »genervt« oder »nervliche Anspannung«.

So wurden neben den schweren Leiden die sogenannten leichteren »Nervenstörungen« immer bedeutsamer. Erschöpfungszustände, Nervosität und Hypochondrie waren Modediagnosen. Der schottische Arzt George Cheyne (1671–1743) widmete diesen »vapeurs« und »distempers« genannten Problemen sein berühmtes Buch *Die englische Krankheit* und definierte: »[D]iese Krankheiten werden hauptsächlich und richtigerweise nervös genannt, deren Symptome besagen, dass das System der Nerven und ihre Fasern offensichtlich erschlafft und geschwächt sind« (Cheyne 1733, S. 10; Übers. d. Verf.).

Als Heilmittel gegen solche Zivilisationskrankheiten, die meistens privat behandelt wurden und von denen er selbst betroffen war, verordnete Cheyne ein regelrechtes »Wellness«-Programm mit ausreichend Bewegung, Diäten (Obst, Milch, Getreide) und Medikamenten (etwa Mineralstoffe, Öle, Bittergetränke).

Die Theorie der Nervenkrankheiten basierte auf den damals neuesten naturwissenschaftlichen Erkenntnissen und beeinflusste auch die Auffassungen über die schweren Störungen, die sogenannten »Delirien«. Der seit dem 17. Jahrhundert aufkommende Ausdruck »Delirium« dürfte der wichtigste Vorläufer des Begriffs der »akuten Psychose« sein und bezeichnete Zustände der Unzurechnungsfähigkeit, des »Verstandesverlustes« und der »Sinnesverwirrung«.

Delirien wurden unter zwei Gesichtspunkten betrachtet. Zum einen galten sie als ein bestimmtes, mit Sinnesverwirrung und Verstandesverlust einhergehendes Bündel von Symptomen bei unterschiedlichen Störungen, beispielsweise bei Manie und Melancholie, und zum anderen als eigene, selbstständige Krankheit. In dieser doppelten Funktion wurde der Begriff des Deliriums zum Inbegriff des Wahnsinns im Zeitalter der aufgeklärten Vernunft.

Zugleich sah man Zusammenhänge zwischen der Popularität der leichteren Nervenstörungen und der gesellschaftlichen Entwicklung, nämlich infolge der Entfremdung von der menschlichen Natur, des Lebens in Städten, der Völlerei und im Bewegungsmangel des Bürgertums. Der französische Philosoph Jean-Jacques Rousseau (1712–1778) übte beißende Kritik an der sozialen Ungleichheit und dem Verfall der Sitten. 1762 entwarf er eine radikale Volksdemokratie, die zum Vorbild der Französischen Revolution wurde.

In dieser vorrevolutionären Stimmung war das Pariser Publikum um 1780 auch bereit, mysteriösen Heilern wie dem Österreicher Franz Anton Mesmer (1743–1815) zu vertrauen. Dieser versprach Linderung gerade bei nervösen Störungen. Er ging von einem universalen »magnetischen« Fluidum aus, das am Patienten durch künstliche Magnete und Berührungen gelenkt zur Entspannung führen sollte. Mit Aufsehen erregenden Inszenierungen provozierte er in den Sitzungen Trancezustände und Krisen bei den Hilfesuchenden, nach denen sich auch chronische Leiden oft zu bessern schienen. Doch zwei Kommissionen, die mit den besten französischen Wissenschaftlern besetzt waren, konnten seine Behauptung, er habe eine neue physikalische Kraft entdeckt, nicht bestätigen. Allerdings wurde seine Lehre in ganz Europa bis weit ins 19. Jahrhundert diskutiert. Heutzutage gilt Mesmers suggestive Behandlungstechnik neben den Methoden des ärztlichen Gesprächs und der religiösen Seelsorge als ein Vorläufer der modernen Psychotherapie.

In der medizinischen Lehre und Therapie wurde das sensualistische Programm mit der alten Säftetheorie kombiniert und setzte sich in Europa durch, weil es als emanzipatives naturwissenschaftliches Konzept galt, durch das sich jeder als ein Naturwesen und allen anderen Menschen gleich verstehen konnte – ohne Rückgriff auf theologische Dogmen und Instanzen. Kritik war selten, wie etwa vom königlich-preußischen Leibarzt Georg Ernst Stahl (1659–1734), der die Theorie der »Lebensgeister« und beeinträchtigten Nervenfibern für eine Fiktion hielt. Stahl entwarf ein beinahe psychosomatisches Konzept: Krankheiten seien die Mittel der Seele, um ein gestörtes Gleichgewicht im Körper zu regulieren, und der Arzt müsse nur die Selbstheilungskräfte genügend unterstützen.

Allerdings stieß der aufgeklärte Wissenschaftsoptimismus auf dem Gebiet der schweren Störungen an typische Grenzen. Ein Beispiel ist der Ansatz des Londoner Direktors des St Luke's Hospitals William Battie (1704–1776), der von vielen Psychiatriehistorikern als Reformer und innovativer Therapeut angesehen wird. Sein 1758 publiziertes *Traktat über den Wahnsinn* steht für die um 1750 zunehmende praktische und theoretische Spezialisierung einiger Mediziner auf präpsychiatrische Problemstellungen. Mit dem Motto »Führung erreicht viel mehr als Medizin« trat Battie für erste milieutherapeutische Konzepte ein, doch seine theoretischen Auffassungen blieben widersprüchlich.

Für den Briten war nicht der Verstand selbst gestört, sondern die Weiterleitung der Wahrnehmungsreize im mechanisch beschädigten Nervensystem. Battie (1758, S. 44) unterschied zwei fundamentale Arten des Wahnsinns: Der »originäre Wahnsinn« sei »allein auf eine innere Störung der Nervensubstanz zurückzuführen«, während der »folgende Wahnsinn« durch äußere Einflüsse erklärbar sei, also durch Hirnverletzungen, Gifte oder übermäßige Leidenschaften. Während diese zweite Form durchaus geheilt werden könne, sei der »originäre« und vermutlich erbliche, jedenfalls ohne äußere Ursache auftretende Wahnsinn in der Regel unheilbar.

Der Brite war Pragmatiker; er schloss aus der Tatsache, dass er im Rahmen seiner vergleichsweise humanen Behandlung keine äußeren Ursachen bei den »originären« Leiden dingfest machen konnte, auf eine unbekannte

»innere«, vermutlich organische Ursache samt deren Unheilbarkeit. Diese zirkuläre Denkweise ist wohl einer der Vorläufer des auch heute noch gelegentlich anzutreffenden, aber inzwischen veralteten Ausdrucks der »endogenen Psychose«. William Battie ließ offen, ob die inneren Nervenschäden nicht auch durch heftige Affekte und Konflikte entstehen könnten, rückte aber die »heilbaren« Patienten und Patientinnen in den Fokus der ärztlichen Aufmerksamkeit und nicht die »unheilbaren« chronisch Kranken.

Im 18. Jahrhundert, dem Zeitalter der Aufklärung, verstanden immer mehr Mediziner psychisches Leid sowohl bei leichten als auch bei schweren Störungen als Folge einer Störung der Nervensubstanz.

4.2 Rationalismus und Klassifikation in Europa

Die Aufklärer waren fasziniert von der Idee der Naturhaftigkeit des Menschen, seiner Vernunft und Bildung samt seinen natürlichen Rechten. Ende des 18. Jahrhunderts versuchten einige Reformer, auch den Wahnsinnigen ihre unveräußerlichen Grund- und Persönlichkeitsrechte zuzuschreiben oder zurückzugeben. Diese Entwicklung entstand punktuell und blieb oft – vor allem auf dem Land – im Widerspruch zur üblichen Praxis, prägt aber bis heute das Selbstbild der Institution, die wir unter dem Namen »Psychiatrie« kennen. Die Betroffenen sollten grundsätzlich als Subjekte wahrgenommen werden – wie aber wurde dann ihr Zustand wissenschaftlich eingeordnet?

Für Immanuel Kant schienen schwer gestörte Wahnsinnige von Geburt an behindert zu sein. Im Jahr 1798 erklärte er den Wahnsinn für eine Schädigung der natürlichen, angeborenen Vermögen des Menschen. Die mentale Konstitution schien ihm von vornherein geschwächt, ein Mangel vorherrschend, denn:

> »Das einzige allgemeine Merkmal der Verrücktheit ist der Verlust des *Gemeinsinnes* (sensus communis) und der dagegen eintretende

> *logische Eigensinn* (sensus privatus), zum Beispiel ein Mensch sieht am hellen Tage auf seinem Tisch ein brennendes Licht, was doch ein anderer Dabeistehende nicht sieht, oder hört eine Stimme, die kein anderer hört«. (Kant 1998/1798, S. 153)

Der Rückzug in eine hermetische Privatwelt sei das zentrale Merkmal des Verrückten. Kant beschreibt das Phänomen scharfsinnig, folgert aber, solch ein Defizit müsse erblich sein, und rät von der Heirat in belastete Familien ab. Das Interesse an den rationalen Ordnungsprinzipien der Natur gehörte zum Kern des aufklärerischen Programms. Die medizinische Klassifikation der Krankheiten nach dem Muster der Botanik entsprach der Idee, die Welt sei ein vernünftig durchschaubarer Mechanismus, stand allerdings in der diagnostischen Anwendung auch in der Gefahr, die personale und soziale Realität des Krankseins auf begriffliche Konstrukte zu reduzieren.

Ein Beispiel für den medizinischen Klassifikationswillen ist das System des schottischen Professors der Medizin William Cullen (1710–1790). In seiner zweibändigen Abhandlung *Kurzer Inbegriff der medicinischen Nosologie* aus dem Jahr 1786 bezeichnete er alle primär seelischen Störungen als »Nervenkrankheiten« (»neuroses«). Diese Störungen ohne Fieber oder sichtbare anatomische Veränderungen teilte er in vier Ordnungen ein:

1. komatöse Krankheiten (Schlaganfall, Lähmungen, Tremor etc.);
2. Entkräftungskrankheiten (Ohnmacht, Hypochondrie, Verdauungsbeschwerden etc.);
3. Krämpfe (Epilepsie, Tollwut, Hysterie etc.);
4. Gemütskrankheiten (Verstandesschwäche, Manie, Melancholie etc.).

Die einzelnen Untergruppen wurden noch weiter differenziert. In der Ordnung der »Gemütskrankheiten« existierten allein zwölf Arten der Melancholie und sechs Arten der Manie. Während der Verstand der Melancholiker nur teilweise getrübt sei, sei die Verwirrtheit bei Manien stets »allgemein« (Cullen 1786, S. 340 ff.). Solche und ähnliche Klassifikationssysteme, die für die gesamte Medizin Tausende von Krankheitskategorien umfassten, gab es mehrere, sie wechselten zudem und blieben nicht dauerhaft.

Neben den medizinischen Ansätzen existierten das ganze 18. Jahrhundert hindurch auch theologische Interpretationen schweren psychischen

Leids. Der Wahnsinn wurde als eine Strafe Gottes interpretiert und die religiöse Erbauung und Pflichterfüllung als heilsam angesehen. In England nannte man die entsprechenden Experten »klerikale Irrenärzte«. Verschiedene Glaubensgemeinschaften kümmerten sich um die Betroffenen, beispielsweise Quäker, die gegen Ende des Jahrhunderts in York ein neues, einflussreiches Behandlungsmodell entwickelten. Für die medizinische Theoriebildung spielten diese Ansätze jedoch nur eine geringe Rolle.

4.3 Behandlung im Tollhaus – die britischen Reformen

Neben den älteren kirchlichen und städtischen Institutionen der Armenpflege wurden seit der ersten Hälfte des 18. Jahrhunderts in Europa zunehmend gemischte Asyle und Gefängnisse gegründet, in denen Kriminelle, aber auch Obdachlose, Bettler und Behinderte zusammen mit mittellosen Wahnsinnigen untergebracht wurden. Solche kombinierten Zucht-, Arbeits- und Tollhäuser (engl. »houses of correction«; franz. »hôpitaux généraux«) dienten staatlichen und wirtschaftlichen Interessen, um die grassierende Landstreicherei, Wegelagerei und Bettelei ordnungsrechtlich zu unterbinden und den Staatshaushalt von der Armenpflege zu entlasten – wobei der Anteil der Armen an der stark wachsenden Bevölkerung auf 20 bis 50 Prozent geschätzt wird.

Es ist nicht genau bekannt, wie viel psychisch beeinträchtigte Personen unter den Insassen der kombinierten Institutionen waren, man geht von 10 bis 40 Prozent aus. Der französische Wissenschaftsphilosoph Michel Foucault (1961, S. 68 ff.) hat aus diesem Grund davor gewarnt, die spätere Etablierung der Anstaltspsychiatrie nur im Licht des medizinischen Fortschritts zu betrachten, ebenso seien die Einrichtungen aus dem Geist der absolutistischen Disziplinierung und der Gleichbehandlung der Wahnsinnigen mit Verbrechern entstanden. Allerdings gab es im Europa des 18. Jahrhunderts ganz unterschiedliche Institutionen mit ebenso divergierenden Behandlungsprogrammen.

In England wurden die kommunalen Maßnahmen und Kosten für »rasende und gefährliche Irre« schon 1714 gesetzlich geregelt. In der größten britischen Institution, dem Königlichen Hospital St. Mary of Bethlehem im Osten Londons, kurz »Bethlem« oder »Bedlam« genannt, wurden in der zweiten Hälfte des 18. Jahrhunderts pro Jahr fast 150 Personen behandelt, ein Drittel davon galt als heilbar. Das Gebäude war in Flügel für Männer und Frauen aufgeteilt, und die Insassen konnten sich nach Geschlechtern getrennt auf einer Galerie frei bewegen, von der die Zellen abgingen. Diese Architektur ist auch auf einem Kupferstich von 1735 aus der Serie *A Rake's Progress* nach einem Gemälde von William Hogarth zu sehen. Seit 1734 besaß das zunehmend überfüllte Hospital Abteilungen für sogenannte »Unheilbare«, jedoch sollten die Insassen erst nach mindestens zwölf Monaten Aufenthalt im allgemeinen Trakt dorthin übergeben werden.

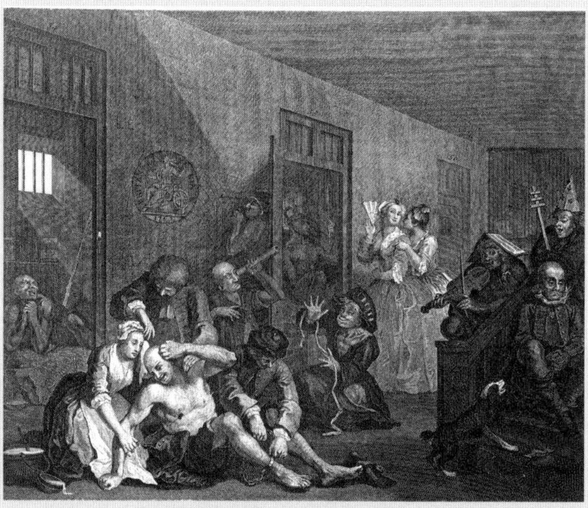

ABBILDUNG 10
William Hogarths Darstellung des Bethlem Hospital, 1735

In der zweiten Jahrhunderthälfte setzten Reformen ein. William Battie führte im 1751 eröffneten Londoner St Luke's Hospital eine Art Milieutherapie durch, die Ruhe, Disziplin und moderate Arbeitstätigkeiten vorsah. Die Insassen sollten in sauberer Umgebung von allen störenden Einflüssen abgeschirmt sein, keinen Besuch erhalten, fern von der Heimat behandelt werden und bekömmliche Mahlzeiten erhalten. Schwierige Fälle müssten eingesperrt bleiben. Wie im Bethlem Hospital, das Battie sehr kritisch sah, wurden krampflösende Medikamente sowie Brech- und Abführmittel eingesetzt.

Ein ganz anderer Institutionstyp waren die privat geführten »Madhouses« in England. Diese relativ kleinen, privatwirtschaftlichen Betriebe hatten sich auf eine zahlungskräftige Klientel spezialisiert. In der Regel gab es einen leitenden Arzt sowie mehrere Aufseher. Zwischen 1640 und 1815 waren über 150 solcher Einrichtungen in Betrieb, im Jahr 1724 soll es allein in London 15 davon gegeben haben (Smith 2020, S. 275 u. 47). Ab 1744 wurden sie staatlich überwacht und 1774 trat ein Gesetz in Kraft (»Madhouses Act«), das eine Lizenzierung, jährliche Begehungen und Strafen bei Zuwiderhandlungen vorsah. Bis weit ins 19. Jahrhundert wurden wiederholt staatliche Kommissionen eingesetzt, um weitere gesetzliche Regelungen sowie Behandlungsstandards einzuführen. Erst 1890 wurde die Eröffnung neuer Privatanstalten gesetzlich untersagt, nachdem es zu wiederholten Skandalen um widerrechtliche Einweisungen gekommen war.

Im 18. Jahrhundert folgten die Therapien durchweg noch humoralpathologischen und sensualistischen Konzepten. Aderlässe, Brech- und Abführmittel oder krampflösende Medikamente sollten den angenommenen Druck auf die Nerven lindern. Fesselungen mit Ketten und Zwangsbehandlungen mit Medikamenten waren möglich. Der englische Arzt William Perfect empfahl 1789, also noch im Zeitalter der Spätaufklärung, Mittel wie Kampfer, Mandelmilch, Salpeter, Weinstein, Rußtinktur und die Anwendung von Elektrizität, um verschiedene Arten des »Wahnsinns« zu kurieren.

Es gibt einige Schriften von ehemaligen Insassen, die über ihre Behandlung in den damaligen Privatanstalten berichten (vgl. Smith 2020, S. 259 ff.). Ein frühes Beispiel ist die 1714 postum erschienene Autobiografie von George Trosse (1631–1713) mit dem Titel *Das Leben des Geistlichen Mr. Geo. Trosse*. Er beschrieb eindrucksvoll mehrere schwere Zusammenbrüche im jungen Erwachsenenalter, seine religiöse Deutung der Ereignisse und den Weg der Genesung. Seine Erzählungen wirken recht realistisch:

> »Während ich so mit einer solch wilden und geplagten Fantasie Tag und Nacht auf dem Bett lag, hörte ich scheinbar viele Stimmen und Gespräche. Diese schrieb ich Feen zu, die, wie ich dachte, sich in der Wand befanden und sich dort unterhielten und miteinander

> spaßten, und ich phantasierte, ich hätte an der Wand eine lange Zeit hindurch eine große Klaue gesehen […].« (Trosse 1974/1714, S. 91; Übers. d. Verf.)

Nach mehreren zwangsweisen Aufenthalten in Privatanstalten samt suizidalen Krisen fand Trosse genügend Halt in der zeittypischen Interpretation seines Wahnsinns als Versuchung des Teufels. Seine Genesung und Bekehrung verdanke er insbesondere der persönlichen Zuwendung, die er von der Ehefrau eines Irrenhausinhabers erfuhr, aber auch der medizinischen Behandlung und seiner eigenen (autobiografischen) Selbstreflexion.

In später veröffentlichten Dokumenten aus der Hand von Betroffenen überwiegt die Kritik an der Einschränkung der persönlichen Grundrechte in den Einrichtungen (Fesselungen, Postzensur, Einziehung persönlicher Gegenstände) sowie an der Ignoranz der Angestellten und an der »Geschäftemacherei mit dem Wahnsinn«. Ein Beispiel ist das 1774 publizierte Traktat *Ein weiterer Beweis für den frevelhaften Missstand in privaten Irrenhäusern* von Samuel Bruckshaw. Der Textilhändler vermutete Intrigen gegen sich, kam in finanzielle Not und wurde neun Monate lang gegen seinen Willen in einem privaten »Madhouse« zwangsbehandelt. Sein Bericht sollte ihn rehabilitieren und seine gerichtlichen Regressforderungen stützen.

Die englische Patientenliteratur der Aufklärung dokumentiert neue Möglichkeiten, öffentlich über selbst erlebte Störungen und deren Behandlung zu sprechen (Brückner 2007a, S. 306 ff.). Sie ähnelt bereits den späteren Dokumenten aus den Patientenbewegungen des 19. und 20. Jahrhunderts. Auch aus dem deutschen Sprachraum gibt es Selbstzeugnisse; ein berühmtes Beispiel ist eine 1799 veröffentlichte Selbstanalyse von halluzinativen Erlebnissen des Berliner Philosophen Friedrich Nicolai (1733–1811).

Im frühbürgerlichen England nach 1750 zeugen gesetzliche Regelungen, William Batties milieutherapeutischer Ansatz, etliche private Einrichtungen und auch die Patientenliteratur von der beginnenden Entstehung eines irrenärztlichen Tätigkeitsfeldes.

4.4 Die absolutistische Sozialpolitik der Ausschließung

In den deutschen Fürstentümern und Kleinstaaten wurde der Institutionstyp der kombinierten Zucht-, Arbeits- und Tollhäuser seit dem ersten Drittel des 18. Jahrhunderts eingeführt. Exemplarisch ist das im Fürstentum Bayreuth ab 1713 geplante »Zucht- und Arbeitshaus« in Sankt Georgen am See. Markgraf Georg Wilhelm (1678–1726) wollte die Bevölkerung vor Diebstählen, Plünderungen und Überfällen schützen – im Grunde handelte es sich also um den Lösungsversuch einer sozialen, ordnungspolitischen Problematik. 1735 wurde der Bau auf dem Gelände einer ehemaligen Porzellanmanufaktur fertiggestellt.

ABBILDUNG 11
Zucht- und Arbeitshaus St. Georgen am See in Bayreuth, um 1750

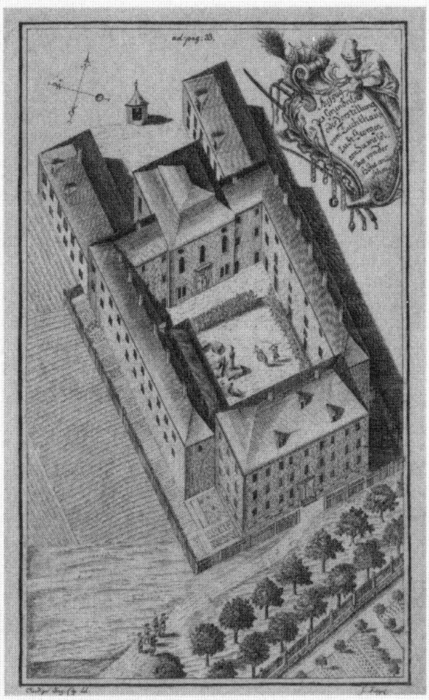

Das Personal bestand aus dem Verwalter, einem Geistlichen, dem Inhaber der angeschlossenen Marmorfabrik, Handwerkern und Aufsehern. Jeder Neuankömmling wurde zunächst mit dreißig Peitschenhieben bestraft.

Mit einer Kapazität von 200 Plätzen ging es darum, Kriminelle, die nicht verbannt oder zum Tode verurteilt wurden, sowie ungehorsame Dienstboten, Trinker, schwer erziehbare Kinder und eben auch »Melancholicos und Wahnwitzige, die in der Freyheit sich und andern zum Schaden sind, in die Verwahrung zu nehmen« (Riedel 1750, S. 64).

In dieser Definition steckt bereits ein Kernkriterium der heutigen bürgerlichen »Gesetze für psychisch Kranke«: Der Staat überträgt die Aufgabe des Schutzes der Betroffenen vor Selbst- und Fremdgefährdung an eine spezielle, mit Hoheitsrechten ausgestattete Institution. In Bayreuth wurden die Wahnsinnigen von den anderen Insassen »abgesondert«. Sie mussten den Aufenthalt bezahlen, ärztliche Versorgung gab es nicht. Ein eigenständiges Tollhaus wurde in Bayreuth erst 1783 errichtet. Die übrigen männlichen Insassen arbeiteten in der Marmorfabrik, die Frauen waren mit Näh- und Handarbeiten beschäftigt. Die Arbeit in der Spinnerei war so typisch für diese Institutionen, dass das Wort »spinnen« allmählich zum Inbegriff der Verrücktheit wurde. In der zweiten Hälfte des 18. Jahrhunderts erhielten einige Einrichtungen mehr und geschultes Personal sowie eine regelmäßige ärztliche Versorgung.

Der Großteil der psychisch beeinträchtigten und eingeschränkt arbeitsfähigen Menschen wurde auch im 18. Jahrhundert noch im Familienverband gepflegt. Nur wenn dies nicht mehr möglich war oder eine offensichtliche Gefährdung bestand, wurden sie in die Tollhäuser überstellt. Die kombinierten Einrichtungen waren ein typisches Instrument der absolutistischen Sozialpolitik, um die Familien zu entlasten, die Kosten der Armenhilfe zu reduzieren und die öffentliche Ordnung aufrechtzuerhalten.

Im zentralistisch regierten Frankreich, wo die Sammeleinrichtungen wesentlich größer als in den deutschen Kleinstaaten ausfielen, war deren politische Funktion noch wesentlich deutlicher. Deshalb hat Michel Foucault von der »großen Gefangenschaft« der Wahnsinnigen im 18. Jahrhundert gesprochen. Diese These sollte jedoch auf die französischen Verhältnisse beschränkt werden; in anderen Ländern gab es zwar ähnliche Strukturen, aber sie waren weitaus differenzierter und erlaubten auch, wie in Großbritannien, institutionelle Reformen und therapeutische Innovationen.

Im Laufe des 18. Jahrhunderts wurden psychisch beeinträchtigte Personen, die nicht in Familien oder privaten Einrichtungen gepflegt werden konnten, häufig zusammen mit Armen, Obdachlosen oder Kriminellen in kombinierten Zucht-, Arbeits- und Tollhäusern untergebracht.

4.5 Am Vorabend der modernen Psychiatrie

Mit dem Gang der Aufklärung, dem naturwissenschaftlichen Fortschritt, dem philosophischen Rationalismus, der frühkapitalistischen Wirtschaft und der Französischen Revolution als Wegbereiter demokratischer Staatsverfassungen wurde ungefähr ab 1790 auch die soziale Lage der »Irren« verstärkt diskutiert. Zwei Probleme standen im Mittelpunkt: Zum einen schien eine Reform der traditionellen Behandlung und Unterbringung dringend notwendig zu sein, zum anderen wollte man sie in der Theoriebildung als »ver-irrte« Subjekte sehen, also als kranke, aber im Prinzip freie und gleiche Menschen, die vor allem einer medizinischen und pädagogischen Behandlung bedürfen.

Die Medizin teilte sich in verschiedene Fächer auf und brachte erste Spezialkliniken hervor, etwa für Geburten oder für Kinder – und bald auch für das Gebiet der seelischen Störungen. Zwei prägnante Wegbereiter der kommenden klinischen Psychiatrie waren der französische Arzt Philippe Pinel (1745–1826) und der englische Tee- und Kaffeehändler William Tuke (1732–1822). In Frankreich wurden vor der Revolution von 1789 ca. 25 Prozent der (Zwangs-)Einweisungen richterlich legitimiert (oft als Entmündigungen) und ca. 75 Prozent durch königliche Dekrete befohlen (Castel 1979, S. 9. u. 26 ff.). Letztere wurden 1790 abgeschafft und Einweisungen in Hospitäler ordentlichen Gerichten und ärztlichen Gutachtern übertragen.

Philippe Pinel war Sohn eines Landarztes, sammelte in französischen Privatanstalten erste Erfahrungen und vertrat die Ideen der Französischen Revolution, bis auch ihn die jakobinische »Schreckensherrschaft« an den revolutionären Idealen zweifeln ließ. Ab 1792 leitete er die große und berüchtigte Pariser Sammelanstalt Bicêtre, in der 1770 die Zwangsjacke erfunden worden war, 1792 die Guillotine erprobt wurde und bis zur Schließung 1836 auch Kriminelle untergebracht waren. Über Pinel gibt es eine berühmte Legende, die in verschiedenen Versionen und Bildern überliefert ist, etwa mit einem Gemälde von Tony Robert-Fleury aus dem Jahre 1876.

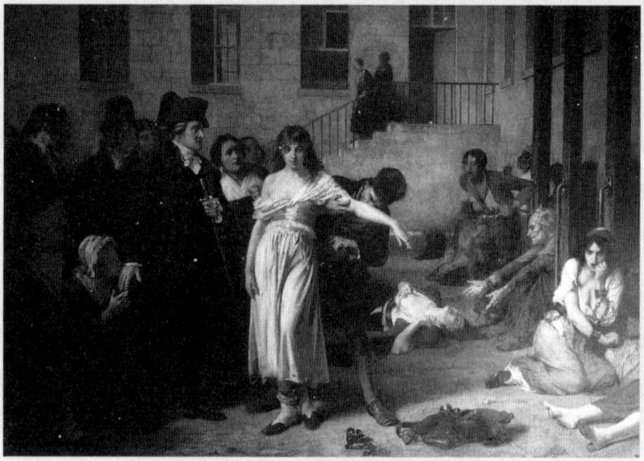

ABBILDUNG 12
Pinel befreit die Irren von ihren Ketten, Gemälde von Tony Robert-Fleury, 1876

Angeblich beabsichtigte Pinel, einige der Internierten von ihren Ketten zu befreien. Der zuständige behördliche Inspektor Georges Couthon sei am 24. Mai 1793 von den Zuständen in Bicêtre so entsetzt gewesen, dass er Pinel gefragt habe, ob er selbst wahnsinnig sei, weil er solches »Vieh« freisetzen wolle. Pinel habe geantwortet, er sei überzeugt, die Verwahrlosung beruhe nur auf einem Mangel an Freiheit und frischer Luft, worauf der Inspektor ihn gewähren ließ. Tatsächlich ist diese Anekdote ein Mythos, der von Pinels Sohn stammt und historisch nicht gesichert ist (Weiner 2008). Couthon war wohl zu dieser Zeit gar nicht in Paris und die Fesseln nahm Pinels Hospitalverwalter Jean-Baptiste Pussin (1745–1811) ab.

Pussin war aufgrund einer Hauttuberkulose selbst neun Jahre Patient in Bicêtre. 1780 erhielt er zusammen mit seiner Frau Marguerite Jubline (geb. 1754) eine Stelle als Mitarbeiter in der Abteilung für Unheilbare und führte dort deutlich humanere Behandlungen ein (z. B. ohne Fesselungen).

1794 folgte er Pinel als Verwaltungsleiter an das Frauenhospital Salpêtrière. Bicêtre und die Salpêtrière waren für über 2.000 Insassen konzipiert. Von Pussin als ehemaligem Patienten gingen also in Bicêtre wichtige praktische Reformimpulse aus, die Pinel später systematisch ausbaute. Auf Robert-Fleurys Gemälde soll er rechts neben der Insassin als derjenige abgebildet sein, der ihre Ketten aufschließt.

Der »Mythos Pinel« gehörte lange zum geschichtlichen Selbstbild der Psychiatrie, die das Erbe der Aufklärung für sich in Anspruch nimmt. Doch die Folgen der Aufklärung waren ambivalent, das bürgerliche Zeitalter produzierte neue Widersprüche zwischen Armen und Reichen, »unheilbaren« und »heilbaren« Insassen, Schutz und Gewalt, psychosozialen, rechtlichen und medizinischen Maßnahmen.

Philippe Pinel schildert seine neuartige Heilbehandlung (»traitement morale«) in dem 1801 erschienenen Werk *Philosophisch-medicinische Abhandlung über Geistesverirrungen oder Manie*. Er beobachtete seine Patienten sorgfältig und langfristig, konzentrierte sich ungewöhnlicherweise nicht auf die Formen der »Melancholie«, sondern auf die »Manie«, hielt übermäßige Affekte für die Ursache der Krankheiten und schuf mit der Kategorie der »Manie ohne Wahn« einen Vorläufer des Begriffs der Persönlichkeitsstörung. Für die Behandlung wollte er den »dogmatischen Ton des Doctors« aufgeben. Er versuchte die Krankheitseinsicht der Patienten zu fördern, indem er sie »moralisch«, also pädagogisch beeinflusste. Die Patientinnen und Patienten sollten ernst genommen und menschenwürdig behandelt werden.

Noch deutlicher als vor ihm William Battie vertrat Pinel eine paternalistische Milieutherapie mit heimatferner, ruhiger Unterbringung, Diäten, körperlicher Arbeit und strikten Alltagsregeln. Bei unruhigen und aggressiven Personen seien auch Isolierung und Zwang möglich. Mit diesem Ansatz war er so erfolgreich, dass er bis heute als eine zentrale Gründerfigur der klinischen Psychiatrie gilt. Von ähnlicher Bedeutung sind in dieser Zeit nur Vincenzo Chiarugi (1759–1820), der schon 1788 in Florenz Wahnsinnige von ihren Ketten befreit haben soll, Johann Christian Reil (1759–1813), der in Halle das Wort »Psychiaterie« prägte, und William Tuke, der maßgeblich für die Gründung einer kleinen, fortschrittlichen Einrichtung im nordenglischen York verantwortlich war.

In York wurde die »moralische«, psychosoziale Milieutherapie intensiviert. Im Jahr 1790 war Hannah Mills, ein Mitglied der Quäkergemeinde, im städtischen Irrenhaus zu Tode gekommen, ohne dass ihre Angehörigen sie vorher besuchen konnten. Der Unternehmer und Philanthrop William Tuke wollte eine bessere Versorgung der Gemeindemitglieder unterstützen und solche Vorkommnisse künftig verhindern. Er baute in einem Landhaus eine private Einrichtung auf (Tuke 1813, S. 22 ff.). In jenem »Retreat« wurde auf Ketten und Zwangsjacken ebenso verzichtet wie auf andere traditionelle ärztliche Maßnahmen – bis auf warme Bäder. Die Mitarbeiter schufen für zuerst drei, später acht Bewohner und Bewohnerinnen eine familienähnliche Atmosphäre.

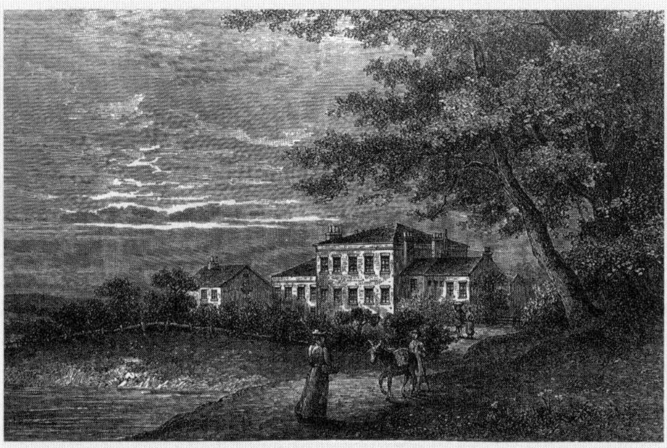

ABBILDUNG 13
Das Retreat in York, England, 1792

Eine verstehende, wohlwollende Grundhaltung, stetige Beobachtung und Verhaltenskontrolle, seelsorgerische Gespräche, Arbeit in der Natur und gezielte Kontakte mit Besuchern, aber auch systematisch erzeugter Gehorsam sowie Furcht vor Strafen und die Möglichkeit der Isolierung sollten die Selbstkontrolle und Selbstachtung der Betroffenen wiederherstellen. Die Patientinnen und Patienten wurden wie unmündige Kinder behandelt, die zur Vernunft gebracht werden müssten. Das Konzept wurde schnell bekannt und 1816 entließ man nach einer behördlichen Untersuchung das gesamte Personal in dem alten Tollhaus von York und beauftragte die Leitung des Retreats mit dessen Wiederaufbau.

Die französische und die englische Art der »moralischen Behandlung« setzten unterschiedliche Akzente, hier die klinisch-medizinische Behandlung, dort die seelsorgerische Resozialisierung. Beiden gemeinsam ist aber der qualitative Unterschied zu den Institutionen der bloßen Ausschließung, nämlich durch Maßnahmen zur »Verinnerlichung« des äußeren Zwangs als »Selbstbeherrschung«, den individuellen Heilungsanspruch und den paternalistischen Erziehungsgedanken.

Obwohl ein großer Teil der institutionell untergebrachten Betroffenen noch bis weit ins 19. Jahrhundert in Verliesen oder Sälen und mit Ketten und wirkungslosen Kuren diszipliniert wurde, gehört die »moralische« Behandlung zum Selbstverständnis der beginnenden klinischen Psychiatrie. Diese etablierte sich Anfang des 19. Jahrhunderts und wurde allmählich durch die Praxis in den Anstalten und die Forschung an den Universitäten als ein medizinisches Fach anerkannt.

Durch die »moralischen« Behandlungsverfahren von Philippe Pinel in Frankreich und William Tuke in England wurden um 1800 Zwangsmaßnahmen abgebaut und es wurde eine strikte pädagogische Milieutherapie eingeführt.

4.6 Japan – Heiltraditionen und Familienpflege

Der Blick ins frühneuzeitliche Japan hat den Vorteil, dass dieses Land nicht kolonisiert wurde und eigene Traditionen kultivierte. Gegenüber dem kartesianischen Dualismus in Europa (Leib vs. Seele) überdauerte in Ostasien eine monistische Grundhaltung: Mensch und Welt werden als Einheit gedacht (Linck 2011). In Japans Edo-Zeit (1603–1868) regierte das Militär (die »Shogunen«) das landwirtschaftlich geprägte Reich. Mit einem rigorosen Ständesystem (Schwertadel, Bauern, Handwerker, Händler), das die nach buddhistischer Auffassung »Unreinen« marginalisierte (Vagabunden, Prostituierte, Metzger, Bestatter), dem Verbot des Christentums und einer weitgehenden Abriegelung des Landes begann eine gut 250 Jahre währende Periode der politischen Stabilität.

Ab dem 17. Jahrhundert ordneten mehrere Diskurse das Wissen über den Wahnsinn. Zum einen hatten Richter und Behörden über Strafen oder Unterbringung zu befinden. Mit dem bis heute gebräuchlichen, abwertenden Begriff »kichigai« wurde bei den Betreffenden eine pathologische Veränderung der Lebensenergie (»ki«) angenommen. Die soziale Verantwortung im neokonfuzianisch geprägten Japan hatten die Familien. In problematischen Fällen waren mehrere Optionen möglich (Nakamura 2014, S. 358 ff.). Landesweit gab es ca. dreißig auf rituelle Behandlungen spezialsierte Tempel. Um 1750 öffnete sich der 971 gegründete buddhistische Daijun-Tempel in Iwakura nahe Kyoto aus ökonomischen Gründen für diesen Kundenkreis. Angeboten wurden Gebete, Amulette, Bäder im Wasserfall der zugehörigen heiligen Quelle und Unterkunft in lokalen Herbergen (Burns 2017). Dies konnte sich nicht jeder leisten, in der Bevölkerung blieben magisch-dämonologische Auffassungen populär. In der Glaubenswelt des Shintoismus, der japanischen »Urreligion«, können beispielsweise Füchse mit übersinnlichen Fähigkeiten begabt sein, Personen befallen und in den Wahnsinn treiben (Fuchsbesessenheit, jap. »Kitsunetsuki«). Selbstgespräche, Ängste und Konvulsionen wiesen auf die Anwesenheit zweier Wesen in den Besessenen hin. Ein Holzschnitt aus dem 19. Jahrhundert zeigt diese Vorstellungswelt: Eine Fuchsdämonin überfällt einen Prinzen und seinen Diener (Abb. 14).

Waren Familien und Tempel mit Gewalt, Dissozialität oder Kriminalität überfordert, kamen auf Anordnung der lokalen Autoritäten auch Gefängnisse und geschlossene Arbeitshäuser infrage. In Edo, dem heutigen Tokio, gab es zudem sogenannte »tameazuke«, Asyle für Obdachlose, Verelendete, Kleinkriminelle und Ausreißer, die von Mitgliedern der untersten sozialen Klasse betrieben wurden (jap. »hinin«, z. B. Gerber, Bestatter) und auch rudimentäre medizinische Aufsicht anboten.

Am verbreitetsten war jedoch die Familienpflege (jap. »shitaku kanchi«). Dafür wurden in den Häusern abgeschlossene Räume oder mitunter Bambuskäfige geschaffen (jap. »zashikirou«). Die Entscheidung für diese teils jahrelangen Unterbringungen wurde zwischen den Familien, ihrer Nachbarschaft, den Behörden und begutachtenden Ärzten ausgehandelt

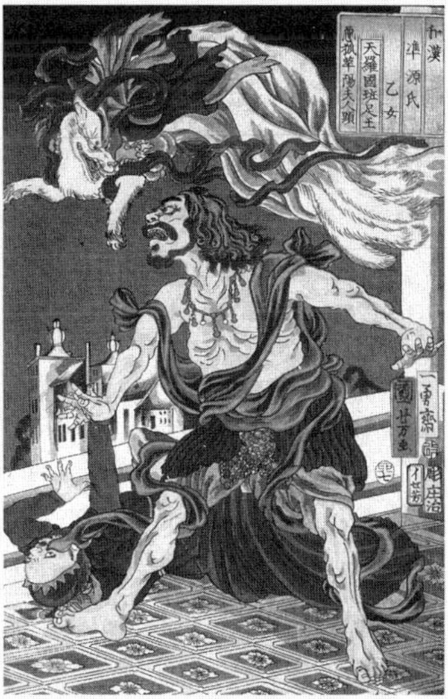

ABBILDUNG 14
Eine neunschwänzige Füchsin bedrängt Prinz Hanzoku, Japan, 1855

(Kim 2018). Diese Form der Familienpflege überdauerte vor allem in ärmeren, ländlichen Gebieten und wurde erst 1900 genauer gesetzlich geregelt und dann 1950 abgeschafft. Die soziale und moralische Macht der Familien zeigt die Autobiografie von Katsu Kokichi (1802–1850), einem niederen Samurai, der bei seiner Familie in Ungnade fiel und 1828 mit einer dreijährigen häuslichen Einsperrung bestraft wurde, die er als »außerordentlich schmerzhaft« beschrieb (Katsu 1988, S. 68).

Die Ärzte der Edo-Zeit entwickelten die klassische japanische Kampō-Medizin und setzten sich früh mit den chinesischen Lehrwerken und westlichem Heilwissen auseinander (Anatomie, Chirurgie und Gynäkologie). Zum Wahnsinn (jap. »kyo«, »ranshin«) führten Blockaden der Lebensenergie »ki« in inneren Organen (u. a. Herz, Magen, Leber). Die Mediziner setzten Kräuter und Akupunktur ein und beachteten Umwelt, Geschlecht oder Lebensweise. Shutoku Kagawa (1683–1755) gehörte zu den ersten Kampō-Medizinern, die Klassifikationen und Fallanalysen ausarbeiteten. Unter der Leitkategorie »kan« unterschied er »kyou« (mit Denk- und Wahrnehmungsstörungen), »kyo« (mit Ängsten), »ten« (mit

Anfällen, Koma) und »kigai« (Denkschwäche, Behinderung). Zu den Ursachen erklärte er:

> »Wenn das *ki* im Unterleib verharrt, verursacht es Steifheit. Diese Steifheit drückt das Herz, welches das Zentrum der geistigen Aktivität ist, nach oben und drückt es zusammen. Daraus entstehen die verschiedenen Symptome von *kan.*« (nach Genshiro 2002, S. 135; Übers. d. Verf.)

Um 1800 berichtete der Arzt Nakagami Kinkei (1744–1833) aus Kyoto folgenden Fall: »Die Frau von Kihei wurde wahnsinnig. Sie versuchte, sich mit einem Schwert zu töten und in einen Brunnen zu springen. Wenn sie sich aufregte, konnte sie nicht schlafen. Dennoch blieb sie bescheiden und erledigte die Hausarbeit während ihrer Rekonvaleszenz.« Nakagami gab ihr ein Brechmittel, angeblich habe sie sich vollständig erholt (nach Genshiro 2002, S. 135 ff.).

Neben dem medizinischen Blick entwickelte sich in Japan im 18. Jahrhundert, ähnlich wie in Europa, eine bemerkenswerte literarische Kultur über das Leben von Außenseitern, Verrückten, Sonderlingen und Exzentrikern (jap. »kijin«). 1778 vollendete der Samurai Hotta Kōzan (1709–1791) eine erste Sammlung von 25 Kurzbiografien solcher Personen (jap. *Hōsa kyōshaden*; Brecher 2013, S. 118 ff.). Manche »kijin« galten als geniale, spirituell inspirierte Nonkonformisten und Künstler – die kulturelle Bandbreite des Begriffs erinnert an die europäischen Thesen zur Nähe von Melancholie und Kreativität.

Obwohl also Abhandlungen zum Spektrum zwischen Wahnsinn und Exzentrik bekannt waren, entstand – anders als in Europa – kein darauf spezialisiertes medizinisches Berufsbild. Der gesellschaftliche Umgang mit problematischen, mittellosen Irren scheint wie in Europa großenteils auf ordnungsrechtlichen Kriterien beruht zu haben, war aber deutlicher mit religiösen Praktiken verbunden und führte nicht zum Aufbau eines Systems von Tollhäusern, aus denen sich öffentliche Heilanstalten entwickelten. Vielmehr blieb die Familienpflege bis weit ins 20. Jahrhundert das Standbein der Versorgung.

1818 entstand eine erste Privatanstalt bei Osaka und 1846 eine in Tokio. Nachdem die USA durch kolonialen Druck 1854 eine Öffnung japanischer

Häfen erzwangen, beendete die sogenannte »Meiji-Restauration« ab 1868 die Herrschaft der Shogune und die jahrhundertelange Isolation Japans mit einem umfassenden gesellschaftlichen Umbau nach westlichen Maßstäben. Dies betraf auch das Gesundheitswesen. Zur Modernisierung der psychiatrischen Versorgung wurden vor allem deutsche Konzepte adaptiert. Die im nächsten Kapitel beschriebene Entwicklung der irrenärztlichen Profession in den deutschen Staaten ist somit gewissermaßen auch ein Teil der japanischen Geschichte der Psychiatrie.

LITERATUR ZUR VERTIEFUNG

Brecher, W. P. (2013): The Aesthetics of Strangeness. Eccentricity and Madness in Early Modern Japan. Honolulu: University of Hawaii Press.

Brückner, B. (2007a): Delirium und Wahn. Geschichte, Selbstzeugnisse und Theorien von der Antike bis 1900. Bd. 1: Vom Altertum bis zur Aufklärung. Hürtgenwald: Pressler.

Foucault, M. (1973/1961): Wahnsinn und Gesellschaft. Frankfurt a. M.: Suhrkamp.

Smith, L. (2020): Private Madhouses in England, 1640–1815: Commercialised Care for the Insane. London: Palgrave Macmillan.

5 Psychiatrie im 19. Jahrhundert – Sicherung, Heilung und Forschung

Anfang des 19. Jahrhunderts schlägt die Geburtsstunde der klinischen Psychiatrie in Europa. Das neue Leitbild des Umgangs mit den »Irren« umfasste »psychische« Behandlungskonzepte, neuartige Heil- und Pflegeanstalten, neue Rechte für Personal und Insassen sowie eine innovative staatliche Sozial- und Gesundheitspolitik. Es handelt sich um einen umfassenden Strukturwandel in einer komplexen gesellschaftlichen Umbruchsituation.

Die Herausbildung der Psychiatrie ist als ein Aspekt der europäischen Modernisierung im Zeitalter des aufstrebenden Bürgertums zu verstehen. Das Weltbild wurde säkularisiert, naturalisiert, technisiert und verwissenschaftlicht. In der Medizin ergaben sich bahnbrechende Entdeckungen durch die Entwicklung der Zellularpathologie und von Impfstoffen, Fortschritte in der Bakteriologie, Physiologie und Hygiene und durch die Einführung der Narkose und Wunddesinfektion. Als Meilensteine gelten die Einführung der Allgemeinnarkose um 1840 und der Injektionsspritze ab 1850, die Verbesserung hygienischer Standards, die Gründung des Internationalen Roten Kreuzes 1863 und Louis Pasteurs (1822–1895) Infektions- und Erregertheorie. Die naturwissenschaftliche Medizin förderte die Idee der »Normalität« als übergreifendes Regulativ gegenüber den sozialen Widersprüchen der Klassengesellschaft. Gesundheit wurde als Summe von messbaren Normalwerten verstanden und zwischen den Polen »normal« und »abnorm« verhandelt.

So ist die Psychiatrie seit dem 19. Jahrhundert bis heute gekennzeichnet von ihrer Anerkennung als eine wissenschaftliche Disziplin mit den Aufträgen zur sozialen Sicherung, individuellen Heilung und akademischen Forschung (Brückner 2007b), aber auch geprägt von ihrer gesellschaftlichen Funktion als Hüterin über die Grenzen von Normalität und sozialer Abweichung.

5.1 Die Anfänge der Anstaltspsychiatrie

In den deutschen Kleinstaaten entfaltete sich die »Irrenreform« später als in England oder Frankreich. Europa wurde Anfang des 19. Jahrhunderts von Napoleon Bonapartes Expansionspolitik erschüttert. Das deutsche Bürgertum orientierte sich an den moderaten, der Aufklärung verpflichteten Reformen in Preußen, war aber als politische Kraft längst nicht so stark wie in England oder Frankreich. Zwar erschienen die im Lauf des 18. Jahrhunderts gegründeten Tollhäuser als feudale Relikte, aber die Reformen wurden nicht durch breite gesellschaftliche Initiativen in Gang gesetzt, sondern behördlich angeregt und zentral geplant. Die kirchliche Armenpflege erhielt Konkurrenz in Gestalt einer modernisierten, staatlichen Sozialpolitik. Die Initiatoren vertraten das staatliche Ordnungs- und Fürsorgeprinzip, aber auch ein aufklärerisches Heilungsinteresse. Innerhalb weniger Jahre entstanden mehrere Reformanstalten. Die erste Irrenanstalt in den deutschen Staaten wurde am 1. März 1801 in Neuruppin für 60 Insassen eröffnet. Mechanische Zwangsmittel waren reichlich vorhanden (»Hand- und Fußriemen«, »Zwangsweste«, »Drehmaschine«), dennoch prägte diese Institution ein »doppelter Zweck« zur »Bewahrung« bei Selbst- und Fremdgefährdung und auch als »Krankenhaus« mit Heilauftrag (Augustin 1818, S. 9 f.). Weitere Anstalten entstanden 1803 in Giesing bei München, 1804 in Pforzheim, 1805 in Bayreuth, 1806 in Berlin und 1810 in Sonnenstein bei Pirna. Wie wurden die Grundfunktionen der Sicherung, Heilung und Forschung konzipiert und umgesetzt?

Der Sicherungsauftrag leitete sich von der ordnungsrechtlichen Funktion der alten Zucht-, Arbeits- und Tollhäuser ab und bezog sich sowohl auf die rechtliche wie auf die soziale Ebene. Gegenüber dem absolutistischen Exklusions- und Strafgebot wurde bereits Ende des 18. Jahrhunderts der Gedanke populär, die Irren seien zum einen durch ihre problematische Lebenswelt krank geworden, zum anderen aber auch an der Entstehung ihrer Krankheiten selbst beteiligt. Insofern kann man sagen, die Irren wurden als »Subjekte« anerkannt. Der Besserungsgedanke trat nun in den Vordergrund.

Irre, Kriminelle und als »geisteskrank« erkannte Straftäter wurden im Lauf des 19. Jahrhunderts unterschiedlichen Institutionen zugeordnet.

In der Praxis verblieben Kriminelle, die als krank galten, zunächst in den Gefängnissen. Erst im letzten Drittel des 19. Jahrhunderts entstanden dort Spezialabteilungen oder innerhalb der Kliniken die sogenannten »festen Häuser« als Vorläufer der forensischen Stationen (Vanja 2003).

Personen, die als krank galten, aber keine Straftaten begingen, kamen in die Heilanstalten oder bei chronischen Verläufen in Pflegeanstalten. Üblicherweise gelten vor allem die Heilanstalten als das originäre geschichtliche Vorbild der psychiatrischen Klinik – man muss jedoch bedenken, dass in den Gefängnissen die »forensischen« und in den Pflegeanstalten die langfristig untergebrachten Personen sowie Menschen mit geistiger Behinderung verblieben.

Eine juristische Grundlage für das Anstaltswesen entstand mit dem 1794 erlassenen *Allgemeinen Landrecht für die Preußischen Staaten.* Das Reformgesetz sollte das territorial zersplitterte Recht vereinheitlichen. Einige Bestimmungen, die unter dem Eindruck der Französischen Revolution entstanden waren, etwa die Wohlfahrt als Staatsziel, wurden in der endgültigen Fassung wieder fallen gelassen. Auch war der Wirkungskreis des Gesetzes beschränkt. Es galt beispielsweise nicht in der 1813 nach dem Wiener Kongress preußisch gewordenen und für die Entwicklung der frühen Psychiatrie wichtigen Rheinprovinz. Dort, wie auch in einigen anderen deutschen Staaten, wurde eine deutsche Fassung des napoleonischen *Code civil* eingeführt, der erst im Jahr 1900 vom *Bürgerlichen Gesetzbuch* abgelöst wurde.

Nach dem *Preußischen Landrecht* standen Personen, die »wegen eines Mangels an Seelenkräften, ihre Angelegenheiten nicht selbst gehörig wahrnehmen können« wie Minderjährige rechtlich »unter der besondern Aufsicht und Vorsorge des Staats« (ALR I, § 32). Unterbringungen durch Vormünder oder Polizei erforderten nun eine richterliche »Wahn- und Blödsinnigkeitserklärung« unter Hinzuziehung »sachverständiger« Ärzte (ALR II, 18, § 13). Damit wurde erstmals eine juristische Prüfung (»Richtervorbehalt«) des Sachverhalts gesetzlich zwingend verankert.

Aber die Position der Patientinnen und Patienten blieb unsicher. Bisweilen konnten Angehörige die richterliche Anhörung umgehen, wenn ein Anstaltsleiter der Zwangseinweisung zustimmte. Diese Praxis trug dazu bei, dass die ersten Institutionen schnell überfüllt waren. Zudem gab es keine detaillierten Ausführungsbestimmungen, selbst das wohl früheste Irrengesetz Europas in Sachsen-Weimar-Eisenach aus dem Jahre 1821 beinhaltete keinerlei Details, um Unterbringungen und Behandlungen zu regeln. Solche Lücken entsprachen dem liberalen Geist des bürgerlichen Rechtsverständnisses und sie wurden im Lauf des 19. Jahrhunderts, zum Beispiel in Preußen, oft nur provisorisch auf dem Verordnungsweg gefüllt. Dort wurde die Errungenschaft des Richtervorbehalts innerhalb weniger Jahrzehnte dermaßen ordnungsrechtlich unterminiert, dass es in den 1840er Jahren in Preußen praktisch keinen Rechtsschutz mehr gegen polizeiliche Zwangseinweisungen gab (Gimm 2019, S. 88).

Der gesellschaftliche Auftrag der Psychiatrie als eine Institution der Heilung beruht auf der traditionellen Zuständigkeit der Medizin für die »Krankheiten des Kopfes«. Um 1800 interessierten sich einige Sozialpolitiker und Ärzte für die neuen, aus Frankreich und England kommenden »moralischen« Behandlungsmethoden. Eine eigene Ausbildung für »Irrenärzte« gab es noch nicht. Reformbereite preußische Ministerialbeamte, wie etwa Johann Gottfried Langermann (1768–1832), der später Klinikdirektor in Bayreuth wurde, leiteten die Veränderungen ein, aber auch Mediziner wie der Hallenser Professor Johann Christian Reil (1759–1813) waren an der Konzeption des neuen Institutionstyps der »Anstalt« beteiligt.

Johann Christian Reil gilt als Gründerfigur der deutschen Psychiatrie, trotz wenig praktischer Erfahrungen mit den »Irrenden«, wie er die Patienten und Patientinnen nannte. 1808 benutzte er weltweit als Erster den Ausdruck »Psychiaterie« für die Methode, Krankheiten durch »ideelle«, also psychische Einflüsse zu heilen. In seinem Hauptwerk *Rhapsodieen über die Anwendung der psychischen Curmethode auf Geisteszerrüttungen* lehnte Reil die frühere Tollhausbehandlung als barbarisch ab:

> »Wir sperren diese unglücklichen Geschöpfe gleich Verbrechern in Tollkoben, ausgestorbne Gefängnisse, neben den Schlupflöchern der Eulen in öde Klüfte über den Stadtthoren oder in die feuchten Kellergeschosse der Zuchthäuser ein, wohin nie ein mitleidiger Blick des Menschenfreundes dringt, und lassen sie daselbst, angeschmiedet an Ketten, in ihrem eigenen Unrath verfaulen. [...] Die Erhaltung der Ruhe und Ordnung beruht auf terroristische[n] Principien. [...] Es fehlt an geräumigen Plätzen zur Bewegung, an Anstalten zum

> Feldbau. Die ganze Verfassung dieser tollen Tollhäuser entspricht nicht dem Zweck der erträglichen Aufbewahrung; und noch weniger der Heilung der Irrenden.« (Reil 1803, S. 14 f.)

Johann Christian Reil wollte »moralische Behandlungen« in architektonisch ansprechenden und staatlich beaufsichtigten Anstalten mit geschultem Personal. Die Grundfrage der Grenzwissenschaft Psychiatrie sei die Frage, wie »psychische Curmethoden« das organische Krankheitsgeschehen günstig beeinflussen könnten. Laut Reil (1803, S. 137) sollte der Mediziner »Arzt der Seele und Arzt des Körpers« sein. Ausdrücklich forderte er, »Psychologen« als Therapeuten mit einzubinden.

Dreierlei Heilverfahren gebe es:

- auf das »Gemeingefühl« wirkende Mittel, etwa Ermahnungen und Belehrungen,
- angenehme »Reize« (etwa Massagen, Wein, Sexualität) oder aber unangenehme »Reize« (Hunger, Durst, Blasenpflaster, Verbrennungen, Peitschen mit Brennnesseln) sowie
- symbolische Mittel (Theater, Musik, Poesie).

Zwangsbehandlungen seien bei unruhigen und uneinsichtigen Patienten unverzichtbar. In den neuen Anstalten wurden zwar die Aufenthaltsbedingungen verbessert und die medizinischen Bemühungen vervielfacht, gleichzeitig wurde aber der moralische Anspruch an die Insassen verschärft. An Grenzen stießen die Behandlungsmöglichkeiten bei langfristig untergebrachten Patientinnen und Patienten und bei akuten Erregungszuständen.

Der Forschungsauftrag der »psychischen Medicin« ergab sich aus der universitären Tradition der medizinischen Fakultäten. In den Anstalten entstanden neue Patientengruppen und damit Chancen zur genaueren Beobachtung, Dokumentation und schließlich Theoriebildung. Entsprechende Fallberichte erschienen etwa in der *Zeitschrift für psychische Ärzte* oder in der 1823 gegründeten *Zeitschrift für die Anthropologie*.

Im Jahr 1811 wurde an der Universität Leipzig die weltweit erste Professur für »psychische Therapie« eingerichtet und mit dem Mediziner und Philosophen Johann Christian August Heinroth (1773–1843) besetzt. Doch bereits eine Generation später traten Konflikte zwischen Anstalts- und

Universitätspsychiatrie auf. Zum einen wurde strittig, inwieweit Forschung, Lehre und Behandlung am selben Ort stattfinden sollten, und zum anderen, wie die akademische Theoriebildung mit den empirischen Beobachtungen in den Anstalten vereinbart werden konnte. Im Lauf des 19. Jahrhunderts setzte sich die Universitätspsychiatrie durch, allerdings wurden häufig praktisch erfahrene Anstaltsleiter auf die Lehrstühle berufen.

Die klinische Psychiatrie wurde nach 1800 gemäß den Interessen des aufstrebenden Bürgertums gestaltet. Die Reform begründete den dreifachen Auftrag der Psychiatrie: Sicherung, Therapie und Forschung.

5.2 Behandlungsethik und Krankheitsbegriff

Eine der ersten modernen Irrenanstalten in den deutschen Staaten wurde 1803 in Giesing bei München eröffnet. Die Gründung ergab sich aus einer staatlichen Initiative und konnte durch die Umleitung kirchlicher Mittel finanziert werden. Bereits im späten 18. Jahrhundert waren die bayerischen Behörden auf Fälle von gewalttätigen Irren und inadäquater Unterbringung in Zuchthäusern aufmerksam gemacht worden, zudem reichten die Plätze im »Haus für Wahnsinnige« des Münchner Heiliggeistspitals nicht mehr aus. Nach langem Suchen wurde ein altes Pest- und Fieberhospital gefunden, das ab 1803 als Irrenhaus mit Zellen für 23 Patienten von einem Verwalter, einem Arzt und einem Oberwärter geführt wurde (Lederer 2003).

Sorgsam dokumentierte der Arzt den Zustand der Patientinnen und Patienten und ihre Behandlung. Es gab drei Mahlzeiten am Tag und die Zellen wurden regelmäßig gesäubert. Ansonsten sollen die Insassen großenteils sich selbst überlassen worden sein. Nachts und mittags blieben die Zellen verschlossen. Giesing war als Heilanstalt konzipiert und immer wieder wurden Patienten auch entlassen. Probleme bereiteten die Finanzierung und die bald einsetzende Überfüllung, was den Ruf der Anstalt nicht verbesserte. Dies ist typisch: Die ersten Heilanstalten blieben zunächst mit Kapazitäten zwischen vier und sechzig Plätzen noch recht klein, aber innerhalb weniger Jahrzehnte schwoll die Zahl der Institutionen und der Insassen drastisch an.

Die Gründe für diesen Anstieg sind vielschichtig. Am schlüssigsten dürfte die Annahme sein, dass die neuen Institutionen und ärztlichen Aktivitäten einen »Markt« zur Umverteilung der Patienten schufen. Sie wurden angesichts hoher Bevölkerungszuwächse, der Säkularisierung des Kirchenbesitzes, der zunehmenden industriellen Produktion und der Auflösung traditioneller Familienstrukturen gesellschaftlich greifbarer. Ebenso scheinen damals Krankheiten wie Syphilis, die Verwirrungszustände hervorrufen kann, und Alkoholpsychosen zugenommen zu haben.

Das starke Patientenaufkommen führte dazu, dass viele Bedürftige nach wie vor fehlplatziert in Zucht- oder Armenhäusern verblieben. Zudem bestand der Preis für die Realisierung des Heilungsinteresses in der Abschiebung von angeblich »unheilbaren« Langzeitpatienten in separate Pflegeanstalten. Die Spaltung in Heil- vs. Pflegeanstalten wurde erst in den 1840er Jahren mit der Einrichtung von sogenannten »relativ verbundenen Heil- und Pflegeanstalten« gemildert. Ein Kupferstich von Heinrich Merz nach Wilhelm Kaulbachs um 1830 entstandener Zeichnung *Narrenhaus* vermittelt einen Eindruck aus der 1826 eröffneten Düsseldorfer Departemental-Irrenanstalt.

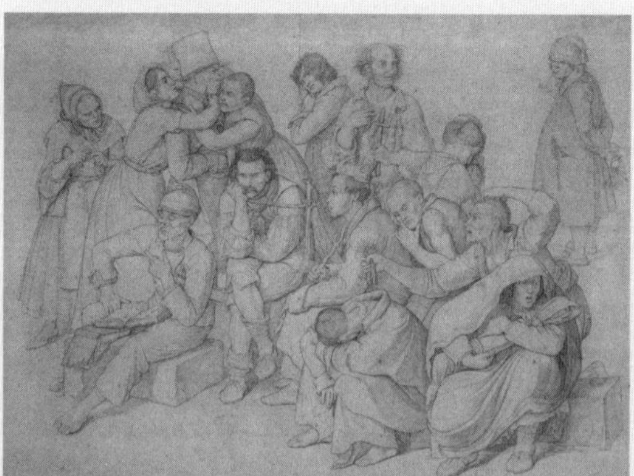

ABBILDUNG 15
Wilhelm Kaulbachs Zeichnung *Narrenhaus*, 1835

Insgesamt ist also Anfang des 19. Jahrhunderts eine Umverteilung aus den älteren Tollhäusern und Sammeleinrichtungen sowie von der Armenpflege, dem Justizvollzug und der Familienpflege in den klinischen Bereich zu verzeichnen. Obwohl ein Großteil der psychisch auffälligen Personen, der Behinderten und der Irren immer noch in den Familien, aber auch in Klöstern untergebracht wurde, entwickelte sich vor den Augen der Öffentlichkeit eine neuartige Institution, die sozialpolitisch gefördert wurde, fachlich innovativ war und die Angehörigen von der Sorge um nicht arbeitsfähige Familienmitglieder entlasten konnte. Angebot und Nachfrage schufen einen Markt.

In der Regel beruhte die »psychische Medicin« auf medizinischen, psychologischen und pädagogischen Konzepten. Als physische Heilmittel galten Medikamente wie Digitalis, Opium, Helleborus, Belladonna und Kampfer, aber auch warme und kalte Bäder, Diäten, Aderlässe und Einläufe. Um 1820 wurden diese altbekannten Mittel bereits in individuelle Behandlungspläne integriert, um die jeweilige Störung, das Geschlecht, Alter, Temperament oder die Persönlichkeit der Behandelten zu berücksichtigen. Vom psychologischen Standpunkt sollten das Selbstgefühl und die soziale Verantwortung der Patientinnen und Patienten gestärkt werden. Die soziale Rehabilitation setzte in der Tradition von Philippe Pinel oder dem Yorker »Retreat« auf pädagogische Einflussnahme. Beliebt war der Vergleich der Irren mit Kindern, denen die »Rasenden und Tobsüchtigen« auch rechtlich gleichgestellt waren, während geistig Behinderte als gänzlich unmündig galten.

Durch soziales Lernen in einer familienähnlichen Atmosphäre, aber auch durch gezielte Umerziehung sollten die Patienten der Autorität des Arztes folgen. Die Behandlung wurde getrennt von den »unheilbaren« Fällen möglichst fern der Heimat ohne die gewohnten sozialen Beziehungen, mit einem geregelten Tagesablauf, mit Freizeitbeschäftigung und moderater Arbeitstherapie durchgeführt.

Solche Konzepte entschärften offenbar einen erheblichen Anteil der milderen, akuten Störungen. Probleme machten die schweren akuten Fälle, die »Unruhigen« und »Tobenden«. Sofern sie nicht nach einiger Zeit als Pflegefälle galten, intensivierten die Ärzte ihre Bemühungen. Dies geschah aber eben nicht nur mit der sanften »moralischen Behandlung«, sondern auch mit den bereits von Johann Christian Reil erwähnten »unangenehmen Reizen«.

Die invasiven und schmerzhaften Methoden gehörten zum Standardrepertoire. In der Theorie fußten sie auf dem populären Krankheitskonzept des schottischen Arztes John Brown (1735–1788). Dieser hatte die sensualistische Lehre 1780 zur Annahme vereinfacht, alle Krankheiten seien entweder als Überreiztheit (Sthenie) oder als Unterreiztheit (Asthenie) erklärbar. Jeweils entgegengesetzte Reize sollten das Gleichgewicht wieder herstellen. Diese »antagonistische« Therapie stellte die wissenschaftliche Begründung für Reils »angenehme« wie »unangenehme« Mittel dar. Dazu gehörte auch das Prinzip der Isolierung als »Reizentzug«.

Da unklar blieb, welchen Gesetzmäßigkeiten solche Versuche wirklich folgten, der Anspruch auf Heilbarkeit jedoch bestehen blieb, wuchsen wohl bei den Ärzten angesichts hartnäckiger Störungen auch Ohnmacht und Selbstzweifel. Dies förderte wiederum Gewaltfantasien und deren Umsetzung. Berüchtigt sind etwa der vom einflussreichen nordamerikanischen Mediziner Benjamin Rush (1745–1813) erfundene Zwangsstuhl oder die autenriethsche Maske, ein lederner Maulkorb, der das Schreien verhindern sollte, sowie der Horn'sche Sack, ein fester, verschließbarer und zuweilen doppelter Leinensack, in dem erregte Insassen beruhigt werden sollten. Nach mehrstündiger Anwendung des »Sacks« an der Berliner Charité unter der Verantwortung von Ernst Horn (1774–1848) verstarb eine »tobende« 21-jährige Patientin am 1. September 1811 – was eine gerichtliche Anklage und eine aufsehenerregende Debatte nach sich zog.

Ab 1808 setzte Horn auch das »Drehbett« ein. Darin wurden im Lauf eines Jahrzehnts Hunderte Patienten festgeschnallt und ein bis eineinhalb Minuten den Zentrifugalkräften ausgesetzt. Er berichtete von Schwindel, Übelkeit, Erbrechen und Atemnot bei seinen Patienten, die diese Behandlung in der Regel verweigerten, obwohl er gerade »störrische und unfolgsame Kranke« so »zur Ordnung und Folgsamkeit« bringen wollte (Horn 1818, S. 219 ff.).

ABBILDUNG 16
Das Horn'sche Drehbett, 1818

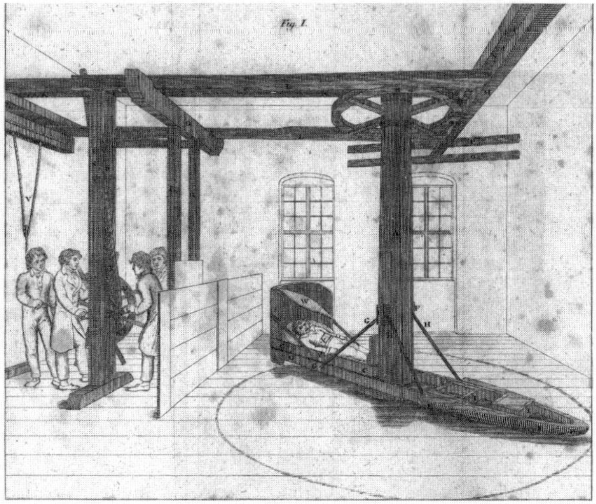

Die Geschichte der Psychiatrie ist nicht von der Vorstellung zu trennen, dass Erregungszustände, aggressive Ausbrüche sowie Gewalttaten der Patienten mit Gegengewalt zu beantworten seien. Trotz des ordnungsrechtlich notwendigen Schutzes der Öffentlichkeit und des fürsorgerechtlichen Schutzes der Betroffenen vor sich selbst ist die Idee, institutionalisierte Gewalt und Zwang seien Heilmittel, ein Fehlschluss. Als therapeutisch wirksam hat sich vielmehr der Abbau von institutioneller Gewalt auf das notwendige Minimum erwiesen.

Festzuhalten ist, dass die frühen Psychiater für nachhaltige Reformen eintraten, Heilungen erreichen wollten und Schmerz, Abschreckung und Furcht nur selektiv anwendeten – doch die militanten »antagonistischen« Mittel haben ihren Ruf nachhaltig beschädigt.

Mit dem Ausdruck »Psychiaterie« hatte Johann Christian Reil die griechischen Wörter für »Seele« und »Arzt« zur »Seelenheilkunde« verbunden. Inhaltlich setzte sich jedoch im deutschsprachigen Raum der Begriff der »Geisteskrankheit« durch. Was also war der Gegenstand des Fachs – die Krankheiten der Seele, des Geistes oder des Leibes?

Der Ausdruck »Geisteskrankheit« geht auf eine Idee des romantischen Philosophen Friedrich Wilhelm Joseph Schelling (1775–1854) zurück. In seinem Spätwerk tendierte er zur religiösen Kritik der Aufklärung und erklärte 1810, die gottgegebene Seele könne nicht erkranken, doch der Geist erkranke, wenn er von der Seele getrennt sei. Dann trete das stets untergründig vorhandene »Verstandlose« hervor, eben der Wahnsinn. Sei aber die Einheit von Seele und Geist stark, ließe sich der latente Wahn im Sinne von Platons Konzept der »göttlichen mania« kreativ nutzen: »Was wir Verstand nennen, wenn es wirklicher, lebendiger, aktiver Verstand ist, ist eigentlich nichts als geregelter Wahnsinn« (Schelling 1927, S. 362).

Im Gegensatz dazu sprach der Philosoph Georg Wilhelm Friedrich Hegel (1770–1831) im Jahre 1830 von »psychischen Krankheiten«. Für Hegel (1992/1830, S. 414) kann der freie Geist, der mit dem Begriff der Seele und des Leibes zusammenfiele, nicht erkranken. Allerdings könnten konkrete Personen durch körperliche Störungen oder ihre Sozialisation so weit an der Entfaltung des Geistigen gehindert werden, dass sie sich völlig zurückzögen und verrückt würden.

Die grundsätzlichen Einstellungen zum Leib-Seele-Problem schlugen sich in der Praxis nieder. Vom Standpunkt »Die Seele kann nicht erkranken« aus betrachtet, erschienen die sogenannten »Geisteskrankheiten« als körperlich induzierte Störungen. Vom Standpunkt »Die Seele kann erkranken« aus gesehen, wurde das Psychische mit behandelt.

Jedenfalls läutete die romantische Philosophie der Natur den Abschied von althergebrachten Krankheitsvorstellungen ein. Innerhalb von gut fünfzig Jahren wurden die Konzepte des »Seelenorgans« oder der »Lebensgeister« aufgelöst und durch die moderne Nervenphysiologie und Psychologie ersetzt. Der Arzt Franz Joseph Gall (1758–1828) versuchte, die geistig-seelischen Vermögen auf die Struktur des Gehirns zu projizieren (»Phrenologie«), und schuf mit seinen Schaubüsten Ikonen der modernen Hirnforschung.

Die Medizin wurde zu einer gesellschaftlichen Leitwissenschaft. Beispielhaft ist der Weg von der Entdeckung der organischen Zellen 1838/39 bis hin zu Rudolf Virchows (1821–1902) im Jahre 1858 eingeführter Zellularpathologie. Virchow erkannte zelluläre Schäden als Ursache der Krankheiten und widerlegte damit die alte Humoralpathologie. Mit verbesserten

Mikroskopen konnte der zelluläre Aufbau des menschlichen Körpers bis 1900 detailliert geklärt werden.

ABBILDUNG 17
Büste mit Hirnkartierung nach Fowler, 1879

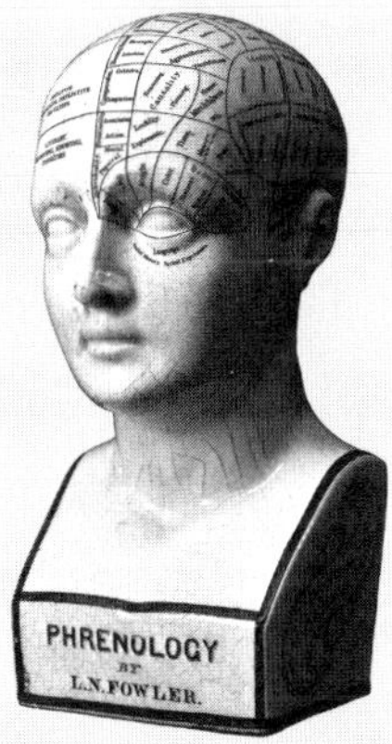

Der Aufstieg der »Psychiatrie« setzte eine Umverteilung der Patienten aus den älteren Asylen und der ambulanten Versorgung in den klinischen Bereich in Gang – um den Preis der Selektion von »heilbaren« und »unheilbaren« Kranken. Die frühe Psychiatrie wendete somatisch, sozial und psychisch wirksame Methoden an, aber der Heilungsanspruch konnte bei schwierigen Fällen auch in gewaltsame Interventionen umschlagen.

5.3 Der Streit um die Ursachenmodelle

Nach der Frühphase der deutschen Psychiatrie spitzten sich im Jahrzehnt vor der Märzrevolution von 1848 die Kontroversen zwischen den klinischen Praktikern und den ersten Professoren an den Universitäten zu. Worum ging es?

Die bereits seit der europäischen Antike bekannte Ambivalenz zwischen naturhaften und kulturanthropologischen Deutungen von Wahnsinn und Unvernunft begegnet uns in dieser Epoche als disziplinäre Debatte über das Leib-Seele-Problem. Unter dem Druck zur Verwissenschaftlichung des Fachs wurden die entsprechenden Fragen zu einer Auseinandersetzung über »psychische«, »somatische« und »vermittelnde« Ursachenmodelle verkürzt. Diese Einteilung wurde 1836 von dem bedeutendsten Psychiatriehistoriker des frühen 19. Jahrhunderts, Johann Baptist Friedreich (1796–1862), begründet und bis in die Gegenwart in zahlreichen historischen Abhandlungen wiederholt. Die sogenannten »Somatiker« betonten mehr die physisch-kausalen Determinanten der Störungen und die sogenannten »Psychiker« eher die biografisch-moralischen Gründe. So galten die damaligen Ursachenmodelle lange als stark polarisiert, neuere Forschungen ergeben allerdings ein differenzierteres Bild.

Der prominenteste Vertreter der »psychischen« Theorien war der erste deutsche Professor für »psychische Therapie« Johann Christian August Heinroth. Er arbeitete an der Leipziger Universität und als Arzt in einem Zucht-, Waisen- und Versorgungshaus. 1818 veröffentlichte er sein *Lehrbuch der Störungen des Seelenlebens*.

In dem »Verlust der Freiheit« der Person sah er das gemeinsame Merkmal der vier Grundtypen »Gemüthskrankheiten« (etwa Melancholie), »Verrücktheit« (Verstandesstörungen), »Willenskrankheiten« (etwa Manie) und »Blödsinn« (geistige Behinderung). Dabei kannte er »vorbereitende« Ursachen (Konstitution, Erblichkeit, Temperament, Erziehung etc.) oder »gelegentliche Ursachen« (Krankheiten, Verletzungen), aber entscheidend sei die Lebensführung der Person, ihre religiöse Einstellung und Widerstandsfähigkeit gegen »das Böse«. Organische Faktoren könnten zwar »vermittelnd« wirken, den Ausschlag gäben jedoch selbst verantwortete und sündhafte Leidenschaften, »sinnliche Begierden oder selbstische Bestrebungen«. Seien die Krankheiten einmal ausgebrochen, helfe nur noch das »große Heilprincip« der »Beschränkung«.

Heinroth betonte die lebensweltlichen Bedingungen der Störungen und die inneren Kräfte der Personen, die sich durch genügend »Selbsterkenntnis« vor dem Irrsinn schützen könnten. Darüber hinaus gilt er als Erfinder des Begriffs »Psychosomatik«. Aber in der Ursachenlehre tendierte er zur Psychologisierung, zu moralischen Appellen und religiös motivierten Urteilen.

Ähnlich argumentierte später der Direktor der psychiatrischen Klinik der Charité in Berlin Karl Wilhelm Ideler (1795–1860). Auch er berief sich auf die Autonomie der menschlichen Freiheit gegenüber den naturhaften Abläufen im Körper. Dabei versuchte er auf der Grundlage einer »empirischen Psychologie« die biografische Entwicklung seiner Patienten nachzuvollziehen, um den Prozess der Verselbstständigung ihrer Leidenschaften zu verstehen. In seinem programmatischen Werk *Biographieen Geisteskranker in ihrer psychologischen Entwickelung* schrieb Ideler (1841, S. X):

> »Eine solche, das Gemüth ganz durchdringende und beherrschende Sehnsucht muß entweder die Phantasie zum Erdichten einer ihr entsprechenden Weltvorstellung bestimmen, um in dieser eine erträumte Befriedigung zu finden (fixer Wahn); oder sie treibt das empörte Gemüth zum wilden Kampf gegen die verhaßte Wirklichkeit an (Tobsucht); oder sie erfüllt dasselbe mit tiefster Traurigkeit aus dem Gefühl einer unmöglichen Befriedigung (Melancholie); oder sie zerrüttet endlich die Seelenkräfte durch ein allzu naturwidriges Verhältniß, und bringt dadurch die Verwirrtheit hervor.«

Zur Therapie empfahl der Arzt eine Mischung aus Aufklärung, Gehorsam und Zwang. Seine Patientinnen und Patienten sah er als Opfer ihrer eigenen Triebe, die es zu bekämpfen und zu kanalisieren galt, um ihre Selbstbeherrschung und Sittlichkeit wieder aufzubauen. Für Heinroth und Ideler lagen die entscheidenden Defizite also in der individuellen Moral der Personen, obwohl beide auch organische Ursachen kannten und physische Heilmittel nutzten.

Auf der anderen Seite wurden die »somatischen« Theorien hauptsächlich von klinisch tätigen Anstaltsdirektoren entwickelt. Ein Hauptvertreter ist Carl Wigand Maximilian Jacobi (1775–1858), der Leiter der 1825 gegründeten Reformanstalt Siegburg nahe Bonn.

1837 beschrieb Jacobi den Fall eines 25 Jahre alten Mannes, der offenbar unter massivem Größenwahn litt. In der Vorgeschichte erkannte Jacobi epileptische Anfälle, eine schon seit der Jugend bestehende »Reizbarkeit des Gehirns«, emotionale Schwankungen, Verdauungsprobleme und Säfteverlust durch Masturbation. Um die Weihnachtszeit sei die anfängliche »Verrücktheit« in eine »Geisteskrankheit« umgeschlagen. Außer Kreislaufschwächen gebe es zwar keine direkten organischen Befunde, aber Jacobi nahm aufgrund des Erscheinungsbildes an, die Ursache der Störung läge im Gehirn. Er argumentierte als Mediziner, der die sichtbaren Symptome und die Krankengeschichte kannte und das individuelle Bild mit anderen Fällen verglich und eingruppierte.

Solche empirischen Verfahren bilden die Grundlage der modernen Psychopathologie: Das klinische Erscheinungsbild erlaubte Rückschlüsse auf die Diagnose und die möglichen Ursachen. Ein klassisches, bereits von Jacobi (1837, S. 176) erkanntes Beispiel ist der Unterschied zwischen dem verworrenen, organisch begründeten Delir, etwa bei Alkoholikern oder Dementen, und den konsistenteren paranoid-halluzinatorischen Zuständen bei anderen Psychosen.

Ähnlich argumentierte der junge Friedrich Wilhelm Hagen (1814–1889) in einer Studie über die »Sinnestäuschungen«. Er differenzierte verschiedene Formen von Halluzination und Wahn und nahm an, dass körperliche Schwächen und Krankheiten regelmäßig bei der Entstehung eine Rolle spielten. Somit glaubte Hagen (1837, S. 287)

> »[...] jenes abgedroschene Geschwätz, das jede fixe Idee auf Rechnung der Sünde schrieb, zum Schweigen gebracht zu haben. Ich hoffe gezeigt zu haben, dass der grösste Theil der Wahngebilde auf einem Naturprocess beruht, und dass der Mensch nicht die Hälfte der Schuld trägt. So verbreitet sich denn auch durch die Psychiatrie ein heiterer Geist über die Moral, und aus jeder neuen Untersuchung geht die Würde der Menschheit in einem schöneren Lichte hervor.«

Solche Argumente wurden im Verlauf des 19. Jahrhunderts immer wieder vorgebracht. Im Vordergrund stand die Legitimierung des Fachs im Kanon der Medizin.

Zweifellos wusste man aber schon Mitte des 19. Jahrhunderts, dass sowohl seelische als auch körperliche oder aber »gemischte« Faktoren zur Entstehung der »Geisteskrankheiten« führen konnten (Theile 1853). Das Schema lässt sich anhand einer Stichprobe von Aufnahmebögen aus der 1842 gegründeten badischen Reformanstalt Illenau belegen.

ABBILDUNG 18

Krankheitsursachen von Erstaufnahmen in Illenau (nach Burkhardt 2003, S. 97)

	Jahr 1842/43	Jahr 1862
moralisch	27,65 %	38,70 %
physisch	23,40 %	28,76 %
gemischt	38,29 %	24,24 %
keine Angabe	10,60 %	4,10 %
Anzahl Aufnahmen	47	73

Der Illenauer Anstaltsleiter Christian Friedrich Roller (1802–1878) galt als »Psychiker«, die Verteilung der bei der Aufnahme angenommenen Ursachen erscheint dennoch ausgewogen. Als »moralische« Ursachen wurden etwa Beziehungskonflikte, Erziehung, Charaktermängel, wirtschaftliche Probleme oder religiöse Schwärmerei angesehen. »Physische« Ursachen (etwa Syphilis, Alkoholismus, organische Erkrankungen, erbliche Anlagen) rückten erst zwischen 1870 und 1890 stärker in den Vordergrund. Genauere Diagnosen stellte man im Behandlungsverlauf entsprechend den fünf Kategorien »Manie«, »Melancholie«, »Verrücktheit«, »Wahnsinn« und »Blödsinn«. Im Jahr 1843 wurden in Illenau 64 Entlassungen gezählt, davon 33 als genesen, 19 als gebessert und 12 als ungebessert (Burkhardt 2003, S. 233).

Unter dem Strich ähnelten sich die Methoden und Diagnosen der Vertreter der »psychischen« wie der »somatischen« Theoriebildung. Deshalb gilt das lange geläufige psychiatriehistorische Schema »Psychiker vs. Somatiker« inzwischen als veraltet und kann durch den integrativen Ausdruck »frühe anthropologische Psychiatrie« ersetzt werden (Kutzer 2003). Die Auseinandersetzungen über die Ursachenmodelle zeigen allerdings die Brisanz der Grundsatzfragen zum Verhältnis von Natur und Kultur, Empirie und Theorie, Anlage und Umwelt. In den folgenden Jahrzehnten verblasste die »psychische« Theoriebildung und die naturwissenschaftlichen Ansätze gewannen unter dem Einfluss positivistischer, rein auf Beobachtung bezogener Wissenschaftsmodelle an Gewicht.

Die Grundbegriffe wie »Psychiatrie«, »Geisteskrankheit« und »psychische Krankheit« entstanden im ersten Drittel des 19. Jahrhunderts vor dem Hintergrund der philosophischen Debatten über das Leib-Seele-Problem und der Begründung der modernen Physiologie und Psychologie.

5.4 Der *Nothschrei* des Friedrich Krauß

Wie aber sahen die Erfahrungen der Patientinnen und Patienten selbst aus? 1840 gründete der britische Publizist Thomas Mulock (1789–1869) nach eigenen Anstaltserfahrungen mit der Society for the Protection of Alleged Lunatics die wohl weltweit erste Selbstorganisation ehemaliger Patienten und Patientinnen. 1845 ging daraus in London die Vereinigung Alleged Lunatics' Friend Society hervor, geführt von John Perceval (1803–1876), der jahrelang Insasse einer Privatanstalt war und 1838/40 einen umfangreichen Erfahrungs- und Genesungsbericht publiziert hatte und darin bekräftigte:

> »Ich öffne meinen Mund für die Stummen [...] und fordere Sie auf, sich in die Lage derjenigen zu versetzen, deren Leiden ich beschreibe, bevor Sie versuchen, darüber zu diskutieren, wie sie behandelt werden sollten. Fühlen Sie mit ihnen; versuchen Sie, sie zu verteidigen. Seien Sie ihr Freund – und argumentieren Sie nicht feindselig.« (Perceval 1961, S. 4; Übers. d. Verf.)

Die relativ kleine Alleged Lunatics' Friend Society griff Irrenhausskandale auf, unterstützte Insassen und verfasste parlamentarische Eingaben. Erstmals artikulierten Betroffene den Anspruch auf Mitbestimmung nicht nur in individuellen Protestschriften, sondern als politische Akteure mit medialer Präsenz (Wise 2012). Im deutschen Sprachraum entstand eine wirksame Patientenbewegung erst gegen Ende des 19. Jahrhunderts. Ein früher Vorläufer war Anfang der 1850er Jahre der erhebliches öffentliches Aufsehen erregende Fall von Sophia Luisa Wilhelmina Gabe (1791–1887), die zwischen 1842 und 1846 in der badischen Heil- und Pflegeanstalt Illenau untergebracht war und die Verhältnisse dort scharf kritisierte.

Im Vergleich mit der enorm zunehmenden irrenärztlichen Infrastruktur, Fachliteratur und öffentlichen Präsenz blieben Dokumente aus der Hand dieser frühen »Psychiatrieerfahrenen« selten. Doch vor dem Hintergrund der bereits im 18. Jahrhundert sporadisch publizierten britischen Behandlungsberichte und der damals auch im deutschsprachigen Raum präsenten Literatur über melancholische, hypochondrische oder delirante Erfahrungswelten wurden im Lauf des 19. Jahrhunderts noch deutlichere Spuren einer »(Sub-)Kultur des Verrückten« wahrnehmbar.

Dies betrifft nicht nur die um 1890 anhebende Anstaltskritik »von unten«, sondern auch die Kultur des Schreibens über die Selbsterfahrung des Wahnsinns (Brückner 2007b). Dazu trugen auch prominente Autoren bei, wie etwa der Psychologe Gustav Theodor Fechner (1892) oder der russische Psychiater Viktor Kandinsky (1849–1889), der 1881 selbst erlebte Wahrnehmungstäuschungen theoretisch aufarbeitete (»Pseudohalluzinationen«). Weitere Dokumente fanden Eingang in professionelle kasuistische Arbeiten, doch viele verschwanden in den Krankenakten, ebenso wie die heutzutage im Heidelberger »Museum Sammlung Prinzhorn« zu besichtigenden Bilder, Zeichnungen und Texte (Brand-Claussen & Stephan 2002). Unter den im 19. Jahrhundert in Europa publizierten persönlichen Dokumenten gibt es einige von ganz besonderer Kraft, etwa die Schriften von John Perceval und des Briten James Tilly Matthews (1810), des Berliner Arztes Carl Gehrmann (1893) oder des schwedischen Dramatikers August Strindberg (1897).

Im Folgenden sollen die Texte des schwäbischen Handlungsreisenden Friedrich Krauß (1791–1868) vorgestellt werden. 1852 veröffentlichte er auf eigene Kosten einen über 1.000 Seiten umfassenden Bericht über ominöse Beeinflussungserfahrungen mit dem Titel *Nothschrei eines Magnetisch-Vergifteten*. Das Werk gilt heute als einzigartiges Dokument der Erfahrung des Wahnsinns im 19. Jahrhundert – obwohl Krauß sich nie als »geisteskrank« empfand.

Friedrich Krauß stammte aus Göppingen und erhielt 1814 mit 23 Jahren eine Anstellung in einem Antwerpener Büro als Kanzleischreiber. Er ließ sich in der Stadt nieder und schrieb pro Tag etwa dreißig bis vierzig Geschäftsbriefe. Offenbar war der junge Mann sprachlich begabt und arbeitete tadellos. Bald lernte er die etwa gleichaltrige Tochter einer wohlhabenden Familie in seiner Straße kennen. Allerdings mochte er sie nicht – und beschäftigte sich in seiner Fantasie doch den ganzen Tag mit ihr, denn in seinen Augen machte ihm die junge Frau recht anzügliche Angebote.

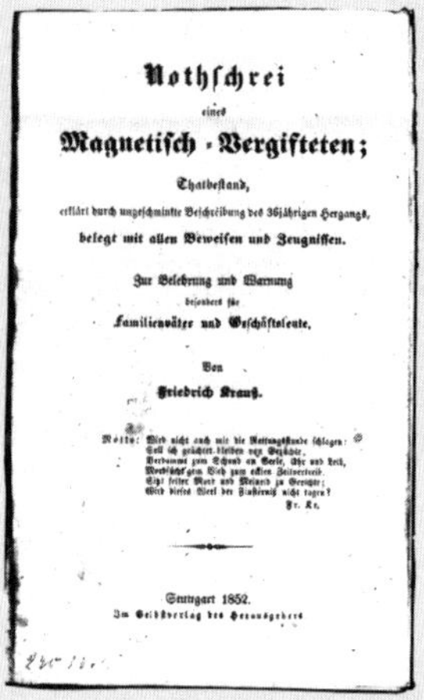

Nothschrei
eines
Magnetisch-Vergifteten;
Thatbestand,
erklärt durch ungeschminkte Beschreibung des 36jährigen Hergangs,
belegt mit allen Beweisen und Zeugnissen.
Zur Belehrung und Warnung
besonders für
Familienväter und Geschäftsleute.
Von
Friedrich Krauß.

Stuttgart 1852.
Im Selbstverlag des Herausgebers.

ABBILDUNG 19
Titelblatt des *Nothschreis* von Friedrich Krauß, 1852

Er versuchte ihr aus dem Weg zu gehen. Körperlich fühlte er sich unwohl, und bald beschlich ihn das Gefühl, die ganze Familie jener Frau habe ihre Finger im Spiel. Darin sah er die Ursache seiner eigenartigen Schwächezustände, Hitzewallungen und befremdenden sexuellen Fantasien. All dies konnte er nicht akzeptieren. Schlafstörungen kamen hinzu, die körperlichen Beschwerden steigerten sich, und schließlich hörte er Stimmen, die ihn verfolgten und einen »Narr« schimpften. 1815 flüchtete er nach London, aber auch dort hörten die Beeinträchtigungen nicht auf. Zurück in Antwerpen wechselte er den Arbeitgeber und konsultierte 1816 vier Ärzte, die ihn endlich aufzuklären schienen: Sie befanden, er sei beständigen »magnetischen« Einflüssen ausgesetzt (Krauß 1852, S. 132).

Krauß machte sich kundig. Die Theorie des »animalischen Magnetismus« stand in der Tradition von Franz Anton Mesmer, der Ende des 18. Jahrhunderts die These eines universalen, »magnetischen« Fluidums vertreten hatte. Solche Thesen wurden zu dieser Zeit auch von einigen prominenten Ärzten vertreten, zum Beispiel in Jena von Dietrich Georg von Kieser (1779–1862) oder von dem schwäbischen Dichter und Arzt

Justinus Kerner (1786–1862). Wissenschaftsgeschichtlich handelt es sich um einen mystisch-konservativen Seitenstrang der romantischen Naturphilosophie. Noch heutzutage haben sich Reste ähnlicher Anschauungen erhalten (z. B. zu »Erdstrahlen«). Allerlei übersinnliche Phänomene bis hin zum Einfluss von Dämonen konnten damals jenen »magnetischen« Kräften zugeschrieben werden. Mittels spezieller Apparaturen versuchten Heilpersonen, die Leidenden in suggestiven Zeremonien zu beeinflussen. Dietrich Georg von Kieser behauptete, selbst »Fernwirkungen« und »Manipulationen« seien möglich.

Friedrich Krauß geriet also im August 1816 an Ärzte, die versicherten, er sei »magnetisch« manipuliert worden. Bald glaubte er, die Antwerpener Familie würde ihn durch »magnetische« Einwirkungen verfolgen, quälen, ja ermorden wollen. Wochenlang litt er unter Schlaflosigkeit, Angstattacken und schauderhaften Fantasien. Er fühlte »magnetische« Feuerströme durch seine Adern schießen, hörte Stimmen, wurde suizidal und verwickelte sich in Konflikte auf offener Straße. Im Herbst 1816 brachte man ihn für eineinhalb Jahre in eine Antwerpener Irrenanstalt. Doch die Beeinträchtigungen hielten an.

Nach seiner Entlassung suchte er Rat bei zahlreichen Ärzten, darunter Justinus Kerner, der ihn von seinen »fixen« Ideen abzubringen versuchte. Ab 1819 arbeitete Krauß in Heidelberg als Lehrer sowie ab 1825 als Vertreter für Schriftvorlagen im Süden Deutschlands. In etlichen Petitionen und Eingaben versuchte er die Behörden auf den angeblichen Skandal aufmerksam zu machen.

Auf der ersten Seite seines *Nothschreis* erklärt Krauß:

> »Nachdem ich auf Antrieb großer Männer vom Fach seit 25 Jahren gehörigen Orts vergebens mehrere Reklamationen gemacht, um gebührende Hilfe gegen tölpisches Gesindel in Antwerpen, das mich in kannibalischer Mordlust diese lange Zeit Tag und Nacht hindurch im ganzen Organismus mit magnetischem Feuer ausgeglüht und meine Knochen calcinirt, wende ich mich an meine Mitbürger mit der Bitte: einen rechtschaffenen Mann nicht durch schnöde, meineidige Tröpfe ermorden zu lassen und zur Fällung eines richtigen Urtheils die hiernach beschriebene Schilderung dieser schrecklichsten aller Vergiftungsweisen zu lesen.«

Zum Zeitpunkt der Drucklegung hielt Krauß seinen Zustand bereits 38 Jahre aus. Charakteristisch ist folgende Passage aus einem weiteren, 380 Seiten umfassenden Buch von ihm aus dem Jahr 1867 mit dem Titel *Nothgedrungene Fortsetzung meines Nothschrei*:

> »Weil ich schon um 1 Uhr zu Bette gehe, sind die Mordsimpel guter Dinge, freuen sich auf eine lustige Nacht. Im Sturm wird die Fußsohlen herauf Glut eingetrieben und mit wenig Unterbrechung folgen sich diese Glutschauer die ganze Nacht hindurch; wie eine neue Brandladung zudrang, so mußte ich mich strecken von dem Fleck weg bis wohin sie vorgedrungen war; so von den Beinen aus, dann vom Kreuz und Rückgrat, endlich von der Brust weg, so wie sie den Brandqualm weiter schoben und weiter nachgeschürt war, so trat auf den Fleck der Schweiß aus. Wie es tagte, waren die Herrschaften satt geludert, ruhten von der Orgie aus, und nach allmäliger Verdunstung der Fluidmasse verfiel ich vor Müde und Erschöpfung in Schlaf.« (Krauß 1867, S. 95)

Krauß muss über erhebliche Ressourcen verfügt haben, zumal er unablässig weitere Ärzte aufsuchte, »Gegenmagnetiseure« engagierte, mit angeblich Gleichbetroffenen korrespondierte und gleichwohl selbst seinen Lebensunterhalt verdiente. Unter anderem war er als Kalligraf tätig und veröffentlichte 1822 und 1849 zwei Mappen mit Schriftvorlagen. Die Bemühungen zur Wiederherstellung seines Rufs scheiterten jedoch. 1868 starb Friedrich Krauß im Alter von 77 Jahren.

Welche Bedeutung besitzen die Bücher von Friedrich Krauß und ähnliche Dokumente? Sie vermitteln zunächst einmal sehr direkt das persönliche Erleben und den Umgang der Betroffenen mit ihrem Leid. Der *Nothschrei* wurde bereits im 19. Jahrhundert als diagnostisches Anschauungsmaterial für einen Fall von systematisiertem Wahn genutzt, ist aber bis heute nur noch in wenigen Exemplaren erhalten geblieben und nur kaum zur Kenntnis genommen worden. Erst 1967 trugen H. Ahlenstiel und J. E. Meyer biografische Angaben zusammen. Neuere wissenschaftshistorische Deutungen betonen die zeittypische Verbindung des subjektiven Erlebens mit der Magnetismustheorie, die Krauß eine brüchige, aber ausreichende mentale Stabilität ermöglichte (Brückner 2016). Vermutlich handelte es sich bei Krauß um eine in technische Metaphern eingekleidete und vom Zeitgeist unterstützte Selbstdeutung eines mitunter halluzinativ entgleisten Erlebens, das durch tiefgreifende Identitätskonflikte ausgelöst wurde. In der Fachwelt war die Theorie des »animalischen Magnetismus« spätestens seit der Jahrhundertmitte überholt, doch tatsächlich setzte sie sich eben auch in psychosenahen Ideenwelten fest. Die Symptome traten somit im Gewand der Wissenschaftlichkeit auf.

5.5 Anstaltsbehandlung in Europa

Die Konzepte der »moralischen Behandlung« ähnelten sich in ganz Europa, sie wurden jedoch unterschiedlich umgesetzt. In Frankreich konnten Philippe Pinels Reformen von seinem Schüler Jean Etienne Dominique Esquirol (1772–1840) fortgeführt werden. Dieser gemäßigt konservative Arzt begann 1814 in dem Pariser Hospital La Maison Royal de Charenton mit dem ersten klinischen Unterricht für Studierende der Psychiatrie. Fast die gesamte französische, bis Mitte des 19. Jahrhunderts wirkende Psychiatergeneration lernte bei ihm. 1818 inspizierte er die Anstalten in der französischen Provinz und sah verheerende Zustände. Die Reformen hatten fast ausschließlich in Paris stattgefunden. Nach seinem Bericht wurden landesweit neue Standards verordnet, unter anderem Fenster in den Zellen, das Verbot von Peitschen sowie tägliche Arztbesuche.

Esquirols vielleicht bedeutendster theoretischer Beitrag ist die Lehre von den »Monomanien«. Damit baute er Pinels Begriff »Manie ohne Wahn« aus und bereitete die heutige Theorie der Persönlichkeitsstörungen vor. Unter Monomanien verstand man – ähnlich wie bei Friedrich Krauß – Zustände, bei denen die Störung auf einzelne psychische Funktionen begrenzt blieb, also fixe Ideen oder skurriles Verhalten, aber auch scheinbar motivlose Morde bei ansonsten geistig klarer Verfassung. Solche Täter konnten nun, statt ins Gefängnis überstellt zu werden, als unzurechnungsfähig gelten und medizinisch behandelt werden. 1838 erließ die französische Regierung ein modernes Irrengesetz, das für alle 81 französischen Departements Anstalten vorsah. Es beinhaltete aber keinen Anspruch auf Heilbehandlung und legte die Einweisungspraxis auf die Sicherstellung der öffentlichen Ordnung fest (Castel 1979).

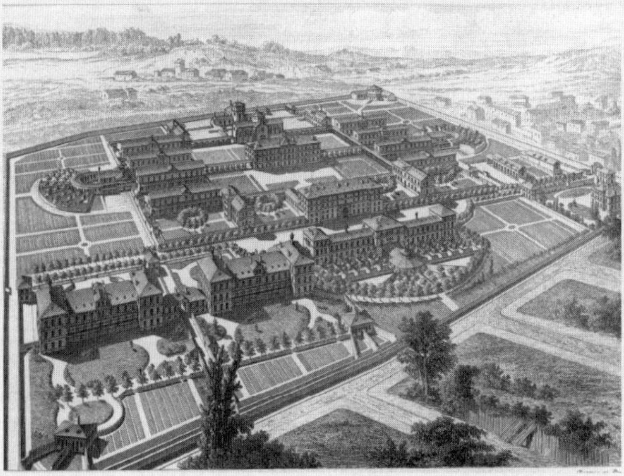

ABBILDUNG 20
Gesamtansicht auf das Pariser Hospital Sainte-Anne, 1868

In der Tradition von Esquirol und unter dem Eindruck steigender Patientenzahlen stand der Bau des großen Pariser Hospitals Sainte-Anne, das am 1. Januar 1867 unter der Direktion von Valentin Magnan (1835–1916) für 600 Insassen eröffnet wurde. Im Februar 1868 berichtete die populäre Publikumszeitschrift *L'Illustration* über die Anstalt und druckte auch die Zeichnung einer »gewöhnlichen Zelle« ab, die auf dem vorderen Umschlag des vorliegenden Bandes zu sehen ist. Die abgebildete Szene soll die Möglichkeit des Zugangs zur Bewegung in der frischen Luft als ein Heilprinzip des »traitement morale« verdeutlichen.

In Großbritannien wurde der Aufbau öffentlicher Anstalten in den einzelnen Grafschaften ab 1808 gesetzlich möglich. Um 1815 erschütterte ein gravierender Skandal das Londoner Bethlem Hospital. Der Reformer Edward Wakefield (1774–1854) deckte Gewalt an Insassen auf, in der britischen Presse kursierte ein Bild von dem Amerikaner James Norris (ca. 1765–1815), der in der Anstalt ein Jahrzehnt lang mit schweren Eisenketten an die Wand seiner Zelle gefesselt blieb. Im Zuge einer parlamentarischen Untersuchung wurden die verantwortlichen Mediziner 1816 entlassen (Chambers 2009, S. 190 ff.). Der Aufbau von Anstalten ging jedoch nur schleppend voran, zumal ein erheblicher Anteil der mittellosen Klientel in

ABBILDUNG 21
James Norris im Bethlem Hospital, London, 1815

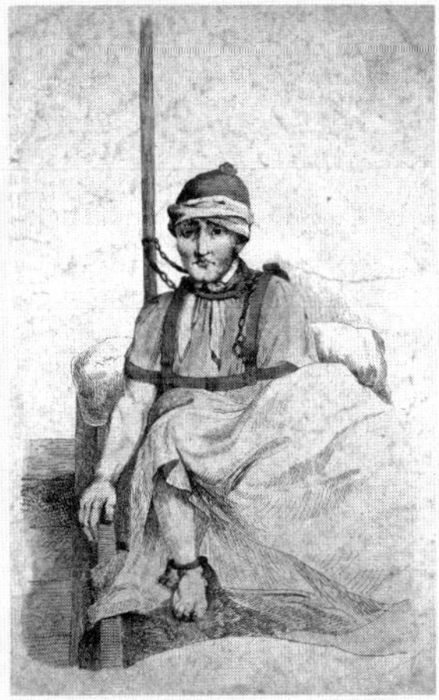

Arbeitshäusern verblieb. 1845 beschleunigte eine weitere Gesetzesreform die Strukturreformen und schuf ein elfköpfiges Kontrollgremium (»Lunacy Commission«).

In den deutschen Kleinstaaten zeigte sich bald nach der ersten Gründungswelle von Heilanstalten nach 1800, dass dort einem erheblichen Anteil der Patientinnen und Patienten nicht geholfen werden konnte. Diese Langzeitinsassen wurden zunächst in Pflegeanstalten versorgt, die sich in deutlicher Entfernung von den Heilstätten befanden. Auch für diese Praxis ist Jacobis 1825 gegründete Anstalt im rheinländischen Siegburg beispielhaft. Zunächst war diese vom preußischen Staat angeregte und musterhaft ausgestattete Einrichtung für ca. 200 Patienten ein Reformprojekt mit europaweiter Ausstrahlung.

Modellhaft waren die Personalausstattung mit über fünfzig Wärterinnen und Wärtern, eine sorgfältige Diagnostik, die Ansätze zur Arbeitstherapie in der Textilverarbeitung und Gartenarbeit, ausreichend gute Versorgung mit Nahrung, Wärme, Licht und Wasser sowie der Freizeitbereich (Kegelbahn, Musikinstrumente, Karussell) und schließlich die Möglichkeit von Praktika für Studierende und ausländische Ärzte. Dennoch betrieb Jacobi eine rigorose Auslese. Alle an Epilepsie leidenden, alle länger erkrankten sowie von Geburt an behinderte oder altersdemente Personen wurden nicht aufgenommen. Schwierige oder nicht behandelbare Fälle wurden nach einigen Monaten mit ungewissem Schicksal in die Herkunftsorte zurückgeschickt. Noch in den 1840er Jahren gab es in den wesentlich karger finanzierten städtischen Arbeits- und Armenhäusern der Region zahlreiche Irre.

Dabei musste sich Jacobi gegen die Interessen der Regionalverwaltung behaupten, denn die teure Siegburger Anstalt allein war nicht in der Lage, das gesundheitspolitische Problem der »unheilbaren und armen Irren« zu lösen. Deren Anzahl war beträchtlich und in Siegburg wurden eher Patienten aus der bürgerlichen Mittelschicht behandelt. Eine feudal-konservative Mehrheit im rheinischen Landtag forderte ab 1840 eine »staatspolizeiliche« Revision des Konzepts zu einer »Aufbewahrungsanstalt«, um der steigenden Zahl potenzieller Patienten Herr zu werden. Dies konnte jedoch von bürgerlich-liberalen Politikern im Landtag unter Berufung auf das Heilinteresse abgewendet werden.

1865 wurden in Siegburg jährlich etwa 340 Patientinnen und Patienten behandelt, doch bauliche Mängel und schlechte hygienische Verhältnisse bewogen die rheinische Regierung schließlich 1868 zum Bau von fünf neuen Anstalten mit einer Kapazität von jeweils 200 bis 300 Plätzen. Erst 1906 wurde die letzte dieser »Provinzialanstalten« im niederrheinischen Süchteln im Pavillonstil, also mit in einem parkartigen Gelände verstreuten Gebäuden, für 800 Patienten eröffnet.

Die neuen Anstalten sollten die Spaltung zwischen Heil- und Pflegeanstalten überwinden. Die konzeptionelle Veränderung zur »relativ verbundenen Heil- und Pflegeanstalt« initiierte Christian Friedrich Roller bereits 1842 in dem zwischen Freiburg und Heidelberg gelegenen Ort Illenau bei Achern. Sein Plan sah einen klassizistischen Neubau auf einem 14 Hektar großen Gelände mit getrennten Flügeln für Männer und Frauen vor. Beide Flügel waren wiederum jeweils in »Heilanstalt« und »Pflegeanstalt« geteilt und umfassten einzelne Stationen für »Tobende«, »Störende«, »Ruhige« sowie für »Gebildete« und »Zahlende«. Roller sah »die Anstalt selbst als Heilmittel«. Anfänglich versorgten gut achtzig Angestellte und vier Ärzte inklusive Direktor über 400 Patienten.

ABBILDUNG 22
Gesamtansicht der Heil- und Pflegeanstalt Illenau, 1865

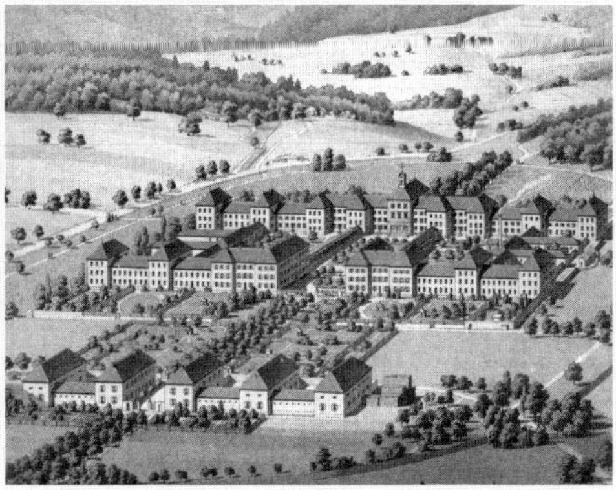

Dieser Institutionstyp stieß international auf ein breites Echo und wurde zum Vorbild künftiger Neubauten. Bis weit ins 20. Jahrhundert waren diese später »Landeskrankenhäuser« genannten Einrichtungen für den Großteil der stationären Versorgung zuständig. Nebenher existierten kommunale und kirchliche Pflegeanstalten als Sammelbecken für die »unheilbaren« Fälle wie auch städtische Hospitäler und privat betriebene Einrichtungen.

Da es keine universitäre Facharztausbildung gab, wurden die jungen Ärzte nach ihrem Examen in den Anstalten für den Beruf des Irrenarztes ausgebildet. Unter Leitung eines ärztlichen Direktors konnten sie vom Volontärarzt mit Einjahresvertrag zu fest angestellten Assistenzärzten und dann zu zweiten bzw. dritten Ärzten (Oberärzten) aufsteigen. Sie wohnten in der Regel selbst in der Anstalt und sollten das Pflegepersonal unterweisen.

Eine systematische Pflegeausbildung gab es bis ins 20. Jahrhundert hinein kaum. Obwohl Ernst Horn schon 1819 eine eigene Wärterschule gefordert hatte, kam die Diskussion über die Qualität der psychiatrischen Pflege erst ab den 1840er Jahren in Gang. Die Tätigkeit als »Irrenhüter« oder »Wärter« galt als Durchgangsberuf, der Lohn war niedrig, der Ruf schlecht, die Qualifikation häufig miserabel.

In Illenau sollten die gut sechzig Pflegekräfte ledig, gesund und um die 30 Jahre alt sein, »körperliche Kraft«, ein »freundliches Äußeres«, »manierliches Benehmen, Verstand und Gewandtheit« besitzen und des Schreibens und Rechnens mächtig sein. Doch Arbeitszeiten von 18 Stunden waren an der Tagesordnung, den Frauen war Ausgang nur in Begleitung erlaubt, sie durften nicht heiraten und mussten auf dem Anstaltsgelände leben. In vielen Anstalten schliefen die Pflegekräfte noch bis Ende des 19. Jahrhunderts in den gleichen Räumen wie die Patienten. Zuständig waren sie für die Aufsicht, Durchsetzung der Hausordnung und Berichterstattung an die Ärzte. Erst ab 1870 erschienen erste Leitfäden und Fachbücher und seit 1897 *Die Irrenpflege* als Fachzeitschrift für Pflegekräfte.

Eine Aufwertung ihrer Tätigkeit ergab sich vielerorts zur Jahrhundertwende, als Wachsäle und die sogenannte »Bettbehandlung« eingeführt wurden. Denn die Behandlung am Krankenbett war bis um 1900 keine Selbstverständlichkeit. Im 19. Jahrhundert prägten Abteilungen mit Zellen, Gängen, Aufenthaltsbereichen und Isolierzimmern die Anstaltsarchitektur. Mit dem Konzept der Bettbehandlung wurden die Insassen – wie in der somatischen Medizin – in Krankensälen untergebracht und auf strikte Bettruhe verpflichtet. Dies ermöglichte eine lückenlose Aufsicht, förderte aber auch Inaktivität und Regression (Ankele 2019). Wachsäle blieben bis weit ins 20. Jahrhundert üblich.

Eine weitreichende konzeptionelle Neuerung kam zur Jahrhundertmitte aus Großbritannien. Nach 1800 hatten dort noch die privaten Anstalten das Versorgungsmonopol inne. Öffentlich getragene Einrichtungen (»county asylums«) wurden erst ab 1808 gefordert und nach der Gesetzesreform von 1845 in jeder Grafschaft eingerichtet. Die Ärzte sahen die Probleme der 1844 insgesamt ca. 21.000 und größtenteils noch in Privatanstalten befindlichen Patientinnen und Patienten meist als Folge organischer Hirnstörungen an, die Behandlungen ähnelten denen auf dem Kontinent. Isolierung und mechanische Zwangsmittel (Fesselungen, Zwangsjacken, Schläge) waren vor allem bei unruhigen Patienten an der Tagesordnung.

Ab 1835 evaluierte Robert Gardiner Hill (1811–1878) im liberal geführten Lincoln Lunatic Asylum die Wirksamkeit der Behandlungen. Für das Jahr 1834 zählte er noch 674 klinische Zwangsmaßnahmen. Auf Hills Rat hin wurden körperliche Zwangsmittel innerhalb von vier Jahren fast gänzlich abgeschafft. Verbesserte Lebensbedingungen und eine durchgehende Aufsicht durch die Wärter sicherten das Verbot mit durchschlagender Wirkung: Die Atmosphäre beruhigte sich, die Zahl der Genesungen und die Zufriedenheit der Insassen nahmen zu.

Während Robert Gardiner Hill die Anerkennung versagt blieb, übernahm John Conolly (1794–1866) die Methode ab 1839 in der großen Anstalt von Hanwell bei London und nannte sie »non-restraint system«. Nur in Notfällen wandte er geschlossene Türen und Zwang an. Conolly setzte auf Aktivierung statt Fixierung. Zum Konzept gehörten die individuelle Beobachtung und Betreuung der Insassen, ein ausgefeiltes System von Regeln, peinliche Sauberkeit, ständige Aufmerksamkeit des Pflegepersonals sowie Freizeit- und Bildungsangebote. 1856 veröffentlichte Conolly seine Erfahrungen in dem Buch *Die Behandlung der Irren ohne mechanischen Zwang*.

Das Echo war ambivalent. Während sich das Non-Restraint-System in England und der Schweiz bis Ende der 1860er Jahre durchsetzte, blieben die meisten französischen und deutschen Ärzte skeptisch. In den deutschen Staaten wurden Conollys Reformen 1864 zuerst durch Ludwig Meyer (1827–1900) in Hamburg an der Friedrichsberger Irrenanstalt erprobt. Die überflüssigen Zwangsjacken soll er 1865 auf einem lokalen Markt verkauft haben. Die Ära der »antagonistischen« und »moralischen« Behandlungen ging zu Ende, fortan war nicht mehr die Frage, ob äußerer oder »moralisch« verinnerlichter Zwang die wirkungsvollere Methode sei, sondern wie viel von beidem neben der zwangsfreien Behandlung noch zulässig sein durfte.

Noch vor 1850 entstanden neue Anstaltskonzepte, um die künstliche Trennung zwischen »Heilbaren« und »Unheilbaren« zu mildern. In England propagierte John Conolly eine fast zwangsfreie Form der Anstaltsbehandlung.

5.6 Die Professionalisierung der deutschen Psychiatrie – Wilhelm Griesinger

Im Jahr 1845 veröffentlichte der 28-jährige Assistent an der Tübinger Medizinischen Klinik Wilhelm Griesinger (1817–1868) sein Hauptwerk *Die Pathologie und Therapie der psychischen Krankheiten*. Dieses mehrfach aufgelegte Buch gilt als die erste vollständige Integration der theoretischen und praktischen Grundlagen der Psychiatrie mit internationaler Wirkung.

Griesinger, ursprünglich Internist, stieg über verschiedene Stationen 1865 zum Direktor der »Psychiatrischen und Nervenklinik« der Berliner Charité auf. Zwischenzeitlich engagierte er sich für republikanische Positionen im Umfeld der gescheiterten deutschen Revolution von 1848, setzte sich für Medizinalreformen ein und vertrat ab 1869 Conollys Non-Restraint-System.

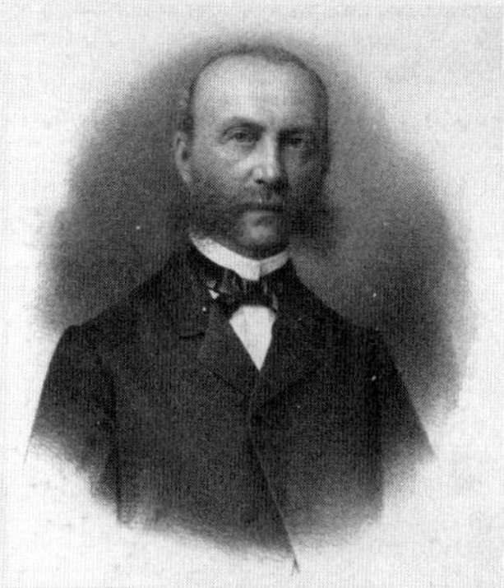

ABBILDUNG 23
Wilhelm Griesinger, 1868

Häufig wurde seine Lehre auf den Satz »Geisteskrankheiten sind Gehirnkrankheiten« verkürzt. Doch dieser Satz kommt in seinen Schriften gar nicht vor. Nüchtern und im akademischen Stil forderte Griesinger eine »rein ärztliche Auffassung der Geisteskrankheiten, aber gepaart mit dem Verständniss der krankhaften Seelen-Erscheinungen« (Griesinger 1861, S. IV). Auf der ersten Seite seines Lehrbuchs fragt er nach dem »Sitz« der seelischen Störungen und erklärt: »Zeigen uns physiologische und pathologische Thatsachen, dass dieses Organ nur das Gehirn sein kann, so haben wir vor Allem in den psychischen Krankheiten jedesmal Erkrankungen des Gehirns zu erkennen.« Aber nur eine Seite weiter heißt es: »Die inneren Hergänge des Vorstellens und Wollens sind so wenig als die des Empfindens aus der Organisation des Gehirns zu begreifen.« Wie ist dieser Widerspruch zu erklären?

Griesinger beschäftigte sich wissenschaftstheoretisch mit dem psychiatrischen Krankheitsbegriff. Er ging von der »Einheit von Körper und Seele« aus. Die Seele sei die »Summe aller Gehirnzustände«, sie bilde sich allerdings aus einer organischen Grundlage mit ihrer »eigenen Geschichte« heraus. Beide Seiten werden als parallel gedacht, beide haben ihre eigene Realität. Den psychischen Krankheitssymptomen entsprechen stets somatische Korrelate – das Seelische wird damit in die naturwissenschaftliche Medizin integriert.

Griesinger entwarf also eine neue Psychologie für die Psychiatrie. Er stützte sich auf den neuesten Stand der Nervenphysiologie und konstruierte eine psychische Vermittlungsinstanz: das »Ich«. Im Vordergrund ständen mehr oder weniger bewusste »Vorstellungen« und Assoziationen, die sich aus den »Reflexen« mit physiologischer Grundlage im Hirn herausbildeten. Die Psychologie des Ichs ergebe sich im Wechselspiel zwischen Reflexen und Bewegung, Wahrnehmung, Trieben und Vorstellungen. Hirnleistungsstörungen würden nun das Ich so schwächen, dass widersprüchliche Informationen nicht mehr verarbeitet werden könnten – die Person erkranke psychisch. Wilhelm Griesinger verband so den naturwissenschaftlichen Optimismus mit dem steigenden Selbstbewusstsein des deutschen Bürgertums im Zeitalter der »sozialen Frage«: Nur ein starkes Ich garantiere die psychische Gesundheit. Der psychiatrische Krankheitsbegriff näherte sich damit den wissenschaftlichen Objektivitätsvorstellungen an. Griesinger wandte sich gegen moralisierende Konzepte, aber auch gegen die periphere Lokalisation der Störungen im Bauchraum oder Rückenmark. Das Psychische folge eher dem hirnphysiologischen Prinzip von Erregung und Hemmung. Melancholie und Manie seien die beiden Grundformen der psychischen Störungen. Er vertrat damit zunächst das von seinem Lehrer Albert Zeller (1804–1877) eingeführte Modell der sogenannten »Einheitspsychose«.

Dabei unterschied Griesinger zwischen Symptombildung und Grundstörung sowie zwischen Ätiologie und Pathogenese. Das oberflächliche Erscheinungsbild wurde nicht mehr wie früher für die Krankheit selbst gehalten, sondern die Symptome wiesen auf eine zugrunde liegende Störung hin. Die Ätiologie sei die Lehre von den statistisch ermittelbaren Ursachen, etwa der Erblichkeit. Die Lehre von der Pathogenese betreffe hingegen die konkreten physiologischen Ursache-Wirkungs-Zusammenhänge. Es gebe somatische Ursachen (Nervenkrankheiten, Kopfverletzungen etc.), gemischte Ursachen (Alkoholismus, Armut etc.) und psychische Ursachen

(Depressionen, Traumata etc.). Letztere sind für Griesinger (1861, S. 169) »die häufigsten und ergiebigsten Quellen des Irreseins«, weil pathogene Affekte häufig »einen intensiven Irritationszustand des Gehirns setzen« oder auf andere Organe wirken würden, die wiederum das Gehirn beeinträchtigen.

Wilhelm Griesinger forderte, die psychiatrischen Patientinnen und Patienten den somatisch erkrankten gleichzustellen. Psychiatrische Anstalten seien Krankenhäuser. Die Trennung von »Heilbaren« und »Unheilbaren« sei aufzuheben, Letztere müssten langfristig behandelt werden. Nicht nur die Krankheit sei zu behandeln, sondern vor allem die ganze erkrankte Person. Psychische und somatische Heilmethoden sind deshalb für ihn »absolut gleichberechtigt« (Griesinger 1861, S. 471).

Die Vorteile des Non-Restraint-Systems hielt er für bewiesen. Gegenüber dem Modell der »relativ verbundenen Heil- und Pflegeanstalt« bevorzugte er »gemischte Heil- und Pflegeanstalten«, um akute Fälle und Langzeitpatienten zusammen behandeln zu können. Verlegungen in »ländliche Asyle« lehnte er ab, Neuaufnahmen sollten wohnortnah behandelt werden. In jeder größeren Stadt sollte es eine Akutklinik geben. Für Langzeitpatienten sei die Unterbringung in landwirtschaftlichen Gemeinschaften ebenso förderlich wie die Familienpflege. Hier klingen bereits Motive der modernen, gemeindepsychiatrischen Versorgung an.

Schließlich förderte Griesinger die universitäre Forschung und Lehre. Dabei vertrat er in seinen letzten Lebensjahren verstärkt neuropathologische Positionen, legte den neurologischen Unterricht und die psychiatrischen Vorlesungen zusammen und sein Berliner Wirkungsort erhielt die Bezeichnung »Psychiatrische und Nervenklinik«. Zudem gründete er 1868, kurz vor seinem Tod, mit dem *Archiv für Psychiatrie und Nervenkrankheiten* eine langlebige Zeitschrift, die neben der seit 1844 bestehenden *Allgemeinen Zeitschrift für Psychiatrie und psychisch-gerichtliche Medicin* zu einem der wichtigsten Publikationsorgane der deutschsprachigen Psychiatrie im 19. Jahrhundert wurde.

Wilhelm Griesinger hat die deutsche Psychiatrie seit Mitte des 19. Jahrhunderts naturwissenschaftlich ausgerichtet und als medizinisches und universitäres Fach gestärkt. Dabei hat er eine Ich-Psychologie entwickelt und kommunale Versorgungsstrukturen gefördert.

5.7 Neurowissenschaften, Degenerationstheorie und »Hysterie«

Wilhelm Griesinger verankerte die Lehre von den psychischen Störungen fest in der Medizin. Einstweilen verblassten die »psychischen Theorien«. Die Seele zerfiel in physiologisch fundierte Funktionen des Bewusstseins. In den beiden Jahrzehnten zwischen 1870 und 1890 wurden überdauernde neurowissenschaftliche Erfolge erzielt. Die Forschung etablierte sich allmählich an den Universitäten, blieb allerdings fast gänzlich von der Anstaltspraxis abgekoppelt.

Als Paradebeispiel für den naturwissenschaftlichen Entwicklungsschub gilt die schrittweise Entschlüsselung der infektiösen Ursachen der sogenannten »progressiven Paralyse«, dem Endstadium der Syphilis. Nachdem Heinrich Schüle (1840–1916) ab 1872 überzeugende hirnanatomische Befunde publiziert hatte, wurden die Erreger 1905 entdeckt. Endlich konnte eine bis dahin rätselhafte psychotische Erkrankung auf medizinische Ursachen zurückgeführt werden.

Ebenso richtungsweisend waren Carl Wernickes (1848–1905) neurologische Untersuchungen über Sprachstörungen. Die neurowissenschaftlichen Zugänge bereicherten das Wissen über den Aufbau und die Funktion des Gehirns, die Struktur der Hirnzellen, die Sinnesphysiologie und die Lokalisation der psychischen Vermögen. Verschiedene Nervenbahnen wurden differenziert, die elektrische Erregbarkeit der Hirnareale wurde im Einzelnen nachgewiesen und die 1906 mit dem Nobelpreis ausgezeichnete Theorie vorbereitet, das Hirn bestehe aus einem informationsverarbeitenden Netz von einzelnen Neuronen.

Bekannt wurde auch Theodor Meynerts (1833–1892) These, sämtliche psychischen Symptome wären neurologische Ausfallerscheinungen und »Ernährungsstörungen« des Hirns. Ausgewogenere Positionen vereinbarten die biologischen Ergebnisse mit der aufstrebenden naturwissenschaftlichen Psychologie. Bedeutend waren Gustav Theodor Fechners (1801–1887) Psychophysik, dann aber auch Wilhelm Wundts (1832–1920) physiologische Psychologie. Letzterer betrieb ab 1879 das weltweit erste psychologische Labor in Leipzig und begründete damit die heutige akademische Psychologie.

Durch die Spaltung zwischen der sozialen Realität der Anstaltsbehandlung und der akademischen Forschung ergab sich eine konzeptionelle Lücke, in der ein ausgesprochen biologistischer und ideologischer Ansatz in Form der sogenannten »Degenerationstheorie« Fuß fassen konnte. Diese Theorie der »Entartung« wurde ab 1857 von dem in Frankreich tätigen Österreicher Bénédict Augustin Morel (1809–1873) vertreten. Innerhalb weniger Jahre wurde sie in der Fachwelt populär. Das Schlüsselproblem waren die Annahmen zur Erblichkeit der chronischen Störungen sowie der »funktionellen Störungen« ohne organischen Befund, also der Neurosen und sogenannten »konstitutionellen Schwächen« (Pick 1989).

Erbtheoretisch erklärte Morel unter anderem die Häufung von Krankheitsfällen in den unteren sozialen Klassen. Anfänglich durch äußere Ursachen hervorgerufene, also »erworbene« psychische Störungen würden im Lauf der Generationen weitervererbt und sich unter den Nachkommen steigern und vervielfachen. Das Konstrukt erschien als eine Klammer, um sozioökonomische Verelendung, abweichendes Verhalten und »Zivilisationskrankheiten« mit biologischen Begriffen zu erklären. Der Leiter des Pariser Hospitals Sainte-Anne, Valentin Magnan, erarbeitete später eine säkularisierte, weniger an religiösen Maßstäben orientierte Version von Morels Konzept.

Die Degenerationstheorie darf nicht mit der gewöhnlichen, damals nur mit statistischer Evidenz belegten Genetik verwechselt werden, die weder besondere »Stigmata« bei den Betroffenen, also körperliche Fehlbildungen, noch progressive Steigerungen postulierte. Die wissenschaftliche Genetik konnte erst seit der Wiederentdeckung der mendelschen Erbgesetze nach 1900 präziser betrieben werden. Auch deshalb setzte sich die spekulative Degenerationstheorie durch. Verbunden mit bevölkerungspolitischen Forderungen stellt sie eine der Wurzeln der »rassenhygienischen« Ideologie in der ersten Hälfte des 20. Jahrhunderts dar.

Wilhelm Griesinger (1861, S. 157 ff.) akzeptierte das degenerationstheoretische Konstrukt begrenzt, um individuelle Übergänge zwischen »gesund« und »krank« mit Begriffen der erblichen »Disposition« oder »Konstitution« zu erklären (Roelcke 1999, S. 88–95). Diese Konzepte der Disposition griffen zahlreiche Psychiater auf, etwa Heinrich Schüle in Illenau oder Richard von Krafft-Ebing (1840–1902), um den Krankheitsbegriff auf alltagsnahe Leiden, Kriminalität, nervöse Zustände oder ungewöhnliche sexuelle Orientierungen auszudehnen.

In Frankreich arbeitete der Mitbegründer der modernen Neurologie, Jean-Martin Charcot (1825–1893), mit Hypnose, um die Grundlagen der »Hysterie« (Tagträume, Erregbarkeit, Krämpfe, Lähmungen) zu identifizieren, und ging davon aus, dass es sich um eine erbliche Störung handle, was wiederum mit der Degenerationslehre verknüpft werden konnte. Der junge Sigmund Freud, der ebenfalls als Neurologe begonnen hatte und 1885/86 bei Charcot hospitierte, schlug im Zuge der Entwicklung der Psychoanalyse einen anderen Weg ein und führte die sogenannten »hysterischen Phänomene« auf psychische, traumatische Ursachen zurück. Für Freud war die »Hysterie« ein Ausdruck des weiblichen »Gegenwillens«, mit dem Frauen ihrer beschränkten Rolle in der Gesellschaft zu entkommen suchten.

Die umfassende Rationalisierung, Technisierung und Modernisierung der europäischen Gesellschaften ging um 1900 mit einer Welle »nervöser« Leiden einher (Radkau 1998). Die Erscheinungsformen der »Hysterie« wurden in der Fachliteratur breit diskutiert. Die Pathologisierung der Frauen bestätigte zugleich Stereotypen über die angeblich typisch weibliche Emotionalität, Sexualität und »Schwäche« im Kontrast zur »normalen«, charakterfesten Männlichkeit (Nolte 2003). Falls Haushaltsführung und Kinderbetreuung scheiterten, wurden Anstaltseinweisungen erwogen. Dort erwarteten die Frauen in der Regel Diäten, Bäderkuren, Gymnastik und Elektrotherapie, mitunter aber auch Operationen (Entfernung der Gebärmutter, »Hysterektomie«) und Medikamente (z. B. Opiate). Zwar hielt man auch »Hysterie« bei Männern für möglich, diese wurden jedoch häufiger für »neurasthenisch« gehalten, was als »reizbare Schwäche« und Erschöpfung durch das Arbeitsleben gedeutet wurde. Ähnlich wie bei dem Begriff der Degeneration ermöglichten diese Krankheitsbegriffe eine individualisierende Umdeutung sozialer Probleme. Gleichzeitig galten nervöse Leiden nicht als Geisteskrankheit und die zahlreichen spezialisierten Privatsanatorien auch nicht als Irrenanstalt – was wiederum den Stigmatisierungsdruck verminderte. Nach 1900 wurden für gering Verdienende mehrere »Volksnervenheilstätten« im Deutschen Reich eingerichtet.

Ab 1870 setzte an den Universitäten ein neurowissenschaftlicher Forschungsschub ein, der zu bleibenden Erkenntnissen führte. Zugleich etablierte sich die ideologische Theorie der »Entartung« in der Psychiatrie samt Konzepten der »Nervenschwächen« und »Hysterie«.

5.8 Irrengesetzgebung und frühe Patientenbewegung um 1900

In den letzten drei Jahrzehnten des 19. Jahrhunderts erschienen in Europa und Nordamerika zahlreiche Streitschriften, in denen ehemalige Patientinnen und Patienten gegen die Behandlung in den Anstalten protestierten (Brückner 2021a; Schmiedebach 2021). Insbesondere griff die Furcht vor widerrechtlichen Einweisungen um sich. So erforderten etwa in England Zwangseinweisungen seit 1845 lediglich die Unterschrift eines Angehörigen und zweier unabhängiger Ärzte. Allein das vom Innenministerium eingesetzte Aufsichtsgremium der »Lunacy Commission« sollte über deren Legitimität entscheiden. Die Branche der Privatanstalten hatte sich zu einem lukrativen Geschäftsmodell entwickelt und die britische Fachgesellschaft hielt an der allein ärztlichen Expertise bei unfreiwilligen Einweisungen fest, um möglichst frühzeitige Interventionen zu ermöglichen. Doch ab 1860 wurden gravierende Skandale publik, die unter anderem verheiratete Frauen betrafen, die zum Vorteil von kommerziellen Irrenhausbetreibern und Ehemännern zwangseingewiesen werden sollten. An den folgenden Kontroversen, parlamentarischen Untersuchungen und Gesetzesinitiativen nahmen außer Politikern, Fachgesellschaften und führenden Irrenärzten (etwa Henry Maudsley [1835–1918]) auch in den 1870er Jahren entstandene Organisationen ehemaliger Patienten und Patientinnen teil (etwa die Lunacy Law Reform Association, 1873 gegründet von Louisa Lowe [1820–1901]). Nach weiteren Skandalen führte 1890 ein liberales Gesetz (»Lunacy Act«) den Richtervorbehalt bei Zwangseinweisungen (wieder) ein, untersagte den Aufbau weiterer Privatanstalten und prägte das britische Irrenrecht bis 1959. Vielleicht ist diese »legalistische«, also Rechtsnormen verlangende, liberalkonservative Gesetzgebung der wichtigste Beitrag der britischen Psychiatrie gegen Ende des 19. Jahrhundert, während die Theorieentwicklung eher kontinentalen Vorbildern folgte.

Auch im deutschsprachigen Raum wurde eine Reform der Irrengesetzgebung verlangt. 1892 druckte die erzkonservative *Neue Preußische Zeitung* einen von 111 prominenten Persönlichkeiten unterzeichneten Aufruf für eine »schärfere Kontrolle der Irrenanstalten« ab. Mitte der 1890er Jahre schalteten sich verschiedene Landtage und der Deutsche Reichstag in die Debatte über die juristische Kritik der rechtlichen Position der Insassen ein. 1894/95 wurden äußerst fragwürdige Methoden und Zustände in der Aachener Privatanstalt Mariaberg aufgedeckt. Die folgenden Gerichtsprozesse führten reichsweit zu Schlagzeilen und zur Schließung der Anstalt. Der Tonfall der immer häufiger publizierten Erfahrungsberichte von Betroffenen war allerdings oft polemisch: So argumentierte Wilhelm Kuhnle (1894, S. 50) in einer Broschüre mit dem Titel *Vier Jahre unschuldig in württembergischen Irrenanstalten*, willkürliche »Verbrechen« und »Vergewaltigungen« durch ärztlich bestätigte Freiheitsentziehungen seien häufiger als angenommen und der Widerstand der Betroffenen gegen diese »Polizeipsychiatrie« werde oftmals nur als erneutes Krankheitssymptom aufgefasst.

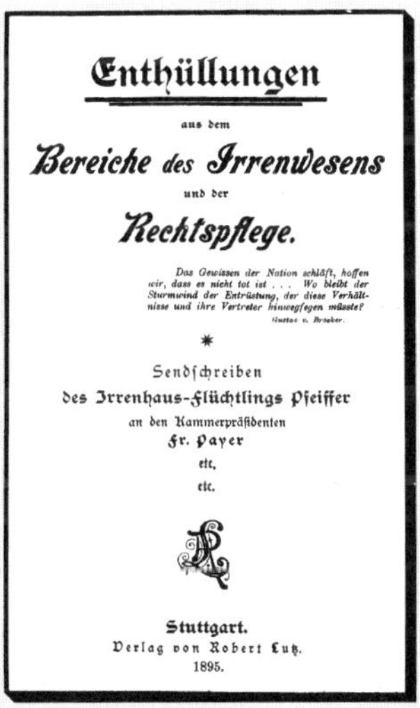
Enthüllungen
aus dem
Bereiche des Irrenwesens
und der
Rechtspflege.

Das Gewissen der Nation schläft, hoffen wir, dass es nicht tot ist … Wo bleibt der Sturmwind der Entrüstung, der diese Verhältnisse und ihre Vertreter hinwegfegen müsste?

Sendschreiben
des Irrenhaus-Flüchtlings Pfeiffer
an den Kammerpräsidenten
Fr. Payer
etc.
etc.

Stuttgart.
Verlag von Robert Lutz.
1895.

ABBILDUNG 24
Sammelband mit Protestschriften ehemaliger Anstaltsinsassen, Titelblatt, 1895

Ärzte schlossen sich den Reformforderungen an. Allgemein beklagt wurden etwa die mangelnde Ausbildung der Pflegekräfte und die Zunahme der Zwangsbehandlungen. Neben Bäder- und Wasserkuren, Isolierung und Arbeitstherapie gab es bereits chemische Beruhigungsmittel (Bromide ab 1850, Chloralhydrat ab 1870, Barbiturate ab 1903).

Anders als in Frankreich oder England existierte im Deutschen Reich kein einheitliches Unterbringungsrecht (Gimm 2019; Kuban 1997, S. 47–70). Seit den 1860er Jahren ging die Entscheidungsgewalt bei Einweisungen in den meisten deutschen Staaten immer mehr auf die Polizei und die Anstaltsdirektoren über. Zudem beklagten die Direktoren selbst die Überfüllung ihrer Häuser. Dabei ist der sozialpolitische Hintergrund entscheidend: Obwohl Bismarcks Sozialpolitik gesellschaftliche Widersprüche abfedern sollte (Krankenversicherung 1883, Unfallversicherung 1884, Alters- und Invaliditätsversicherung 1889), füllten sich die Anstalten im Zeitalter der Industrialisierung mit sozial schwachen und nicht sozialversicherten Patientinnen und Patienten. Gleichzeitig nahm die Betreuungsqualität ab. Die Zahlen bestätigen dies: Im Jahre 1865 gab es in den deutschen Staaten 171 öffentliche und private Anstalten, insgesamt waren 261 Ärzte für 19.550 Insassen zuständig, auf 75 Patienten kam ein Arzt (Laehr 1865). 33 Jahre später (1898) gab es bereits 262 Anstalten mit 74.078 Patienten und 741 Ärzten, im Durchschnitt hatte ein Arzt nun 103 Patienten zu betreuen (Marx 1994, S. 51).

Der psychiatriekritische Aktivismus nahm jedenfalls nach 1900 Züge einer sozialen Bewegung an (Brückner 2021a; Schmiedebach 2021, S. 163–287). Der Deutsche Reichstag forderte 1897 eine reichsgesetzliche Regelung des Unterbringungsrechts, die jedoch nicht zustande kam. 1909 wurde der Bund für Irrenrechts-Reform und Irrenfürsorge unter der Leitung des Unternehmers Adolf Glöklen (1861–ca. 1935) gegründet, in dem sich der Protest sammelte. Die Zeitschrift des Bundes (*Die Irrenrechts-Reform*) erschien ein Jahrzehnt lang. Um das öffentliche Misstrauen einzudämmen, sprachen zwei deutsche Psychiater im gleichen Jahr erstmals von einer »antipsychiatrischen Bewegung« und forderten eine Pressekommission der Fachgesellschaften (Brückner 2022). Der Einfluss der damaligen »Psychiatrieerfahrenen« blieb zwar im Vergleich mit der institutionellen Macht der Psychiatrie gering, war aber im Zusammenhang mit weiteren kulturkritischen Diskursen (z.B. Naturheilkunde, erste Frauenbewegung) durchaus gesellschaftlich wahrnehmbar. Zweifellos kann dieser frühe Aktivismus als historischer Vorläufer der Bewegung und Selbsthilfe von Psychiatrieerfahrenen im späten 20. Jahrhundert gelten. Nach dem Ersten Weltkrieg verbündete sich der Bund für Irrenrechts-Reform und Irrenfürsorge mit sozialdemokratischen Gesundheitspolitikern. Ein aus dieser Kooperation heraus entstandener Entwurf für ein *Irrenschutzgesetz* scheiterte jedoch 1924 am Widerstand der Fachöffentlichkeit. Der Bund löste sich auf, die nächsten Selbstorganisationen von Patientinnen und Patienten entstanden im deutschsprachigen Raum erst nach dem Zweiten Weltkrieg. Insofern ist das Unterbringungsrecht bis heute nicht bundeseinheitlich geregelt, sondern ergibt sich aus den teils ordnungsrechtlich, teils fürsorgerechtlich geprägten Psychisch-Kranken-Gesetzen der einzelnen Bundesländer.

Innerhalb eines Jahrhunderts hatte die Psychiatrie die Deutungshoheit über den gesellschaftlichen Umgang mit schwerem psychischen Leid in Europa und Nordamerika erreicht. Die Ära nach Wilhelm Griesinger steht für einen naturwissenschaftlichen Schub, der im frühen 20. Jahrhundert von Emil Kraepelin weitergetragen wurde, ergänzt von geistes- und sozialwissenschaftlichen Ansätzen des Verstehens (Karl Jaspers, Sigmund Freud, Adolf Meyer).

LITERATUR ZUR VERTIEFUNG

Brink, C. (2010): Grenzen der Anstalt. Psychiatrie und Gesellschaft in Deutschland 1860–1980. Göttingen: Wallstein.

Engstrom, E. J.; Roelcke, V. (Hg.) (2003): Psychiatrie im 19. Jahrhundert. Basel: Schwabe.

Wise, S. (2012): Inconvenient People: Lunacy, Liberty and the Mad-Doctors in Victorian England. London: Bodley Head.

6 Das 20. Jahrhundert – von der Anstaltspsychiatrie zur Gemeindepsychiatrie

Dieses Kapitel umreißt in zwei Teilen erstens die Entwicklung der Anstaltspsychiatrie von der Jahrhundertwende bis zum Ende des Zweiten Weltkriegs und zweitens den Aufstieg der deutschen Sozial- und Gemeindepsychiatrie bis zur Jahrtausendwende. Damit liegt der Akzent auf dem Wandel der Institution Psychiatrie von den Großanstalten des Kaiserreichs hin zu flächendeckenden kommunalen psychiatrischen Diensten. Dem entspricht auf der Ebene der Forschung die Entwicklung sowohl medizinischer Programme als auch geisteswissenschaftlicher, psychotherapeutischer und sozialwissenschaftlicher Konzepte. Galten die Insassen der Anstalten um 1900 noch zu einem großen Teil als »unheilbar«, hat sich das Bild Ende des 20. Jahrhunderts drastisch verändert: Prävention, Genesung, Rechte und Mitbestimmung der Psychiatrieerfahrenen sind in den Vordergrund gerückt. Anders gesagt haben sich die für die Psychiatrie typischen Debatten über naturhafte und soziokulturelle Dimensionen schweren psychischen Leids im 20. Jahrhundert weiter fortgesetzt, verwissenschaftlicht und unter neuen gesellschaftlichen Bedingungen modernisiert.

6.1 Anstaltspsychiatrie, Weimarer Republik und NS-Psychiatrie

Im Lauf des 20. Jahrhunderts stand mehrmals die gesellschaftliche Bedeutung der Psychiatrie zur Debatte. Dies betraf bereits in den ersten Jahrzehnten ihre ordnungsrechtliche und soziale Sicherungsfunktion, denn die Anstalten hatten sich in Aufbewahrungsorte für sozial und ökonomisch Schwache zurückverwandelt. Zwischen 1880 und 1913 stiegen die Belegungszahlen abermals rasant. Mehr als 130 Kliniken wurden neu errichtet, die Zahl aller Insassen wuchs von 47.000 auf rund 240.000 im

Deutschen Reich mit seinen etwa 65 Millionen Einwohnern im Jahr 1911. Sozialgeschichtlich ist der enorme Ausbau der psychiatrischen Institutionen im Zeitalter des Imperialismus und Kolonialismus im Zusammenhang mit der gesellschaftlichen Urbanisierung, Industrialisierung und zunehmenden sozialen Ungleichheit interpretiert worden. Neuere Untersuchungen haben die parallele technokratische Verwissenschaftlichung des Fachs nach 1900 betont (Borck & Schäfer 2015) und darauf hingewiesen, dass die »Irrenanstalten« im frühen 20. Jahrhundert keine monolithischen Institutionen waren, sondern mehrere Aufgabenfelder umfassten (z. B. Familienpflege, landwirtschaftliche Tätigkeit, Kriegslazarette). Dabei stand die Arbeitsfähigkeit der Insassen im Mittelpunkt des Interesses (Schmiedebach 2021). Der Direktor der Heidelberger Universitäts-Irrenklinik Karl Wilmanns (1911, S. 626) warnte bereits damals vor zunehmenden Forderungen im Kaiserreich, angesichts der steigenden Aufnahmeraten die »Minderwertigen, Asozialen und Erwerbsbeschränkten aus dem Volkskörper zu eliminieren«, und wies darauf hin, dass es keinerlei Beweise für eine fortschreitende »Degeneration« der Bevölkerung gebe.

Wieder stellte sich also die Frage nach der sozialpolitischen Bedeutung des Fachs. Einerseits war die deutsche Psychiatrie im späten Kaiserreich und in der Weimarer Republik eine wissenschaftlich angesehene Profession mit internationaler Ausstrahlung, aber nach 1933 war sie in die tödliche Bevölkerungspolitik der Nationalsozialisten gegenüber psychiatrischen Patienten und Menschen mit Behinderung verwickelt. In der Weimarer Republik fußte das psychiatrische Denken und Handeln auf einem breiten fachlichen Spektrum, das sowohl humane und patientenorientierte Ansätze als auch ideologische Vorbilder der späteren NS-Tötungsaktionen umfasste. Im Folgenden soll zunächst dieses Spektrum dargestellt werden, und zwar mit Schwerpunkten auf dem Werk von Emil Kraepelin, Sigmund Freuds Psychoanalyse und der weiteren Modernisierung des Gesundheitssystems in der Weimarer Republik.

6.1.1 Professionalisierung, Anstaltsbehandlung und Militärpsychiatrie

An den Universitäten galt die Psychiatrie erst ab 1901 mit der Reform der Prüfungsordnung als kanonisches Fach im Medizinstudium und damit als eine medizinische Spezialdisziplin. Angesichts der Reputationsprobleme in der Öffentlichkeit schien auch die Berufsbezeichnung »Irrenarzt« nicht mehr zeitgemäß: 1903 benannte sich der gut vierzig Jahre zuvor gegründete Deutsche Verein der Irrenärzte in Deutscher Verein für Psychiatrie um. Helenefriderike Stelzner (1861–1937), ab 1905 Ärztin für Nervenkrankheiten und Elektrotherapie in Berlin, war das erste weibliche Mitglied dieser Fachgesellschaft. 1924 schuf der Deutsche Ärztetag in Bremen eine Facharztordnung und damit auch die neue Berufsbezeichnung »Arzt für Nerven- und Geisteskrankheiten«.

1911 arbeiteten fast 1.400 Ärzte in 187 öffentlichen und 225 privaten Anstalten, 16 Universitätskliniken, 85 Sanatorien und 16 weiteren Fachabteilungen (Kraepelin 1918, S. 234; Kolb & Eitner 1931, S. 93). Im Durchschnitt versorgte ein Mediziner 171 Patientinnen und Patienten. Um den Andrang zu bewältigen, wurden Großkliniken eröffnet. In Hamburg-Langenhorn vervielfachte sich die Belegung zwischen 1898 und 1914 auf fast 2.000 Insassen, in Bedburg-Hau am Niederrhein wurde 1912 eine Provinzial-Heilanstalt mit 2.200 Betten gebaut, die Wittenauer Heilstätten bei Berlin beherbergten 1929 ungefähr 4.000 Personen.

Die Behandlung hatte sich seit 1900 durch die sogenannte »Bettbehandlung« gewandelt. Neuen Patienten wurde in Wachsälen teils wochenlange Bettruhe verordnet, zum Teil gab es auch Liegekuren im Freien. Auch Emil Kraepelin hatte sich für die Abschaffung von Isolierzellen und für die Behandlung am Bett stark gemacht. Die Abbildung eines Wachsaals in seiner Münchner Klinik zeigt das Ideal: nur wenige Betten und genügend Personal in einem hellen, geräumigen Ambiente, das eine vollständige Überwachung ermöglicht (Abb. 25).

Seit 1903 verfügten die Ärzte über Barbiturate als Beruhigungsmittel, hoch erregte Patienten wurden mit Alkaloiden wie Scopolamin gedämpft. Stundenlange, warme Bäder in geschlossenen Wannen stellten das Standardverfahren für sogenannte »unruhige Insassen« dar und wurden bis in die 1940er Jahre angewendet. Nach wie vor war der Beruf des Irrenpflegers schlecht bezahlt, das Personal wohnte in den Anstalten und wurde bei Nichteinhaltung der Hausordnung streng reglementiert. Erst 1912 konnten sich die Beschäftigten gewerkschaftlich organisieren. Um 1920 führten weitere Fachdiskussionen zur Einrichtung von zweijährigen Ausbildungsgängen.

ABBILDUNG 25
Wachsaal und Bettbehandlung um 1910, München

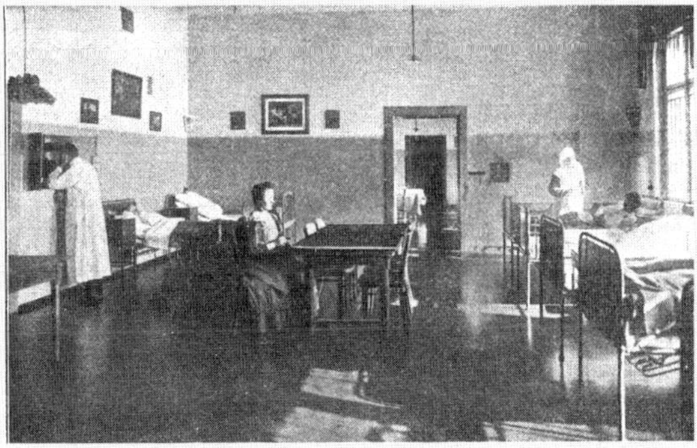

Die Katastrophe des Ersten Weltkriegs betraf ab 1914 auch die Psychiatrie. Etliche Pflegekräfte und Ärzte wurden eingezogen. In den Feldlazaretten und den Heimatkliniken wurden auch traumatisierte Soldaten, »Kriegsneurotiker« und »Kriegszitterer«, militärpsychiatrisch behandelt. Dies regte die in der zweiten Hälfte des 19. Jahrhunderts begonnene psychotraumatologische Forschung an. Dabei standen nicht nur die akuten Folgen der traumatischen Erlebnisse zur Debatte, sondern auch der soldatische Charakter und der »Wille« zum Krieg. Psychiatrische Diskurse über Kriegsneurosen, Simulanten und »Rentenjäger« bildeten eine »zentrale Mobilisierungsressource für den Krieg« (Gahlen u. a. 2020, S. 12). Zur Behandlung wurden Hypnose und Sozialtherapie, aber auch die äußerst schmerzhafte Elektrotherapie (Kaufmann-Kur) unter Zwang eingesetzt. Im Oktober 1920 kam es in Wien zu einem aufsehenerregenden Prozess, bei dem Julius Wagner-Jauregg (1857–1940), der 1927 den Nobelpreis für die Erfindung der Malariakur gegen die Neurosyphilis erhielt, elektrotherapeutische Misshandlungen von »Kriegsneurotikern« vorgeworfen wurden. Als Gutachter fungierte Sigmund Freud (1972/1920, S. 947), der Wagner-Jauregg entlastete, aber sowohl die unbewusste »Flucht in die Krankheit« der Soldaten betonte als auch die Rolle der Ärzteschaft »von Maschinengewehren hinter der Front«, um »die Flüchtigen zurückzutreiben«.

Darüber hinaus gefährdete die Nahrungsknappheit ältere und körperlich kranke Patientinnen und Patienten. Ungefähr 70.000 Menschen starben zwischen 1914 und 1918 in deutschen Anstalten (Faulstich 1998). Im »Hungerwinter« 1917/18 traf es die Patienten und Patientinnen besonders hart. 1918 standen zwei Drittel der Betten leer, somit gab es gerade noch 170.000 Insassen. Über 100 Einrichtungen waren geschlossen worden.

6.1.2 Systematische Grundlegung der klinischen Psychiatrie – Emil Kraepelin

Emil Kraepelins (1856–1926) Werk prägte maßgeblich die klinische Psychiatrie des 20. Jahrhunderts. Als Forscher war er vielseitig interessiert, als Kliniker war er ein scharfer Beobachter. Sein Hauptwerk, das *Lehrbuch der Psychiatrie*, wuchs bis 1915 zu einer vierbändigen Summe des psychiatrischen Wissens heran (Hoff 1994). Drei Aspekte sollen herausgehoben werden: Kraepelins frühes Interesse für die Experimentalpsychologie, sein Klassifikationssystem und das sozialpolitische Engagement.

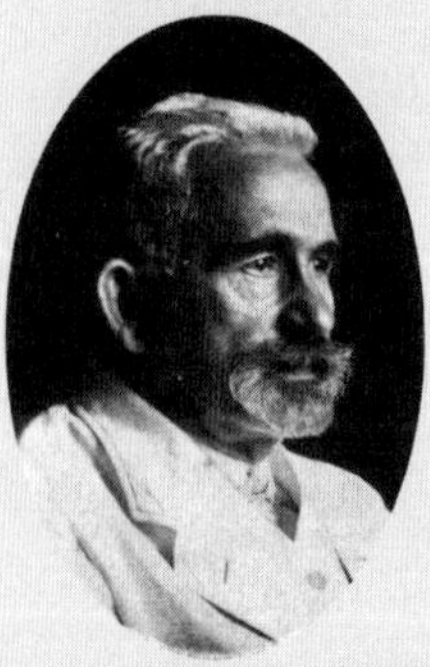

ABBILDUNG 26
Emil Kraepelin, um 1920

1856 im mecklenburgischen Neustrelitz geboren, studierte Kraepelin in Würzburg und absolvierte die Facharztausbildung in München und dann ab 1882 in Leipzig, wo er das 1879 von Wilhelm Wundt (1832–1920) gegründete, weltweit erste psychologische Forschungsinstitut kennenlernte. Wundt formte dort das methodische Modell für die akademische Psychologie des beginnenden 20. Jahrhunderts. Andere Beiträge für die Psychologie lieferten später Iwan Petrowitsch Pawlow (1849–1936) ab 1897 mit der Entdeckung der »bedingten Reflexe« und ab 1913 John B. Watson (1878–1958) mit dem Konzept des »Behaviorismus«. Die behavioristischen Forscher ignorierten die Inhalte des Bewusstseins (»Blackbox-Modell«) und konzentrierten sich auf das beobachtbare, äußere Verhalten in Abhängigkeit von experimentell variierbaren Reizbedingungen. In modifizierter, lerntheoretischer Form entstanden daraus in der zweiten Jahrhunderthälfte erste verhaltenstherapeutische Konzepte.

In Leipzig begann Kraepelin mit der experimentellen, physiologischen Leistungsmessung und entwickelte die sogenannte »Arbeitskurve«: Die von einer Versuchsperson etwa beim fortlaufenden Addieren geleistete Arbeit wurde in Abhängigkeit von der Tageszeit, Ernährung, Geübtheit, Aufmerksamkeit oder von Arzneimitteleinflüssen gemessen und in ein mathematisches Modell übertragen. Kraepelin wollte eigentlich Psychologe werden, wählte aber den Beruf des Psychiaters, um Geld zu verdienen. Allerdings habe die neue psychologische »Erfahrungswissenschaft« das Potenzial »zu einer Physiologie der Seele zu gelangen, die auch der Psychiatrie eine brauchbare Grundlage zu liefern vermag« (Kraepelin 1903, S. 7). Kraepelin war also keineswegs strikt neuropathologisch ausgerichtet, suchte aber nach Merkmalen von »natürlichen Krankheitseinheiten«, um naturwissenschaftlichen Objektivitätsvorstellungen zu genügen.

Nach einigen Zwischenstationen erhielt er 1891 eine Professur in Heidelberg, einem der Zentren der deutschsprachigen Psychiatrie neben Berlin, München, Tübingen und Zürich. Dort verzeichnete er auf ständig ergänzten »Zählkarten« die Symptomatik und die Eingangsdiagnose sowie den Verlauf und die Entlassungsdiagnosen der Patientinnen und Patienten. Im Lauf der Jahre erkannte er Ähnlichkeiten im Verlauf der Störungen, die auch prognostisch verwertbar erschienen. Diese »klinische Methode« revolutionierte die Krankheitslehre, denn die alte symptomatologische Orientierung am Querschnittsbild wurde von einer längsschnittorientierten Verlaufsbetrachtung abgelöst.

Tatsächlich gab es bis dahin eine verwirrende Vielfalt von Krankheitsbezeichnungen. Der Begriff der »Psychose« war zwar bekannt, hatte sich aber um 1900 noch nicht völlig durchgesetzt. Beliebte Sammelbegriffe waren »einfache Seelenstörung« und »Paranoia« für schwere Störungen, die gut 75 Prozent aller Krankheitsbilder in den Anstalten ausmachten. »Hysterie« und »Neurasthenie« waren leichtere Störungen, die häufig ambulant behandelt wurden. Zudem litten im Schnitt um die 10 Prozent der Anstaltspatienten unter dem Endstadium der Syphilis, der »progressiven Paralyse« (Kraepelin 1909, S. 178). Allerdings blieben die vermuteten hirnphysiologischen und anatomischen Ursachenzusammenhänge für einen Großteil der Störungen im Dunkeln – wie Kraepelin selbstkritisch betonte. Man sprach von »funktionellen Störungen« ohne erkennbare organische Grundlage, und zwar sowohl bei Persönlichkeitsstörungen und Neurosen als auch bei den Psychosen.

Die Orientierung an Verlauf und Prognose führte Kraepelin 1893 zum Begriff der »Dementia praecox« (lat. »vorzeitige Verblödung«), dem unmittelbaren Vorläufer des heutigen Schizophreniebegriffs. Er reduzierte 1899 den Sammelbegriff der »Paranoia« auf einen kleinen Teil von Patienten mit anhaltenden wahnhaften Störungen, unterschied zwischen organischen Psychosen und psychogenen Störungen und schuf die Kategorie des »manisch-depressiven Irreseins«. Somit entstand einerseits die Gruppe der Schizophrenien mit ungünstiger Prognose, andererseits die prognostisch besser verlaufende Gruppe der manischen und depressiven Störungen.

In der achten Auflage seines *Lehrbuchs* von 1909/15 präsentierte Kraepelin ein stringentes System, das »endogene« Störungen (Dementia praecox, Epilepsie, manisch-depressives Irresein), organisch begründbare Störungen (etwa infolge von Hirnverletzungen oder Vergiftungen), »psychogene« Störungen (Hysterie, Paranoia etc.) sowie die »psychopathischen Persönlichkeiten« und die geistigen Behinderungen (»Oligophrenien«) umfasste. Auf dieser Konstruktion basieren im Prinzip auch die heute gebräuchlichen Klassifikationen psychischer Störungen. Dabei blieb die grundsätzliche Zweiteilung zwischen der Schizophrenie und den affektiven Psychosen erhalten, allerdings schlug der Amerikaner John Kasanin schon 1933 die »schizoaffektiven Psychosen« als Zwischengruppe vor.

Im Jahr 1903 wurde Kraepelin auf den Lehrstuhl für Psychiatrie in München und zum Direktor der neu erbauten psychiatrischen Klinik berufen. Einige Mitarbeiter gingen mit ihm, so der Begründer der psychogenetisch orientierten Tübinger Schule Robert Gaupp (1870–1953) oder der Neuropathologe Alois Alzheimer (1864–1915), der 1906 seine Arbeiten über die nach ihm benannte Demenz vorlegte.

In München galt Kraepelin bald als internationale Kapazität. Während des Ersten Weltkriegs gründete er 1917 ein privat finanziertes, außeruniversitäres Forschungsinstitut, die Deutsche Forschungsanstalt für Psychiatrie, aus der über mehrere Schritte das heutige Max-Planck-Institut für Psychiatrie in München entstand. Mehrfach wurde er für den Nobelpreis vorgeschlagen. In München verstärkte sich auch Kraepelins sozialmedizinisches Interesse. Er beschäftigte sich mit forensischen Themen und setzte sich für den Aufbau von Heilanstalten für Alkoholiker ein. Dieses Engagement trug deutliche nationalkonservative Züge. Kraepelin stützte die Diskussion über die Gefährdung der »Volksgesundheit« mit wissenschaftlichen Argumenten in der Logik der Degenerationstheorie. Die Verelendung des Proletariats oder der Alkoholismus bei »Tagedieben« oder »Landstreichern« und ähnlich »wertlosem Menschenausschuß« sei großenteils auf eine »entartete Anlage« zurückzuführen (Kraepelin 1909, S. 96, 169), die durch »Entartungszeichen« (körperliche Anomalien) kenntlich würde und der »natürlichen Auslese« der Besten zuwiderlaufe.

Emil Kraepelin benutzte also das ideologische Vokabular einer biologistisch-darwinistischen Kulturkritik, die schließlich im Interesse der »Volksgesundheit« bevölkerungspolitisch präventive, »eugenische« Maßnahmen nahelege (Engstrom u. a. 2006). Vor diesem Hintergrund hielt Kraepelin (1909, S. 448; 1918, S. 269) trotz modernisierter Behandlung und besserer Prognose für den manisch-depressiven Formenkreis 70 Prozent der Anstaltsinsassen für »unheilbar«, lediglich »Fieberdelirien«, »Vergiftungen, infektiöse und thyreogene Geistesstörungen« oder »gewisse psychogene Erkrankungen« könnten kuriert werden. Dieser therapeutische Pessimismus ist die Kehrseite der klinischen Psychiatrie in der Ära von Kraepelin. Die Diskussion über Eugenik und »lebensunwertes Leben« sowie die Angst vor ethnischer »Durchmischung« waren zwar in den 1920er Jahren international populär, aber in Kraepelins Standpunkten drückt sich um 1920 nicht nur eine ultrakonservative politische Radikalisierung aus (Brückner 2023a), sondern eben auch die seinem Wirken eigene Distanz zur Lebenswelt und Erfahrung der Patientinnen und Patienten.

Kraepelin ist also als Systematiker und Begründer der klinischen Methode zu würdigen, aber in seinen politischen Auffassungen, der Ursachenlehre und dem Arzt-Patient-Verhältnis kritisch zu sehen. Der britische

Psychiater Michael Sheperd (1995) sprach diesbezüglich von »Kraepelins zwei Gesichtern«. Trotz dieser Widersprüche gilt Kraepelin als Wegbereiter des somatisch orientierten Hauptstroms in der Psychiatrie des 20. Jahrhunderts. In der Weimarer Republik wurde sein Lehrgebäude kritischer gesehen, das Anstaltssystem geriet unter erheblichen Kostendruck und Strategien der »offenen Fürsorge« gewannen an Gewicht.

Emil Kraepelin hat die Krankheitssystematik vor dem Hintergrund der klinischen Methode und eines naturwissenschaftlichen Programms vereinheitlicht, seine sozialpolitischen Positionen waren jedoch biologistisch-darwinistisch geprägt.

6.1.3 Wissenstransfer nach Japan

Kraepelins internationale Ausstrahlung reichte bis nach Ostasien. Sowohl in China als auch in Japan wurde seine Lehre rezipiert und importiert. In Japan wird der Wissenstransfer mitunter als eine »Germanisierung« der Psychiatrie wahrgenommen (Hashimoto 2013, S. 181). Tatsächlich legte sich die Politik in der sogenannten »Meji-Zeit« (1868–1912), die eine Modernisierung der gesamten Gesellschaft nach westlichem Vorbild anstrebte, auf die deutsche Medizin als Vorbild fest. In Japan dominierten bis dahin die kräuterbasierte Kampō-Medizin und die Familienpflege (»shitaku kanchi«), Letztere prägte die Versorgung noch um 1920, teils mit käfigartigen Verschlägen in den Häusern (»zashikirou«). Erste öffentliche Anstalten entstanden in Kyoto 1875 und in Tokio 1879. Der akademische Austausch und der Aufbau eines Anstaltssystems nach europäischem Vorbild waren die zentralen Ziele der Reformer.

Bereits in den 1870er Jahren war die Leitkategorie »Seishinbyō« als wörtliche Übersetzung des deutschen Ausdrucks »Geisteskrankheit« geläufig. 1886 wurde Sakaki Hajime (1856–1897) der erste japanische Professor für Psychiatrie an der Universität Tokio, nachdem er zuvor in Berlin studiert hatte. Noch einflussreicher war sein Schüler Kure Shûzô (1865–1932), der sich zwischen 1897 und 1901 in Europa aufhielt und als »Vater« der modernen japanischen Psychiatrie gilt.

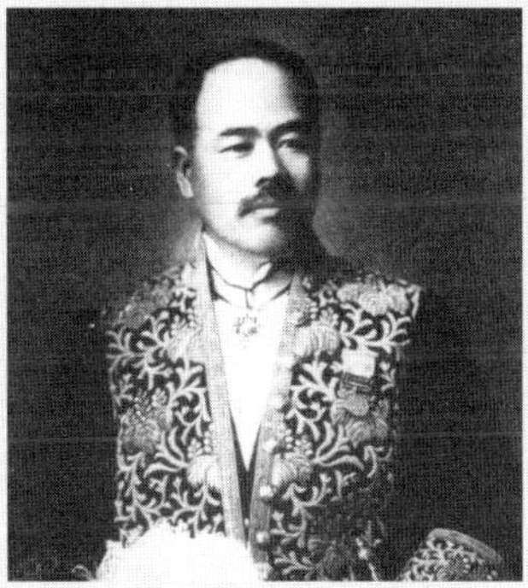

ABBILDUNG 27
Kure Shûzô, vor 1922

Nachdem Kure 1894/95 ein umfangreiches Lehrbuch publiziert hatte, studierte er in Wien bei Krafft-Ebing und Heinrich Obersteiner (1847–1922) sowie in Heidelberg bei Kraepelin. Fast ein Jahr hielt er sich in Heidelberg auf, besuchte Kraepelins Vorlesungen und lernte Gewebefärbung in Franz Nissls (1860–1919) neurologischem Labor. Nach seiner Rückkehr erhielt er die Professur für Psychiatrie an der Universität Tokio. Er reformierte die städtische Anstalt, führte Kraepelins Klassifikation ein und förderte sowohl die neuropsychiatrische Forschung als auch die politische Aufmerksamkeit für angeblich »degenerative« Störungen (Leitner 2018). Seine Lobbyarbeit führte 1919 zu einer Gesetzesänderung, die Hospitalisierungen erleichterte und die Familienpflege einschränken sollte.

Alternative Konzepte (S. Freud, E. Bleuler, A. Meyer, K. Jaspers) wurden in Japan ab 1910 punktuell rezipiert, gewannen aber erst nach 1945 an Einfluss. Shōma Morita (1874–1938) entwickelte ab 1919 ein eigenständiges, an buddhistische Konzepte angelehntes therapeutisches Modell für Neurosen. Obwohl Kraepelin nach dem Ersten Weltkrieg mit seiner zunehmend nationalistischen Orientierung weitere Kooperationen mit japanischen Kollegen vermied, dominierten die Schüler von Kure und damit Kraepelins empiristische Schule die akademische Psychiatrie in Japan bis zum Ende des Zweiten Weltkriegs.

Um 1935 waren in den Großstädten die Hälfte der registrierten Patienten und Patientinnen in öffentlichen Anstalten untergebracht, in ländlichen

Regionen blieb die Familienpflege üblich (Kim 2018, S. 653 f.). Nach dem Zweiten Weltkrieg wurde die häusliche Unterbringung 1950 abgeschafft und das amerikanische Anstaltsmodell eingeführt. Die Zahl der stationär behandelten Patienten nahm drastisch zu.

Im 21. Jahrhundert weist Japan weltweit die höchste Rate stationärer psychiatrischer Betten auf, die durchschnittliche Verweildauer beträgt über 250 Tage (Kanata 2016). Um Genesung und Teilhabe zu fördern, schaffte das japanische Gesundheitsministerium 2002 den Schizophreniebegriff ab und ersetzte ihn durch die neutralere Bezeichnung »Integrationsstörung«. In den gemeinschaftsbasierten asiatischen Ländern ist der Stigmatisierungsdruck besonders hoch, Südkorea, Hongkong und Singapur folgten dem Beispiel.

6.1.4 Die Bedeutung des Unbewussten – Sigmund Freud

Sigmund Freud (1856–1939) hat die Kulturgeschichte und das Menschenbild im 20. Jahrhundert entscheidend geprägt. Die Psychoanalyse wurzelt im 19. Jahrhundert und entstand außerhalb der Kliniken in der Arbeit mit neurotischen Privatpatienten – also mit einer ganz anderen Patientengruppe, als Kraepelin sie vor Augen hatte. Nie kam es zu einem Dialog zwischen beiden Forschern, zu unterschiedlich waren die Ansätze, und doch gab es Gemeinsamkeiten: Beide waren »Nervenärzte«, sie brachten psychologische Ansätze ein, verstanden sich als Naturforscher und dachten über soziokulturelle Probleme nach.

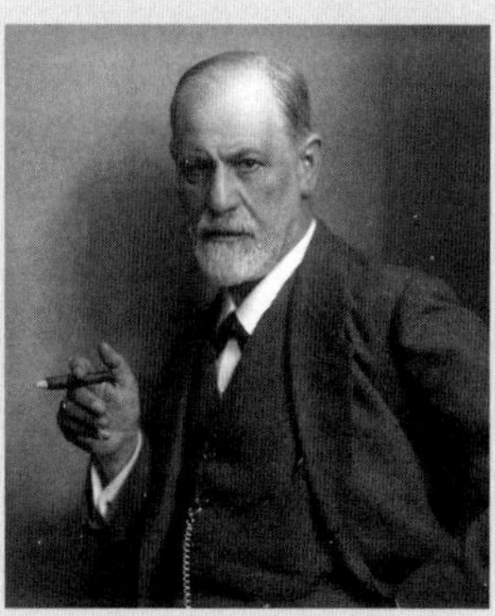

ABBILDUNG 28
Sigmund Freud, ca. 1921

Der 1856 im mährischen Freiberg geborene und in Wien aufgewachsene Sigmund Freud begann nach dem Medizinstudium als Neurologe, lernte die Wiener Psychiatrie ab 1883 als Krankenhausarzt unter Theodor Meynert kennen, hospitierte 1885/86 bei dem Pariser Neurologen Jean-Martin Charcot, eröffnete 1886 eine eigene Praxis und lehrte von 1885 bis 1902 Neuropathologie an der Wiener Universität.

Jean-Martin Charcots Hypnotherapie weckte sein Interesse und zusammen mit seinem Kollegen Josef Breuer (1842–1925) veröffentlichte er 1895 die bahnbrechenden *Studien über Hysterie*. Die »hysterischen« Symptome (Neuralgien, Anästhesien, Konvulsionen) interpretierte er als Ausdruck von »psychischen Traumata«, deren Erinnerung jedoch von den Patienten »abgewehrt« werde. Sie seien heilbar, wenn die abgespaltenen Kränkungen in der Lebensgeschichte erkannt, angesprochen und bewusst integriert werden könnten. 1896 nannte er das Verfahren der Deutung von frei assoziierten Einfällen der Patienten auf Anregung Breuers »Psychoanalyse«.

Nach einer konsequenten Selbstanalyse stellte er sein Konzept in der 1900 erschienenen *Traumdeutung* dar. Träume – wie auch psychische Symptome oder aber auch normale, scheinbar nebensächliche Versprecher und Versehen (»Fehlleistungen«) – seien sinnhafte Phänomene. Es handle sich um verzerrte Wunscherfüllungen, die aus dem Konflikt zwischen unbewussten, triebhaften Wünschen und der Abwehr des Ichs entstünden. Somit nahm Freud ein »dynamisches Unbewusstes« an, das aus »verdrängten« Affekten und Vorstellungen entstehe. Er ging von einer vitalen kindlichen Sexualität aus, da der Mensch von Geburt an nach Lustgewinn strebe, arbeitete mit einem neuen Krankheitsbegriff, der auf einer Theorie des unbewältigten inneren Konflikts beruhte, und erforschte die Möglichkeit, jene krank machenden Konflikte innerhalb der psychoanalytischen Arbeitsbeziehung durch Deutungen aufzulösen.

Im Jahr 1923 postulierte Freud das Modell der drei Persönlichkeitsinstanzen: In Anlehnung an klassische philosophische Modelle der Seelenteilung bezeichnete er das Unbewusste mit den verdrängten Triebrepräsentanzen als »Es«, demgegenüber steuere das »Ich« die Wahrnehmung, das Denken und die Realitätskontrolle. Das »Über-Ich« wiederum sei die Instanz des Gewissens und der Ich-Ideale. Der Mensch strebe von Beginn an nach Triebbefriedigung, die äußere Welt aber versage etliche

Triebwünsche. Im Lebenslauf könnten dann innerhalb oder zwischen den Instanzen Konflikte entstehen, die – je nach der Reife des Ichs – verdrängt oder realistisch bewältigt werden müssten.

Die psychoanalytische Behandlung beruht auf einem um 1900 völlig neuartigen Arzt-Patienten-Verhältnis. Entscheidend sind die gegenseitige Selbstreflexion und Dialogbereitschaft zur Auseinandersetzung mit dem Inhalt und dem Sinn der Symptome. Die Behandlung ist eine höchst intime Angelegenheit. An mehreren Tagen in der Woche sollen sich die Patienten auf einem Sofa liegend dem Analytiker anvertrauen, allmählich durch freie Assoziation verdrängte Konflikte erinnern und diese auf der Basis einer »Übertragungsbeziehung« gegenüber dem Therapeuten wiederholen, damit sie bewusst durchgearbeitet werden können – entsprechend dem Schlagwort: »Wo Es war, soll Ich werden.« Den Analytikern obliegt die Deutung der Erinnerungen, also das mitfühlende Verstehen des »Familienromans« der Patientinnen und Patienten und die Rückführung der Symptome auf die Entwicklungskonflikte, was sich bei zahlreichen Patienten, vor allem mit leichteren Störungen, als wirksam erwies.

1910 wurde die Internationale Psychoanalytische Vereinigung gegründet. Doch mit bedeutenden Schülern wie Carl Gustav Jung (1875–1961) oder Alfred Adler (1870–1937) kam es zum Bruch. Unter dem Eindruck des Ersten Weltkriegs führte Freud 1920 den Begriff des »Todestriebes« ein. In den 1920er Jahren stand er auf dem Höhepunkt seines Schaffens. Nach der nationalsozialistischen Besetzung Österreichs 1938 emigrierte Freud samt Familie nach London. In den letzten Lebensjahren verschlechterte sich eine Krebserkrankung und er starb 1939.

Sigmund Freud bestritt noch gegen Ende seines Lebens, dass eine analytische Psychosentherapie möglich sei, weil die Patienten keine längere Arbeitsbeziehung im Kontakt mit den Therapeuten aufrechterhalten könnten. In der Theorie beschäftigte er sich seit 1894 immer wieder mit dem Thema. 1911 veröffentlichte er eine richtungsweisende Fallanalyse über die mehrjährige Wahnpsychose des sächsischen Juristen Daniel Paul Schreber (1842–1911). Schreber hatte sein Erleben in dem 1903 erschienenen Buch *Denkwürdigkeiten eines Nervenkranken* genauestens beschrieben. Freud verstand die Symptome als projektive Wiederkehr von verdrängten, homosexuellen Wünschen und erklärte sie aus Schrebers unbewusster Fixierung in Selbstwertkonflikten nach schweren frühkindlichen Kränkungen durch dessen Vater. Dieser Vater, Daniel Gottlob Moritz Schreber (1808–1861), trat für die nach ihm benannten »Schrebergärten« ein, war aber auch für seine derben Erziehungsmethoden bekannt.

Freuds Modell umfasste also sowohl die »narzisstische« Grundstörung als auch die Symptombildung. Heutzutage werden solche »frühen« Störungen von Psychoanalytikern weniger als Resultat einer Konfliktpathologie, sondern als Folge von gravierenden Schwächen in der Struktur des Ichs angesehen und dementsprechend in einer modifizierten, direkteren Arbeitsbeziehung behandelt (Mentzos 2015).

Schon zu Freuds Zeiten setzte eine lebhafte Schulenbildung ein. Neben Carl Gustav Jungs »Analytischer Psychologie« und Alfred Adlers »Individualpsychologie« spricht man heute von »vier Psychologien« innerhalb der klassischen Psychoanalyse: Die »Triebtheorie« geht auf Freuds Ansichten zurück, die »Objektbeziehungstheorie« (Melanie Klein, Otto Kernberg) richtet den Fokus auf pathogene Beziehungsmuster in der frühen Kindheit, die »Ich-Psychologie« (Anna Freud, Heinz Hartmann) konzentriert sich auf die Entwicklung und Abwehrmechanismen des Ichs und die »Selbstpsychologie« (Heinz Kohut, Daniel Stern) untersucht die Identität und die Repräsentanzen des eigenen Selbst. Ein weiteres Gebiet ist die psychoanalytische Sozial- und Kulturtheorie (Erich Fromm, Harry Stack Sullivan).

Die Psychoanalyse ist stets auch kritisch betrachtet worden. Die strenge Ausbildung und die Konkurrenz verschiedener Organisationen und Theoretiker nahmen zum Teil dogmatische Züge an. Ebenso problematisch erschienen häufig die Deutungshoheit der Professionellen gegenüber den Analysanden sowie die lange Dauer der Behandlungen. Auch wurde die Begriffsbildung bemängelt, die etwa den Anschein erwecke, solche Instanzen wie das »Es«, »Ich« und »Über-Ich« seien nicht nur hilfreiche Arbeitshypothesen, sondern real existierende Einheiten. Zudem spiegelten manche dieser Begriffe wohl zum Teil typische Konfliktlagen des Bürgertums und den privatisierten Umgang damit und seien, wie auch die Erfolgsraten der Therapien, kaum empirisch zu bestätigen. Heutzutage gehören neuere psychoanalytische Ansätze zusammen mit verhaltenstherapeutischen Verfahren zum Standard in der psychotherapeutischen Versorgung und ihre Wirksamkeit ist inzwischen gut belegt (Rabung & Leichsenring 2016).

Zum Verhältnis zwischen klinischer Psychiatrie und Psychoanalyse resümieren die Psychiatriehistoriker Heinz Schott und Rainer Tölle (2005, S. 124), dass Freud »nachhaltig den psychiatrischen Diskurs im 20. Jahrhundert« beeinflusst habe. Die gegenseitige Rezeption war und ist allerdings schwankend. Von der Neurologie und Psychiatrie kommend, war Freud in der Fachwelt anfangs isoliert, aber erkämpfte sich spätestens ab 1910 Reputation in der Schweiz und den USA. Nach 1920 war die Psychoanalyse auch in Europa anerkannt. Die Nationalsozialisten verboten sie 1933, zahlreiche Emigranten verbreiteten sie jedoch in den USA, wo sie innerhalb der von Adolf Meyer dominierten Psychiatrie akzeptiert und fortentwickelt wurde. Erst nach 1970 verlor sie dort an Einfluss.

Sigmund Freud ist ein zentraler Wegbereiter der modernen Psychotherapie, das Verhältnis der Psychoanalyse zur Psychiatrie blieb jedoch ambivalent, zumal die analytische Behandlung von Psychosen lange als schwierig erschien und viel Erfahrung bedarf.

6.1.5 Die Vermittler – Karl Jaspers, Eugen Bleuler und Adolf Meyer

Neben Kraepelins und Freuds Werk entstanden um 1910 mit den Arbeiten von Karl Jaspers (1883–1969), Eugen Bleuler (1857–1939) und Adolf Meyer (1866–1950) drei weitere bedeutende Konzepte.

Karl Jaspers arbeitete zunächst als Psychiater an der Heidelberger Klinik und veröffentlichte 1913 sein medizinisches Hauptwerk *Allgemeine Psychopathologie*. Damit verlieh er der Forschung wieder eine philosophische Tiefe, die seit Mitte des 19. Jahrhunderts durch den Einfluss der positivistischen Wissenschaftslehre verloren gegangen war. Unter dem Eindruck der aufkommenden Geisteswissenschaften (Max Weber, Wilhelm Dilthey) und der philosophischen Phänomenologie (Edmund Husserl) wollte Jaspers die psychopathologischen Phänomene, etwa Wahn und Halluzinationen, durch persönliche Einfühlung, genaueste Deskription und psychologisches Verstehen erfassen. Damit gilt er als Begründer der »verstehenden Psychopathologie«, wandte sich aber bald von der Psychiatrie ab und entwickelte sich zu einem bedeutenden Vertreter der Existenzphilosophie und zu einem einflussreichen Intellektuellen der Nachkriegszeit (Fuchs u. a. 2014).

Für Jaspers war jeder medizinische Krankheitsbegriff mit Werturteilen verknüpft. Als sein wichtigster Beitrag zur Psychopathologie der Psychosen gilt seine Unterscheidung zwischen den psychologisch verstehbaren und den nur naturwissenschaftlich erklärbaren Krankheitserscheinungen. Verstehbar sei etwa, dass eine Wahnidee emotionale Bedürfnisse befriedige, aber warum das psychotische Phänomen als solches auftauche, sei nur somatisch erklärbar. Jaspers stieß also bei der Untersuchung der psychotischen Grundstörung offenbar an jene Grenze des genetischen Verstehens, die bereits 150 Jahre zuvor William Battie und Immanuel Kant zu der Schlussfolgerung veranlassten, es müsse sich um erbliche Störungen handeln. Zu Zeiten von Jaspers war dafür der Ausdruck »endogene Störungen« geläufig. Mit dem Ausdruck »Endogenität« hatte der Degenerationstheoretiker Paul Möbius (1853–1907) nicht erklärbare, aber angeblich aus »inneren« Ursachen entstehende Störungen bezeichnet (Persönlichkeitsstörungen, Psychosen), die er von den »exogenen« Störungen abgrenzte. Der Leitbegriff der »Endogenität«, mit dem eine bloße Hypothese zum Ordnungsprinzip gemacht wurde, löste Kontroversen aus, weil er häufig dem Urteil der »Unheilbarkeit« gleichkam.

Ein Problem der ursachenorientierten Einteilung zeigte sich 1912 mit Karl Bonhoeffers (1868–1948) Erkenntnis, dass die verschiedenen »exogenen« Krankheitsursachen (etwa Kopfverletzungen, Infektionen, Vergiftungen) stets ähnliche Bewusstseinsstörungen hervorrufen (mindere Wachheit und Klarheit) und somit nicht aus dem globalen psychopathologischen Bild abgeleitet werden können. Hingegen zählten die »Hysterie«, aber auch paranoische Entwicklungen zu den »psychogenen« Störungen. Für anhaltende wahnhafte Störungen sah Ernst Kretschmer (1888–1964) im Jahr 1918 Einflüsse des Charakters, des Milieus und des Erlebens als wichtige Einflussfaktoren an. Die auf mögliche Ursachen fixierten Klassifikationssysteme überdauerten bis in die 1970er Jahre mit Kurt Schneiders (1887–1967) »triadischem System«, das eben lediglich jene »endogenen«, »exogenen« und »psychogenen« Hauptgruppen kannte. Heutzutage sind solche Systeme und insbesondere der Ausdruck »endogen« veraltet.

Hingegen repräsentierte der Leiter der Züricher Universitätsklinik Eugen Bleuler eine Strömung, die früh Impulse aus der Psychoanalyse aufnahm. Während Karl Jaspers die Psychoanalyse zeitlebens ablehnte, arbeitete Bleuler mit dem Psychoanalytiker Carl Gustav Jung zusammen. Bleuler trat auch für experimentelle Forschung ein, ließ allerdings ab 1909 einige eugenische Sterilisationsgutachten an seiner Klinik zu und blieb gegenüber der Psychoanalyse kritisch-zustimmend, ohne sich vereinnahmen zu lassen.

Eugen Bleuler benannte 1911 das Krankheitsbild der »Dementia praecox« in »Gruppe der Schizophrenien« um und bestritt, dass Schizophrenien regelmäßig zum kognitiven Abbau führten. Vielmehr wollte Bleuler (1911, S. 6) die »Spaltung der verschiedenen psychischen Funktionen« aufzeigen und differenzierte zwischen Grundsymptomen (Denken, Antrieb, Affektivität) und »akzessorischen«, nicht obligatorischen Symptomen (Wahn, Halluzinationen, Verwirrtheit). Nur die Grundsymptome stifteten die Einheit des Krankheitsbildes und dessen Unterformen (vgl. Bernet 2013):

- das »Paranoid« mit Wahnideen im Vordergrund,
- die »Katatonie« mit auffälligen Bewegungsstörungen,
- die »Hebephrenie« mit diskreten akzessorischen Symptomen und
- die »einfache Schizophrenie«, in der nur die Grundsymptome aufträten.

Diese Formen gelten bis in die Gegenwart. Zur Einteilung der Symptome ist Bleulers Terminologie jedoch gegenwärtig nicht mehr gebräuchlich, man spricht jetzt von schizophrener »Positivsymptomatik« (Wahn, Halluzinationen, Motorik) und »Negativsymptomatik« (Rückzugsverhalten, Unlust, Antriebsverlust).

Schließlich brachte Adolf Meyer in den USA nach 1900 ein Versorgungskonzept ins Spiel, das traditionelle Anstalten einschloss, aber auch die Psychoanalyse, soziale Fürsorge, psychische Hygiene und Ergotherapie förderte (Lamb 2014). Meyer hatte in Zürich studiert, emigrierte 1892 in die USA und erhielt nach verschiedenen Stationen 1910 den Lehrstuhl für Psychiatrie an der Johns-Hopkins-Universität in Baltimore. Dort leitete er die Henry Phipps Psychiatric Clinic bis 1941. Unter dem Einfluss der pragmatischen, handlungsorientierten Philosophie von W. James und

J. Dewey entwarf er auf der Grundlage von Fallanalysen eine »Psychobiologie« und personenzentrierte »dynamische Psychiatrie«. Meyer arbeitete erst mit Kraepelins Klassifikationen, entwickelte sich jedoch später zu einem entschiedenen Kritiker dieses Systems. Schon 1914 bemerkte Meyer:

> »Weder die bloße Tatsache einer psychischen Störung, noch deren Dauer und auch nicht der erbliche Charakter sollten die Vorstellung eines Stigmas provozieren, weil viele erbliche Krankheiten bestens heilbar sind.« (S. 191; Übers. d. Verf.)

Diese für ihn typische Bemerkung wies degenerationstheoretische Spekulationen samt dem Diktum der »Unheilbarkeit« zurück.

Als bedeutend gilt Meyers Konstrukt der »Reaktionstypen«, das 1948 in die Internationale Klassifikation psychischer Störungen (ICD-6) der Weltgesundheitsorganisation integriert wurde. Grundsätzlich habe jeder Mensch ein Repertoire von Reaktionsweisen auf Umweltanforderungen. Unter krisenhaften Umständen seien pathologische Reaktionen möglich (z. B. Abwehr, psychosoziale Zusammenbrüche, Wahn; Peters 1990). Auf dem Boden einer handlungsorientierten »Ergasiologie« unterschied Meyer jeweils störungsspezifische Verhaltensmuster. In der Praxis seien die lebensweltlichen Umstände der »Reaktionstypen« erkennbar und therapeutisch beeinflussbar.

Meyer prägte wie kein anderer die nordamerikanische Psychiatrie in der ersten Hälfte des 20. Jahrhunderts. Der amerikanische Pragmatismus seines Programms begünstigte ein von Großanstalten geprägtes Anstaltssystem, ließ aber auch Raum für psychoanalytische und sozialwissenschaftliche Konzepte. Nach dem Zweiten Weltkrieg, im Zeitalter der Psychopharmaka und frühen Sozialpsychiatrie, verlor sein Ansatz spätestens um 1960 an Bedeutung.

6.1.6 Versorgungslandschaft in der Weimarer Republik

In der Weimarer Republik mehrten sich angesichts erheblicher Sparzwänge in der geschlossenen Versorgung Forderungen nach finanziell günstigeren präventiven und nachsorgenden Einrichtungen. Dabei wurden insbesondere zwei Reformkonzepte bedeutsam: zum einen die »aktivere Krankenbehandlung« nach Hermann Simon (1867–1947) und die »offene Fürsorge«

nach dem Erlanger Modell von Gustav Kolb (1870–1938). Ihre Ansätze gelten heutzutage als Vorläufer einer kommunalen Psychiatrie. Darüber hinaus gewann die in den USA entwickelte Idee der »psychischen Hygiene« an Bedeutung. Dieses Präventionskonzept fußte auf dem Engagement des Versicherungsangestellten Clifford Beers (1876–1943), der zwischen 1901 und 1903 in drei Kliniken behandelt worden war. 1907 erschien seine populäre Autobiografie *Eine Seele, die sich wiederfand.*

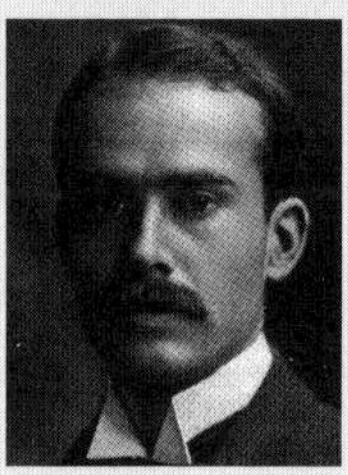

ABBILDUNG 29
Clifford W. Beers, um 1910

Beers beschrieb depressiv-psychotische Erfahrungen, kritisierte die Ausstattung der Kliniken, die Ignoranz der Ärzte und Misshandlungen durch Pflegekräfte. Mit Unterstützung prominenter Fürsprecher wie Adolf Meyer gründete er 1909 das National Committee for Mental Hygiene, um gegen Stigmatisierung und Ausgrenzung und für ambulante Prävention und Nachsorge einzutreten. Mitte der 1920er Jahre wurde sein Programm auch in Europa aufgegriffen. 1930 kamen in Washington, D. C., rund 4.000 Anhänger aus insgesamt 51 Staaten zum ersten International Congress of Mental Health zusammen.

Vor diesem Hintergrund sind Hermann Simons und Gustav Kolbs Konzepte im Kontext einer Modernisierung der Sozialsysteme in der Weimarer Republik zu verstehen, die auf Bismarcks Sozialgesetzgebung, dem Einfluss der Arbeiter- und Frauenbewegung und dem Ausbau ambulanter und präventiver Konzepte (Familienpflege, Psychiatrische Hilfsvereine) beruhte.

Der Erlanger Anstaltsdirektor Gustav Kolb setzte auf die Tradition der Familienpflege. Das bisherige Versorgungssystem verfügte nur über wenig Kapazitäten zur ambulanten Nachsorge. Kolb organisierte ab 1908 in externen Fürsorgestellen Sprechstunden (»stationäre Fürsorge«) und Hausbesuche (»nachgehende Fürsorge«). Diese sogenannte »offene Fürsorge« sollte die Integration der Insassen in die Herkunftsfamilien ebenso fördern wie die Information der Angehörigen und die statistische Erfassung aller Betroffenen. 1927 wurde das Modell in Bayern, Baden und Preußen an 42 Anstalten betrieben. Eine andere Form entwickelte der Gelsenkirchener Stadtmedizinalrat Friedrich Wendenburg (1888–1967), der die psychiatrische Fürsorge ab 1920 in den kommunalen Fürsorgeämtern verankerte. Um 1927 unterhielten 33 rheinisch-westfälische Städte und zehn Landkreise solche ambulanten Anlaufstellen.

Kolbs Ansatz war auf die Anstalten zentriert und setzte auf dort angestellte Fürsorgeärzte und Krankenschwestern. Gegenüber Fachkräften aus der Wohlfahrtspflege blieb er skeptisch. Dabei hatten diese sich in der allgemeinen Krankenhausfürsorge der Weimarer Republik bereits gut etabliert. Eine bedeutende Förderin der noch jungen Profession der Sozialen Arbeit war Alice Salomon (1872–1948), die 1908 in Berlin die erste Soziale Frauenschule leitete. Sie trug damit maßgeblich zur Emanzipation, Bildung und sozialen Sicherung von Frauen bei. Bereits 1916 existierten 13 Fachschulen für soziale Berufe in Deutschland (Wendt 2008). In der deutschen Psychiatrie konnte die Soziale Arbeit erst in den 1960er und 1970er Jahren Fuß fassen. Im angloamerikanischen Raum sah dies anders aus: 1926 entstand die American Association of Psychiatric Social Workers auf Initiative der Leiterin des Sozialen Dienstes am Boston Psychopathic Hospital Mary Cromwell Jarrett (1876–1961). Und in Großbritannien wurde die erste Berufsorganisation für psychiatrische Sozialarbeit bereits 1930 gegründet (Tomes 2008).

Hermann Simon begann hingegen in den Heil- und Pflegeanstalten Warstein und Gütersloh mit einer Neuorganisation der bereits im 19. Jahrhundert in den Anstalten geförderten Arbeitstherapie. Simon (1931) teilte die Patientinnen und Patienten nach ihrer Leistungsfähigkeit ein, alle sollten (unbezahlt) arbeiten. Ab 1914 führte er in Gütersloh ein fünfstufiges Belohnungssystem ein: von einfachen Verrichtungen über komplexere Aufgaben bis hin zu landwirtschaftlichen, hauswirtschaftlichen und handwerklichen Tätigkeiten. Je nach Leistung und »Nützlichkeit« wurde der

Aufstieg in eine höhere Stufe verordnet. Das System verkürzte zwar nicht die Dauer der Unterbringung, aber reduzierte Zwangs- und Beruhigungsmittel und förderte soziale Beziehungen unter den Insassen. Allerdings verband der um 1930 deutlich sozialdarwinistisch eingestellte und auch die »Euthanasie« befürwortende Simon seinen Ansatz mit einem rigiden Anpassungsdruck. Das Modell galt seinerzeit als fortschrittlich, zog internationale Besuchergruppen an und wurde zahlreich kopiert.

Seit der Jahrhundertwende gab es auch zunehmend Anlaufstellen für Berufsberatung, Arbeitsberatung oder Erziehungsberatung. Allein zwischen 1922 und 1932 entstanden in Deutschland gut 400 Sexualberatungsstellen in öffentlicher oder freier Trägerschaft. Ein Beispiel ist das 1919 gegründete Institut für Sexualwissenschaft in Berlin (Herrn 2022). Unter der Regie des Mediziners Magnus Hirschfeld (1868–1935) gingen dort für die vierzig Mitarbeitenden Forschung, Behandlung, Begutachtung und Beratung Hand in Hand. Im Mittelpunkt standen alle Formen von sexuellen Störungen, Aufklärung und Verhütung sowie Beratung bei sexuellen »Zwischenstufen« wie Homo- und Transsexualität. Allein im Jahr 1920 sollen rund 18.000 Beratungen und zahlreiche »Milieutherapien« stattgefunden haben.

Durch die ambulanten Konzepte verkürzte sich die durchschnittliche Verweildauer in den Anstalten deutlich, doch die Patientenzahlen stiegen. 1929 erreichten die Belegzahlen der Anstalten wieder einen neuen Höchststand von mehr als 300.000 Patientinnen und Patienten. Erst in der Weltwirtschaftskrise der 1930er Jahre gingen die Zahlen wieder zurück.

Die Medizinhistoriker Hans-Werner Schmuhl and Volker Roelcke (2013, S. 20) betonen die Bandbreite der therapeutischen Verfahren in den 1920er Jahren, bevor gegen Ende der Dekade die von ihnen sogenannten »heroischen« somatischen Schocktherapien eingeführt wurden. Sie interpretieren deren Aufkommen als Versuch, den früheren »therapeutischen Nihilismus« zu überwinden und die Psychiatrie als eine »medizinische Wissenschaft« weiterzuentwickeln. Diese Methoden gingen von der Beobachtung aus, dass psychotische Symptome nach künstlich ausgelösten Krampfanfällen zurückgehen können (ab 1927 »Insulinkur«, 1929 Cardiazol-Krampfbehandlung, 1938 Elektrokrampfbehandlung). Sie dominierten über zwei Jahrzehnte lang die Schizophrenietherapie. Die 1938 von dem italienischen Neurologen Ugo Cerletti (1877–1963) eingeführte Elektrokrampftherapie verbreitete sich weltweit innerhalb weniger Jahre.

ABBILDUNG 30
Cerlettis ursprünglicher Konvulsator, Italien, 1938

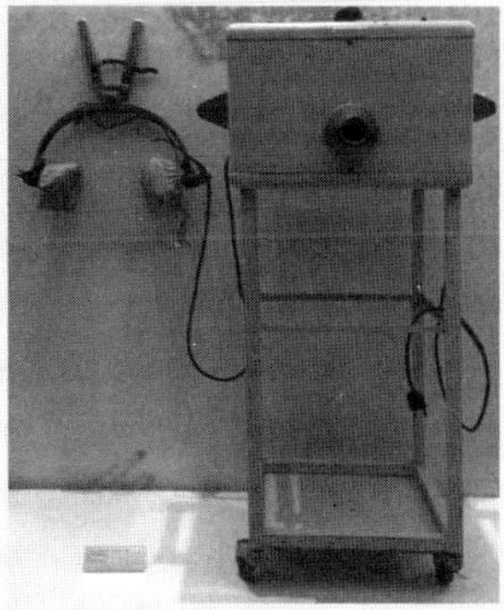

Das Verfahren zur Auslösung von epileptischen Anfällen durch elektrischen Strom zu therapeutischen Zwecken wurde ohne Wissen über die Wirkprinzipien und auch ohne Heilungsabsicht durchgeführt. In der Einführungsphase der Elektrokrampftherapie in den 1940er Jahren versuchten die beteiligten Ingenieure und Ärzte, angesichts von Knochenbrüchen und den typischen Amnesien nach den Behandlungen, die Stromstärke und Reizdauer anzupassen. Die beobachtbare Verminderung der Symptome erleichterte es, die soziale Ordnung auf den Stationen aufrechtzuerhalten (Gawlich 2018, S. 294). Noch um 1950 bekamen Patienten mit psychotischen Störungen in vielen Kliniken in über der Hälfte der Fälle Elektrokrampfbehandlungen. Außer diesem Verfahren, das heute in modifizierter Weise und mit strenger Indikation etwa bei schweren, als »therapieresistent« geltenden Depressionen durchgeführt wird, wurden die anderen Schockverfahren ab den 1960er Jahren wieder fallen gelassen.

Der Portugiese António Egas Moniz (1874–1955) erhielt nach massiver Lobbyarbeit seiner Anhänger für die 1935 eingeführte Psychochirurgie 1949 den Nobelpreis. Die operative Zerstörung von Hirngewebe (Lobotomie; Leukotomie) sollte schwere schizophrene oder zwanghafte Symptome lindern, führte allerdings häufig zu gravierenden Persönlichkeitsveränderungen. Allein in den USA wurden schätzungsweise 40.000 solcher Eingriffe durchgeführt. Internationale Studien haben einen doppelt so hohen Anteil von operierten Frauen gegenüber dem Anteil von Männern nachgewiesen (Meier 2015, S. 205 ff.). Erst ab Mitte der 1950er Jahre sank die Zahl der Eingriffe deutlich, die letzten wurden Anfang der 1970er Jahre durchgeführt. Die heutigen stereotaktischen Hirnoperationen, in denen kleine Hirnareale gezielt lädiert oder stimuliert werden, sind auf neurologische Indikationen (Parkinson-Krankheit, Epilepsie) begrenzt, wobei die Ausdehnung auf Zwangsstörungen und Depressionen diskutiert und klinisch erforscht wird.

In der Weimarer Republik wurden mit Beratungsstellen, der offenen Fürsorge und der Arbeitstherapie neue Ansätze zur Prävention, Nachsorge und Beschäftigung entwickelt. Zusammen mit dem Ausbau der staatlichen Gesundheitsdienste etablierte sich ein effektives und modernisiertes Gesundheitssystem.

6.1.7 Psychiatrie im Nationalsozialismus

Von der nationalsozialistischen »Machtergreifung« 1933 bis zur Kapitulation des Regimes 1945 reicht das schwierigste Kapitel der neueren deutschen Geschichte. Die Psychiatrie ist davon in besonderer Weise betroffen: Zur Debatte steht nicht, ob die deutsche Psychiatrie intellektuell, institutionell und personell in die Ermordung von Hunderttausenden von Patienten verwickelt war, sondern wie, warum und in welchem Ausmaß.

Nach Eric J. Engstrom und Volker Roelcke (2003, S. 12 ff.) haben sich in der Medizingeschichte zwei unterschiedliche Positionen herauskristallisiert, um die nationalsozialistischen Psychiatrieverbrechen zu erklären. Einerseits hätten Medizinhistoriker die Diskontinuität der deutschen Geschichte zwischen 1933 und 1945 betont und die Psychiatrie zum Opfer von politischen Zwängen erklärt. Andererseits habe man die Kontinuität von Modellen und Personen vor 1933 und nach 1945 unterstrichen und die aktive Zuarbeit der psychiatrischen Experten herausgearbeitet. Inzwischen sind zahlreiche Regionalstudien publiziert worden und zunehmend wird auch die Perspektive der Opfer thematisiert (Fuchs u. a. 2007). Die Namen und Lebensgeschichten der Opfer sind zu einem wichtigen Anliegen der Aufarbeitung und Erinnerungsarbeit geworden (Cranach u. a. 2018).

Jedenfalls ergibt sich die Singularität der Ereignisse schon aus den Zahlen: Mindestens 296.000 Patientinnen und Patienten wurden ermordet, davon rund 140.000 Menschen aus im Krieg besetzten Gebieten und bis zu 10.000 Kinder, dazu kommen 300.000 Zwangssterilisierungen, an denen rund 6.000 Menschen starben, davon 90 Prozent Frauen (Schulte u. a. 2022; Faulstich 1998, 2000; Benzenhöfer & Ackermann 2015). Die meisten Opfer waren behinderte und psychiatrische Patienten und Patientinnen aus Heimen und Anstalten. Die Verbrechen standen in der Konsequenz der totalitären und rassistischen nationalsozialistischen Ausrottungspolitik gegenüber angeblich »minderwertigen« und »lebensunwerten« Menschen. Unter welchen Voraussetzungen konnte es dazu kommen?

Bereits im letzten Drittel des 19. Jahrhunderts wurde versucht, Charles Darwins (1809–1882) Evolutionslehre von der »natürlichen Auslese« der Arten auf gesellschaftliche Verhältnisse zu übertragen (Sozialdarwinismus). Leitend waren Bénédict Augustin Morels Degenerationstheorie, Joseph Arthur Gobineaus (1816–1882) Vorstellung, es gebe höher- und minderwertige Rassen, Francis Galtons (1822–1911) »Eugenik« als Lehre von der gezielten Selektion des Erbguts und die Ausdehnung eugenischen Denkens auf ganze Ethnien durch Alfred Ploetz (1860–1940). Diese Vorstellungen waren Anfang des 20. Jahrhunderts in allen politischen Lagern und Ländern zu finden (Kühl 2014). Die speziell »völkische«, auf Rassen bezogene deutsche Variante deutete die sozioökonomischen Probleme des Wilhelminischen Kaiserreichs biologistisch um: Der natürliche »Kampf ums Dasein« sei durch die moderne Zivilisation ausgeschaltet worden, deshalb könnten sich »Untaugliche« vermehren, deren Fortpflanzung jedoch zu verhindern sei, um das »reine« Erbgut der »arischen Rasse« zu sichern. Solche Positionen waren bis zum Ersten Weltkrieg noch selten, kamen dann aber verstärkt auf. Diskutiert wurden sowohl die »positive Eugenik«, also Maßnahmen zur Förderung erwünschter Erbanlagen (z. B. Mütter- und Säuglingsfürsorge), als auch die »negative Eugenik« mit Maßnahmen, um die Vermehrung unerwünschter Erbanlagen zu verhindern (Heiratsregelungen, Sterilisierungen, Tötungen).

Forderungen nach »Euthanasie«, also der Tötung angeblich »lebensunwerter« Menschen, wurden bereits in den Zwanzigerjahren lauter. Deutlich formuliert wurden sie 1920 von dem Juristen Karl Binding (1841–1920) und dem Freiburger Psychiater Alfred Erich Hoche (1865–1943) in ihrer Schrift *Die Freigabe der Vernichtung lebensunwerten Lebens*. Darin teilten sie die zur Tötung bestimmten Menschen in Gruppen ein (komatöse, unheilbar tödlich erkrankte und schwer geistig behinderte Patienten). Hoche schreibt über die Menschen mit schweren geistigen Behinderungen:

> »Es ist eine peinliche Vorstellung, daß eine ganze Generation von Pflegern neben diesen leeren Menschenhülsen dahinaltern, von denen nicht wenige 70 Jahre und älter werden. Die Frage, ob der für die Kategorien von Ballastexistenzen notwendige Aufwand nach allen Richtungen hin gerechtfertigt sei, war in den verflossenen Zeiten des Wohlstandes nicht dringend; jetzt ist es anders geworden, und wir müssen uns ernstlich mit ihr beschäftigen.« (Binding & Hoche 1922, S. 55)

Die Rede von angeblich ökonomisch untragbaren »Menschenhülsen« und »Ballastexistenzen« prägte später die nationalsozialistische Propaganda und Politik.

Ganz anders lautete, ebenfalls 1920, eine Einschätzung von Karl Birnbaum (1878–1950), der ab 1930 ärztlicher Direktor in Berlin-Buch war, drei Jahre später entlassen wurde und 1939 in die USA emigrierte:

> »Es ist nicht zu verkennen: Von vielem Schweren und Trüben, von Bedrückungen und Enttäuschungen, von Verirrungen und Entgleisungen, von Hemmungen und Zerstörungen würde das Leben befreit, ließe sich das Pathologische aus seinem Umkreise bannen. Aber ebenso ist gewiß: Es würde zugleich an Formen und Nuancen, an Farben und Lichtern, an Reichtum und Fülle des Seelenlebens erheblich verarmen. Es würde an Lebenswert verlieren.« (Birnbaum 1920, S. 303)

Zwischen diesen Polen spielten sich die Diskussionen ab. Dabei dürfte die Mehrheit der deutschen Psychiater der negativen Eugenik noch Ende der Zwanzigerjahre zumindest in wissenschaftlicher Hinsicht skeptisch gegenübergestanden haben. Ideologische Gründe gaben den Ausschlag.

Nach der Einführung verschiedener Zeitschriften und Fachgesellschaften wurde die »Rassenhygiene« in der Weimarer Republik politisch gefördert und ab 1927 im Berliner Kaiser-Wilhelm-Institut für Anthropologie mit über dreißig weiteren Institutsgründungen bis 1933 verankert (Schmuhl 2003; Roelcke 2013).

Unter den Nationalsozialisten erhielt die »Rassenhygiene« den Rang eines Staatsziels (Weindling 2017). Schulbücher und Plakate waren wirksame Propagandamittel. Jüdische Mediziner wurden verfolgt, jüdische Patienten ab 1939 von der öffentlichen Wohlfahrt ausgeschlossen. Das 1933 erlassene *Gesetz zur Verhütung erbkranken Nachwuchses* verpflichtete die Ärzte zu Zwangssterilisierungen an Menschen mit Behinderungen oder bestimmten psychischen Störungen. Als »erbkrank« galten Menschen mit »angeborenem Schwachsinn«, »Schizophrenie«, »manisch-depressivem Irresein«, »erblicher Fallsucht« (Epilepsie), »erblichem Veitstanz« (Chorea Huntington), »erblicher Blindheit«, »erblicher Taubheit«, »schwerem Alkoholismus« und »schwerer körperlicher Mißbildung«. Zur Organisation der Sterilisierungen wurden flächendeckend Erbgesundheitsgerichte, Gutachterausschüsse sowie erbbiologische Beratungsstellen eingerichtet. Für alle Anstalten bestand eine Anzeigepflicht.

ABBILDUNG 31
NS-Propaganda, 1936

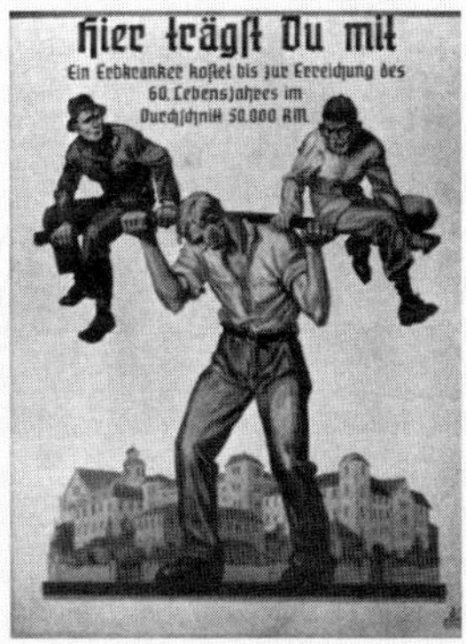
Hier trägst Du mit
Ein Erbkranker kostet bis zur Erreichung des
60. Lebensjahres im
Durchschnitt 50.000 RM.

Die Vernichtungsaktionen (verharmlosend »Euthanasie«, also »Gnadentod«, genannt) ließen sich erst nach Kriegsausbruch durchsetzen. Hitler unterschrieb eine ab August 1939 wirksame Verfügung zur Tötung von schwer behinderten Kindern. In 37 neu eingerichteten »Kinderfachabteilungen« wurden unter strengster Geheimhaltung mit tödlichen Medikamentendosen mindestens 5.000 Kinder im Alter von bis zu 16 Jahren umgebracht, die bis dahin vor allem bei den Eltern oder in Heimen gelebt hatten.

Die Ermordung von Erwachsenen geschah in zwei Wellen (Rotzoll u. a. 2010). Die Erfassung, Selektion, Deportation und Tötung der Patientinnen und Patienten erfolgte zunächst ab 1939 im Zuge der sogenannten »Aktion T4«, benannt nach der Tarnadresse der administrativen Zentrale in der Berliner Tiergartenstraße 4. Nach der Einstellung dieses Programms mit gut 70.000 Toten wurden ab 1941 in einer zweiten Welle dezentrale Tötungsaktionen in den Kliniken organisiert, die noch zu erheblich mehr Todesopfern führten. In der Berliner Tiergartenstraße war ab 1939 die zuständige »Reichsarbeitsgemeinschaft Heil- und Pflegeanstalten« untergebracht, die durch eine »Gemeinnützige Stiftung für Anstaltspflege« legitimiert und von der »Zentralverrechnungsstelle Heil- und Pflegeanstalten« administrativ unterstützt wurde. Zuerst wurden Meldebögen in die Anstalten versandt. Nach deren Rücklauf selektierte man die Patienten in Berlin anhand der Angaben von jeweils drei Gutachtern (hinsichtlich »Erblichkeit«, »Unheilbarkeit«, »Arbeitsleistung«, »Asozialität«, »Rassenzugehörigkeit«).

Standen die Einschätzungen fest, teilte man dies den Anstaltsleitern mit und die betroffenen Patientinnen und Patienten wurden in Bussen durch die »Gemeinnützige Krankentransportgesellschaft« (GEKRA) abtransportiert und in »Zwischenanstalten« gesammelt. Von dort wurden sie bis 1941 in sechs Tötungsanstalten verbracht (Bernburg, Brandenburg, Grafeneck, Hadamar, Hartheim und Sonnenstein bei Pirna) und mit Kohlenmonoxid in Gaskammern vergiftet. Ein Foto vom Juli 1940 hält eine Deportation aus der oberschwäbischen Anstalt Schloss Liebenau in die Tötungsanstalt Grafeneck fest.

Um den Opfern ein Gesicht zu geben, sei das Schicksal von Gertrud H. skizziert (nach Heuser 2001, S. 174 ff.). Die 43-jährige Patientin, von Beruf Stickerin, wurde am 26. Juli 1939 auf Veranlassung ihrer Angehörigen von einem Nervenarzt mit der Diagnose einer »Psychose« in die Provinzial-Heil- und Pflegeanstalt Düsseldorf-Grafenberg eingewiesen. Bis dahin lebte sie bei den Eltern, führte deren Haushalt und pflegte die durch einen Schlaganfall gelähmte Mutter.

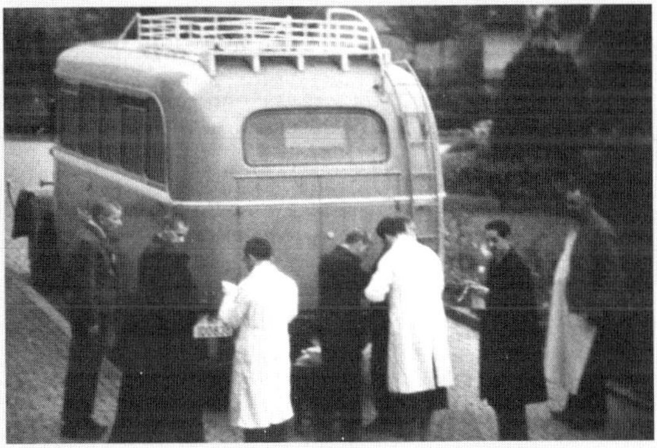

ABBILDUNG 32
Deportation mit einem Bus der GEKRA aus Liebenau, 1940

Die jüngere Schwester berichtete den Grafenberger Ärzten, Gertrud H. sei möglicherweise von einem »Kavalier misshandelt« worden, seitdem wirke sie verwirrt. Die »Misshandlung« bestätigte sich. Die Ärzte stellten die Diagnose »reaktive Depression« und behandelten sie täglich mit Beruhigungsmitteln. Regelmäßig kam ihre Familie zu Besuch. Die Pflegekräfte notierten, sie weine viel und wolle wieder zurück nach Hause. Im Dezember wurde sie an einer Wucherung der Gebärmutterschleimhaut operiert, wobei der Uterus entfernt wurde. Eine Entlassung im Januar 1940 scheiterte, da sie aggressiv gegen den Vater wurde. Die Schwester brachte sie am 20. März 1940 in die Anstalt zurück, woraufhin Frau H. das Essen verweigerte.

Ihr Meldebogen wird am 1. Juli an die T4-Zentrale geschickt, dort wird sie nach der Begutachtung auf die Tötungsliste gesetzt. Dann stirbt die Mutter im März 1941. Gertrud H. verschließt sich weiter und redet kaum. Sie wird am 6. Mai ohne Wissen der Angehörigen in die rheinische Zwischenanstalt Galkhausen verlegt und erhält noch eine Schockbehandlung mit dem Krampfmittel Cardiazol. Dem Ansinnen der Grafenberger Ärzte, sie zurückzustellen, wird jedoch nicht nachgegeben. In der erhaltenen Patientenakte heißt es, nach der Cardiazolschocktherapie war Gertrud H.:

> »[...] etwas aufgelockert, insgesamt aber ist eine Änderung des Grundzustandes, nämlich der einer erheblichen geistigen Verödung, nicht zu erwarten. Es wurde deshalb von weiteren therapeutischen Maßnahmen Abstand genommen. Pat. wird heute auf Anordnung

> des Reichsverteidigungskommissars in eine andere Anstalt verlegt.«

Gertrud H. und 51 weitere Patientinnen und Patienten werden am 24. Juni in einem der grauen Busse der »Gemeinnützigen Krankentransportgesellschaft« in die hessische Tötungsanstalt Hadamar befördert. Dort wird sie sofort in einen »Duschraum« geführt und mit eingeleitetem Kohlenmonoxidgas ermordet. Laut den fingierten Angaben in der Todesnachricht vom 3. Juli 1942 sei sie »infolge Ruhr mit anschließender Kreislaufschwäche verstorben«.

Die Schwester gibt am 30. Dezember 1947 vor der Düsseldorfer Staatsanwaltschaft zu Protokoll, sie habe:

> »[...] die Richtigkeit der Todesursache stärkstens angezweifelt. Wir haben schon damals angenommen, daß unsere Schwester auf eine ungesetzliche Art zu Tode gekommen ist. Nur durfte man damals auf Grund der bekannten Regierungsmethoden einen solchen Verdacht nicht äußern. Über die Art der Tötung unserer Schwester sind wir zutiefst erschüttert. Wir erwarten, dass die Schuldigen zur Rechenschaft gezogen werden.«

Es ist klar, dass Gertrud H. weder zu den Langzeitpatientinnen gehörte noch ihr Zustand der Meldepflicht gemäß den üblichen Selektionskriterien unterlag. Ihre Schwester sagte 1948 im »Euthanasieprozess« gegen den rheinländischen Medizinaldezernenten für die »Irrenpflege« Walter Creutz aus. Dieser wurde in mehreren Instanzen freigesprochen, da er versucht habe, die Mordaktionen zu verhindern – was in neueren Untersuchungen bezweifelt wird (Schmuhl 2013).

Vereinzelter Widerstand regte sich bei den Kirchen. Ab 1940 protestierten mehrere höhere Kirchenvertreter schriftlich, wenn auch nur auf dem Dienstweg. Zu nennen ist etwa ein Brief vom 19. Juli 1940 des württembergischen Landesbischofs Theophil Wurm (1868–1953) an den Reichsinnenminister über die Vorgänge in der Tötungsanstalt Grafeneck. Öffentlich handelte hingegen der Bischof von Münster, Clemens August Graf von Galen (1878–1946), am 3. August 1941 in einer Predigt, in der er den Abtransport westfälischer Patienten aufdeckte, die Vermutung äußerte, sie würden vorsätzlich getötet, und von seiner aus diesen Gründen erstatteten Strafanzeige berichtete.

Aufgrund der zunehmenden Unruhe in der Bevölkerung wurde die »Aktion T4« 1941 offiziell gestoppt. Aber auf regionaler Ebene liefen die Aktionen nun in die Kliniken verlagert weiter (sog. »wilde Euthanasie«). Insbesondere wurden Patienten aus Anstalten deportiert, um Platz für Kriegsopfer zu schaffen, und dann in den Tötungsanstalten umgebracht. Diese verdeckten Maßnahmen wurden großenteils durch das Pflegepersonal auf Weisung von Ärzten durchgeführt. Sie fanden in mindestens dreißig Anstalten statt, wurden durch Aushungern und Überdosierung von Medikamenten vollzogen und forderten noch weitaus mehr Todesopfer als die erste Tötungswelle.

Hunderte von Ärzten waren an den Tötungsaktionen direkt beteiligt, mindestens vierzig Psychiater verfassten die Gutachten, etliche Vordenker und Organisatoren waren ebenfalls Psychiater. Zu Letzteren zählten etwa der Lehrstuhlinhaber für Psychiatrie und SS-Offizier Werner Heyde (1902–1964) als medizinischer Leiter der »Aktion T4«, der maßgebliche Theoretiker der »Rassenhygiene« Ernst Rüdin (1874–1952) und der Heidelberger Lehrstuhlinhaber Carl Schneider (1891–1946).

Bezeichnend dürfte die Äußerung des Bremer Klinikdirektors und T4-Gutachters Walther Kaldewey (1896–1954; 1935, S. 297) sein: »Wie das Heer den Frieden, so erstreben wir die Gesundheit, auch wenn wir, wie das Heer für den Krieg, für den Kampf gegen die Krankheit rüsten.« Teilweise experimentierten die Mediziner an den ihnen ausgelieferten Patienten, manche forderten die Gehirne der Ermordeten zur Forschung an, andere hofften, in einer »gesäuberten« Versorgungslandschaft effektivere Therapien für die Überlebenden zur Verfügung stellen zu können (Schmuhl 2000, S. 41).

Die juristische und historische Aufarbeitung in Deutschland und Österreich verzögerte sich im Klima eines allgemein verleugnenden Umgangs mit den NS-Verbrechen, viele der beteiligten Täter wurden nie verurteilt. Auch das Sterilisierungsgesetz wurde von den Alliierten nicht zurückgenommen. Auf Entschädigungsansprüche wurde in der Regel mit dem Argument reagiert, das *Gesetz zur Verhütung erbkranken Nachwuchses* sei kein typisch nationalsozialistisches Gesetz, da es solche auch in anderen Ländern gegeben habe. Bis heute werden den Betroffenen Leistungen nach dem *Bundesentschädigungsgesetz* von 1953 und die Anerkennung als Verfolgte des Nationalsozialismus verweigert (Tümmers 2011).

Schon Anfang der 1950er Jahre organisierten sich etliche Zwangssterilisierte in vier Verbänden (z. B. im Zentralverband der Sterilisierten und Gesundheitsgeschädigten e. V.). Ihre Bemühungen um Entschädigung, Härteausgleich oder Wiedergutmachung scheiterten bald an internen Führungskonflikten, finanziellen Problemen und dem fehlenden politischen Willen. Der Zentralverband löste sich 1954 auf. Erst 1987 trat mit dem Bund der »Euthanasie«-Geschädigten und Zwangssterilisierten eine neue Selbstorganisation auf den Plan. Nach der Ächtung des *Gesetzes zur Verhütung erbkranken Nachwuchses* durch den Bundestag als «nationalsozialistisches Unrecht« im Jahr 2007 erhalten noch lebende Betroffene eine geringe Ausgleichszahlung.

Um die Täter in Politik, Medizin, Pflege und Verwaltung zur Verantwortung zu ziehen, fanden in der Nachkriegszeit größere »Euthanasie«-Verfahren, 1947 in Frankfurt am Main und Dresden, statt. Insgesamt wurden in der Bundesrepublik sieben Todesurteile gefällt, davon wurden zwei vollstreckt. 29 Angeklagte wurden zu Freiheitsstrafen zwischen vier Monaten und lebenslänglich verurteilt. Bei 49 Personen kam es zu einem Freispruch, drei Verfahren wurden eingestellt.

Das bisher letzte bundesdeutsche Verfahren wurde auf der Grundlage von neu entdeckten Akten aus dem Bestand des Ministeriums für Staatssicherheit der DDR angestrengt und endete 2005 mit einem Freispruch. Aus den nach 1990 gefundenen Akten konnte auch die oben wiedergegebene Geschichte von Gertrud H. rekonstruiert werden.

Erste wissenschaftliche Untersuchungen nahm die Öffentlichkeit kaum zur Kenntnis (Platen-Hallermund 1948; Mitscherlich 1949). Erst ab den Sechzigerjahren formierte sich die Forschung und wurde seit den Achtzigerjahren konsequenter fortgeführt (Klee 1985; Dörner 1988; Friedlander 1995). Inzwischen gibt es eine umfangreiche Anzahl von Studien, in denen auch spezielle Themen oder regionale Praktiken untersucht worden sind (z. B. Schmiedebach 2019; Cranach u. a. 2018; Fangerau u. a. 2017).

Die deutsche Psychiatrie ist nicht von den Nationalsozialisten »missbraucht« worden, vielmehr war sie teilweise intellektuell, strukturell und personell in die Verbrechen verwickelt. Mindestens 296.000 psychisch beeinträchtigte Kinder und Erwachsene wurden ermordet.

6.2 Nachkriegszeit, Deinstitutionalisierung und Sozialpsychiatrie

Die deutsche Psychiatrie blieb nach 1945 in der Bundesrepublik und der DDR zunächst eine Institution der Verwahrung. Während der Besatzungszeit der vier Siegermächte waren die Anstalten mit Vertrauensverlust, Kriegsschäden, Fremdbelegung, Hungersterben, Überfüllung und Personalfluktuation konfrontiert. Um 1950 ging zudem eine Welle der Psychiatriekritik durch die Medien. Die Zustände in den Anstalten der BRD und die Rechtssicherheit von Unterbringungen wurden öffentlich diskutiert: angesichts des preisgekrönten, anstaltskritischen US-Films *Die Schlangengrube*, nach einer investigativen Reportage über einen Todesfall in der hessischen Landesheilanstalt Eichberg oder anlässlich des Hamburger Gerichtsprozesses gegen den Arzt Martin-Heinrich Corten, der seine Frau Magdalena 1947/48 unter Vortäuschung falscher Tatsachen in drei Anstalten eingewiesen haben soll, aber freigesprochen wurde (Brückner 2023b).

In der Fachwelt folgten Debatten über ein bundesweites »Freiheitsentziehungsverfahrensgesetz«, denn seit 1949 widersprachen die noch üblichen polizeirechtlichen Unterbringungsverfahren dem *Grundgesetz* (Art. 2 u. 104, Abs. 2). 1956 wurde dann die Gruppe der »psychisch Kranken« der Ländergesetzgebung zugeschlagen, dies schob die Entwicklung von Psychisch-Kranken-Gesetzen an (Coché 2017, S. 150 ff.). In den Kliniken nahmen die Aufnahmen rasch wieder zu. Ende 1958 gab es in der Bundesrepublik gut 92.000 psychiatrische Betten in ca. 60 Landeskrankenhäusern, zudem 1.700 Betten in Universitätskliniken. Zu dieser Zeit wurden etliche Fachabteilungen eingerichtet (Kinder- und Jugendpsychiatrie, Alterspsychiatrie, Suchtmedizin), während Ätiologie und Psychopathologie weitgehend medizinischen Modellen folgten.

In den wohnortfernen und abgeschotteten Lebenswelten der Anstalten ergaben sich allmählich einige Erleichterungen durch bauliche Modernisierungen oder die Einführung von Radios, Fernsehern und Gruppentherapien. In den 1950er Jahren wurde also nicht nur die Psychopharmakotherapie entwickelt, sondern es entstanden auch erste Voraussetzungen für Reformen, anknüpfend an Vorkriegstraditionen wie Familienpflege, aktivierende Arbeitstherapie, ambulante Fürsorge und öffentliche Gesundheitspflege. Im Februar 1959 entstand im Deutschen Verein für Öffentliche und Private Fürsorge ein Aktionsausschuss zur Verbesserung der Hilfe für psychisch Kranke und im selben Jahr begann in Frankfurt am Main unter Jürg Zutt (1893–1980) der Aufbau einer sozialpsychiatrischen Abteilung mit der Eröffnung der ersten deutschen Nachtklinik. Im selben Jahr gab es in Großbritannien bereits 38 psychiatrische Tageskliniken.

Die Versorgungslandschaft der 1960er Jahre ist von der Historikerin Cornelia Brink (2010, S. 421) als ein »Nebeneinander von Altem und Neuem« beschrieben worden. Ebenso geht Felicitas Söhner (2020, S. 24, 161) von parallel existierenden »Denkkollektiven« der Reformpsychiatrie und der Mainstream-Psychiatrie aus. Das Gros der Klinikdirektoren war in der Deutschen Gesellschaft für Psychiatrie und Nervenheilkunde (DGPN) organisiert und trat für modernisierte Fachkrankenhäuser ein (Dörre 2021).

Im Hinblick auf die einschneidende Reform der westdeutschen Psychiatrie ab 1975 konzentriert sich der folgende Kapitelabschnitt auf die Entstehung der Sozial- und Gemeindepsychiatrie bis zur Jahrtausendwende. Der Ausdruck »Sozialpsychiatrie« umfasst die Soziologie und Epidemiologie psychischer Störungen sowie gesundheitspolitische Konzepte und Initiativen zum Aufbau von dezentralen, partizipativen Versorgungsstrukturen. Die »Gemeindepsychiatrie« ist somit das praktische Ziel der Sozialpsychiatrie – eine vernetzte, multiprofessionelle Versorgungslandschaft, die seit den 1980er Jahren zum internationalen Standard geworden ist. Mit der Diskussion des biopsychosozialen Modells von Gesundheit und Krankheit in den 1990er Jahren endet das Kapitel an der zeitgeschichtlichen Grenze dieses Bandes.

6.2.1 Die Ära der Psychopharmaka

In den 1950er Jahren waren bei schweren psychischen Störungen oft noch Insulin- und Elektrokrampftherapien üblich, und zwar auch nach Einführung der modernen Psychopharmaka. Ab 1952 konnten psychotische Symptome mit dem ersten Neuroleptikum Chlorpromazin effektiv beeinflusst werden. Der Pariser Psychiater Jean Delay (1907–1987) erfuhr eher zufällig von dem ursprünglich zur Narkosevorbereitung bestimmten Mittel und entdeckte dann seine »antipsychotische« Wirkung. Neuroleptika (»Nervendämpfungsmittel«) mit symptomreduzierender und sedierender Wirkung gibt es heute in mehreren Stoffklassen mit gut fünfzig einzelnen Wirksubstanzen. 1958 wurde das stimmungsaufhellende Imipramin (Tofranil) als erstes Antidepressivum eingeführt. Eine ganz andere Substanz, nämlich das Salz das Metalls Lithium, wirkt ebenfalls stimmungsstabilisierend. Dieser Effekt wurde bereits im 19. Jahrhundert beschrieben, aber erst 1949 von dem australischen Psychiater John Cade (1912–1980) wiederentdeckt. Seit 1967 werden Lithiumsalze als »Phasenprophylaktika« als Mittel der Wahl bei bipolaren affektiven Psychosen verwendet, ihr Wirkmechanismus bleibt allerdings ungeklärt. Ab 1960 war Librium als erster Tranquilizer aus der Gruppe der Benzodiazepine erhältlich, noch erfolgreicher war das Nachfolgepräparat Valium (Diazepam), das bald als Alltagsdroge vermarktet wurde (»mother's little helpers«) und der Pharmaindustrie ungeachtet seines Abhängigkeitspotenzials Milliardengewinne einbrachte. Zum Repertoire gehören heute zudem Antiepileptika und Antidementiva (Benkert & Hippius 2021).

Im Zuge des pharmazeutischen Booms wurde die Arzneimittelforschung modernisiert, erschloss einen riesigen Markt, erweiterte die therapeutischen Optionen, schuf aber auch neue Risiken. Die Anwendung der neuen Psychopharmaka, insbesondere der Neuroleptika, setzte sich im Lauf der Fünfzigerjahre in den europäischen und nordamerikanischen Anstalten relativ schnell durch. Ihre Entwicklung und Anwendung wird inzwischen genauer medizinhistorisch untersucht (Balz 2010), wie etwa im Fall des Schweizer Psychiaters und Anstaltsdirektors Roland Kuhn (1912–2005), der das Antidepressivum Imipramin entdeckte. Er führte in Münsterlingen im Auftrag der Pharmaindustrie jahrzehntelang an mindestens 1.112 Menschen klinische Tests ohne deren Einwilligung durch, mitunter wurden die Prüfsubstanzen unters Essen gemischt oder zusammen mit anderen Mitteln verabreicht. Bis zu zehn Todesfälle könnten möglicherweise im Zusammenhang mit den Tests stehen (Meier u. a. 2019). Während in der Bundesrepublik der Contergan-Skandal um 1960 gut 5.000 teils schwerstbehinderte Kinder zur Folge hatte, aber zu Entschädigungszahlungen und zur Novellierung des Arzneimittelgesetzes führte, wurden ethische Richtlinien für klinische Versuche am Menschen in der Schweiz erst 1970 veröffentlicht. Die in Münsterlingen vorfindliche Vernetzung zwischen Medizin und Industrie hat inzwischen auch die Aufmerksamkeit für Medikamententests in der Kinder- und Jugendpsychiatrie und in Heimen der Fünfziger- bis Achtzigerjahre erhöht (z. B. Sparing 2020).

Die traditionelle kustodiale, verwahrende Funktion der häufig schlecht ausgestatteten und überfüllten Einrichtungen förderte seit den 1950er Jahren die Verwendung der Medikamente als Beruhigungs- und Disziplinierungsmittel. Im Vergleich mit der Vorkriegszeit hatte sich das Klima in den Kliniken einschneidend gewandelt. Diese Situation war eine der Ursachen dafür, dass in den 1960er Jahren fachliche Proteste laut wurden, die in den Siebzigerjahren zur gemeindepsychiatrischen Psychiatriereform führten.

Von dem pharmakotherapeutischen Boom profitierte die neurochemische und neurophysiologische Grundlagenforschung. Nachdem gesichert war, dass Chlorpromazin – wie alle Neuroleptika – die Aufnahme von Neurotransmittern im Hirn (etwa Dopamin, Glutamat, Serotonin) und somit die Nervenreizleitung hemmt, wurde ab 1966 die ätiologische Dopamin-Überschuss-Hypothese der Schizophrenie entwickelt. Ebenso schloss man aus der neurophysiologischen Wirkung von Imipramin auf die Monoamin-Hypothese der Depression, die einen Mangel an Neurotransmittern (Monoamine wie z. B. Serotonin) im Hirn als ursächlich für affektive Störungen postuliert. Bis heute blieben dies Arbeitsmodelle, denn die Medikamente wirken »symptomatisch« und nicht ursächlich, sie können die Zielsymptome lindern, rufen aber auch unerwünschte Wirkungen hervor.

Obwohl bereits in den Sechzigerjahren vor »Schäden durch zu hohe Dosierung« gewarnt und ergänzende sozio- und psychotherapeutische Maßnahmen gefordert wurden (Baeyer 1966, S. 164), sind insbesondere Neuroleptika bis weit in die Achtzigerjahre hinein häufig hoch dosiert und in Kombination mehrerer Präparate verabreicht worden. Erwünschte und unerwünschte Effekte waren kaum zu trennen, da das Eintreten der Hauptwirkung am Auftreten von unerwünschten Nebenwirkungen gemessen wurde. Seitdem wurden mögliche medikamenteninduzierte Schäden in den Medien öffentlich diskutiert und auch von Vertretern der Patientenbewegung kritisch aufgearbeitet (zuerst Lehmann 1986). Seit 2005 hat die Verordnung von Neuroleptika wieder zugenommen, auch bei Kindern und älteren Menschen. Als »extrapyramidal-motorische« Nebenwirkungen werden bestimmte Bewegungsstörungen bezeichnet (Krämpfe, Unruhe, Muskelsteife), zudem können Neuroleptika vegetative Beeinträchtigungen, etwa Gewichtszunahme, Libidoverlust, Gedächtnisstörungen und Benommenheit verursachen (Benkert & Hippius 2021, S. 302 ff.). Diese Beschwerden sind für die Behandelten häufig sehr unangenehm. Bei längerem Gebrauch der klassischen Neuroleptika treten bei bis zu 20 Prozent der Patienten und Patientinnen irreversible Bewegungsstörungen auf (Spätdyskinesien). Bei neueren, sog. »atypischen« Präparaten kommen sie seltener vor. Zur langfristigen, zum Teil jahrelangen Rückfallprophylaxe werden Depotpräparate eingesetzt, die Lebenserwartung der Betroffenen ist deutlich verringert (u. a. durch erhöhte Suizidalität). Die unerwünschten Wirkungen werden von vielen Betroffenen notgedrungen in Kauf genommen und stellen doch den Hauptgrund für Behandlungsabbrüche dar.

Die psychopharmakologische Forschung war und ist eng mit industriellen Interessen verbunden. Zudem fördern personelle und ökonomische Engpässe in den Kliniken die Vergabe von Medikamenten. Große Hoffnung wurde in die neue Generation der sogenannten »atypischen« Neuroleptika gesetzt, deren Vorbild das 1971 auf den Markt gebrachte Clozapin ist. Diese Substanzen (etwa Olanzapin, Risperidon) sollten Ziel- und Nebenwirkungen trennen und werden seit den Neunzigerjahren zunehmend eingesetzt, konnten aber die Erwartungen nicht erfüllen. Sie erscheinen zwar verträglicher, sind aber weiterhin mit unerwünschten Effekten verbunden (»metabolisches Syndrom«, Blutbildschäden, Gewichtszunahme, Diabetes). Ebenso wurden ab den Achtzigerjahren mit den sogenannten »Selektiven Serotonin-Wiederaufnahme-Hemmern« (SSRI, etwa Fluctin) weitere Antidepressiva entwickelt, die gegenüber Placebos eine leicht erhöhte Wirksamkeit aufweisen. Doch ihr Wirkmechanismus bleibt unbekannt, denn das häufig zitierte Arbeitsmodell der Serotonin-Mangel-Hypothese der Depressionen gilt inzwischen als überholt (Padberg 2022; Benkert & Hippius 2021, S. 9).

Demgegenüber gab es nur wenige systematische Studien zu neuroleptikafreien Psychosentherapien. Die seit den 1980er Jahren bekannten »Soteria-Projekte« (San Francisco, Bern) ermöglichten eine personalaufwendige psychosoziale Intensivbehandlung von erstmals als schizophren diagnostizierten Patientinnen und Patienten mit minimalen Neuroleptikagaben und guten Evaluationsergebnissen. In Finnland wurden mit Yrjö Olavi Alanens »bedürfnisangepasster Therapie« und ihrer Weiterentwicklung zum Konzept des »offenen Dialogs« (sofortige ambulante psychosoziale Begleitung,

Familientherapie, wenig Psychopharmaka) etwas bessere Behandlungsergebnisse als mit traditionell behandelten Vergleichsgruppen erzielt. Anfang des 21. Jahrhunderts kamen zudem Fachdiskussionen über Minimaldosierungen und Optionen des Absetzens von Psychopharmaka in Gang.

Seit ihrer Einführung in den 1950er Jahren liegt das Hauptproblem der Neuroleptikaanwendung in den Möglichkeiten zur differenzierten und individuellen Risiko-Nutzen-Abwägung sowie den Optionen zu ihrem Absetzen nach dem ärztlichen Grundsatz »Zuerst nicht schaden!«.

6.2.2 Psychiatrie in der DDR

Die psychiatrische Versorgung in der Deutschen Demokratischen Republik lehnte sich teils an Vorkriegstraditionen und teils an sowjetische Vorbilder an (Strauß u. a. 2022; Brückner 2021b, S. 24 ff.). Wie in der Bundesrepublik füllten sich die Anstalten nach Kriegsende rasch. Im präventiv orientierten Gesundheitswesen der DDR gab es unter den Bedingungen der sozialistischen »Diktatur des Proletariats« neben dem betriebsärztlichen System staatliche und einige kirchliche Klinken für die stationäre Versorgung sowie Polikliniken für die fachärztliche Versorgung der Bezirke. Allgemein galt das Recht auf Arbeit auch für psychiatrische Patienten (»geschützte Brigaden«). Großstädte wie Berlin oder Leipzig verfügten auch über Beratungsstellen für »Nerven- und Gemütskranke« und psychiatrische Ambulanzen (»Dispensaires«), jedoch kaum über psychiatrische Praxen in den Stadtteilen. Politischer Missbrauch, also die Psychiatrisierung von politischen Dissidenten, kam in der DDR zwar in Einzelfällen vor, ist aber nicht systematisch betrieben worden.

Die »Rodewischer Thesen« von 1963, die nach einem internationalen Symposium entstanden, forderten unter anderem den Ausbau der multiprofessionellen Zusammenarbeit von Medizin, Pflege, Psychologie und sozialer Fürsorge. Doch innovative Konzepte konnten allenfalls an Universitätskliniken erprobt werden, etwa in Leipzig unter Klaus Weise (1929–2019) (Müller & Mitzscherlich 2006). 1975 spielte sich die stationäre Versorgung in der DDR mit rund 33.000 Betten zu 85 Prozent in 26 großen

Fachkrankenhäusern auf dem Gelände früherer Heil- und Pflegeanstalten ab. Im gleichen Jahr wurden wiederum nach einer Fachtagung neun »Brandenburger Thesen« mit Vorschlägen zur Einführung sozialpsychiatrischer Strukturen diskutiert (Gruppenpsychotherapie, offene Türen, Patientenfürsprecher, Ambulanzen). Und 1981 forderte ein Beschluss des Ministerrats der DDR ebenfalls »basisnahe« Reformen durch multiprofessionell besetzte Fachabteilungen. Doch ohne umfassenden Strukturwandel folgten aus allen Reforminitiativen bestenfalls punktuelle Konsequenzen. Laut dem Dresdner Klinikdirektor Otto Bach (1990, S. 26) fehlten in der DDR um 1986 bei insgesamt 22.250 psychiatrischen Betten »etwa 4.730 Schwestern, 350 Nervenärzte und 200 Psychologen«, wobei »50 % der Betten [...] mehr als 2 Jahre, 25 % mehr als 10 Jahre belegt« waren.

Nach der Vereinigung evaluierte eine Expertenkommission die Versorgungslage. Ihr 1991 veröffentlichter Bericht dokumentiert unter anderem den Abbau der ambulanten Zentren, die dann durch Praxen, Sozialpsychiatrische Dienste und Institutsambulanzen ersetzt wurden, ebenso wie die Verunsicherung vieler Fachkräfte, etwa in der Fürsorge, die eine Nachqualifikation durchlaufen mussten. Gleichzeitig veränderte sich das klinische Milieu, Ende der 1990er Jahre gab es in Ostdeutschland keine Wachsäle mehr, zudem wurden geschlechtlich gemischte Stationen und diagnosespezifische Therapien eingeführt.

6.2.3 Kritik und Neuorientierung in der BRD

Die sogenannte »anthropologische Psychiatrie« der 1950er und 1960er Jahre kann als westdeutsche Reaktion auf die Psychiatrieverbrechen im Nationalsozialismus verstanden werden. Sie knüpfte an die philosophische Phänomenologie (Edmund Husserl) und die Existenzphilosophie (Martin Heidegger) an. Ihre Vertreter (u. a. Ludwig Binswanger, Wolfgang Blankenburg, Jürg Zutt) ebneten mit einer patientenorientierten Psychopathologie und einem »ganzheitlichen« Menschenbild den Weg für frühe sozialpsychiatrische Konzepte.

Die Forscher arbeiteten vorzugsweise mit umfangreichen Fallanalysen, um »das seelische Störungsbild und die mit ihm einhergehende Daseinsform des Kranken als die individuell gestaltete, also existentiell-personale Aussage einer leidvollen Abwandlung allgemeiner Strukturprinzipien menschlichen Daseins zu verstehen« (Schmidt-Degenhard 2001, S. 305; vgl. Thoma 2018).

Weitere bedeutende Impulse für sozial- und gemeindepsychiatrische Innovationen gingen von den »Therapeutischen Gemeinschaften« in Großbritannien (Maxwell Jones) aus, aber auch von der »Humanistischen Psychologie« (Carl Rogers, Fritz Perls) und der amerikanischen »Mental-Health-Bewegung«. Aus der Sozialepidemiologie kamen umfangreiche Studien über gehäufte psychische Störungen bei Angehörigen sozial benachteiligter Schichten in den USA und deren problematische psychosoziale Versorgung (Smith 2021), was wiederum insbesondere die afroamerikanische Bevölkerung betraf.

Der relativ späte Beginn der Psychiatriereform in der Bundesrepublik Deutschland zeigt sich an der Entwicklung der Bettenzahlen: 1955 gab es in Westdeutschland rund 90.000 stationäre Betten, 1970 war der Höchststand von 117.000 Betten erreicht, seitdem sanken die Zahlen auf 63.000 Betten im Jahr 1996. Im Jahr 2012 waren es noch fast 54.000, während 2017 56.000 Betten für Erwachsene in den Fachabteilungen für Psychiatrie und Psychotherapie zur Verfügung standen.

In den USA, Frankreich, England und Skandinavien existierten bereits in den Fünfzigerjahren »offene Türen« in den Kliniken, kommunale Behandlungszentren und regionale Versorgungssektoren (Kritsotaki u. a. 2016). In der Bundesrepublik mussten zunächst Missstände aufgedeckt werden: veraltete Gebäude, Personalmangel, keine Rehabilitationswege, Unterfinanzierung und starre klinische Hierarchien. Heinz Häfner, Walter von Baeyer und Karl Peter Kisker (1965) sprachen in ihrer »Denkschrift« *Dringliche Reformen in der psychiatrischen Krankenversorgung der Bundesrepublik* von einem »nationalen Notstand« und schlugen den Aufbau von 250 »psychiatrischen Gemeindezentren« vor (mit stationärer Abteilung, Nacht- und Tagesklinik, Ambulanz und Rehabilitationsdienst). Solche Vorschläge wurden vor allem in einzelnen Reformkliniken diskutiert und teils modellhaft umgesetzt, etwa in Frankfurt, Heidelberg, Tübingen und Hannover. Während das Gros der Klinikdirektoren und ihre Fachgesellschaft (Deutsche Gesellschaft für Psychiatrie und Nervenheilkunde, DGPN) für modernisierte Fachkrankenhäuser eintraten, schwebte den Reformern, die sich 1970 in der Deutschen Gesellschaft für Soziale Psychiatrie (DGSP) organisierten, ein grundsätzlicher Umbau vor. Ende der Sechzigerjahre gab es in der Bundesrepublik mehrere Modelleinrichtungen, aus deren Umkreis heraus der Wechsel der Initiativen auf die bundespolitische Ebene vorbereitet wurde.

Im Zuge des liberalen Zeitgeistes jener Zeit verstärkte sich die sozialwissenschaftliche Psychiatriekritik. Besonders einflussreich waren die Arbeiten des amerikanischen Soziologen Erving Goffman (1922–1982) über die Lebenswelten in »totalen Institutionen«, die familientheoretischen Schizophreniestudien im Umkreis des Systemtheoretikers Gregory Bateson (1904–1980) und des britischen Psychoanalytikers Ronald Laing (1927–1989) sowie die Stigmatheorie des Soziologen Thomas Scheff (geb. 1929). In Skandinavien versuchten der Däne Niels Erik Bank-Mikkelsen (1919–1990) und der Schwede Bengt Nirje (1925–2006) geistig behinderte Menschen im Sinne des »Normalisierungsansatzes« nicht mehr zu internieren, sondern in die Gemeinden zu integrieren. Historiker thematisierten die Funktion der Psychiatrie als Institution der »Ausschließung« (Foucault 1961) und zur Lösung der »sozialen Frage« (Dörner 1969).

Ab 1961 gestaltete der italienische Psychiater Franco Basaglia (1924–1980) die norditalienische Anstalt von Gorizia nahe Triest im Sinne einer »Therapeutischen Gemeinschaft« um. Im Zentrum stand die Abkehr von den bisherigen Behandlungsschemata hin zu einer Wahrnehmung der Patienten mit besonderen Lebensgeschichten. Im Namen dieser »demokratischen Psychiatrie« wurde die 1978 gesetzlich verfügte Auflösung der italienischen Anstalten eingeleitet.

Der für einige der genannten Ansätze mitunter benutzte Ausdruck »Antipsychiatrie« trifft auf viele der Protagonisten nicht zu, zumal dieser Begriff bereits 1909 zur Diffamierung der damaligen Irrenrechtsbewegung von Psychiatern erfunden worden war (Brückner 2022). Der in London arbeitende, südafrikanische Psychiater David Cooper (1931–1986) machte den Begriff »Antipsychiatrie« 1967 populär, um sein eigenes alternatives therapeutisches Konzept von der klassischen Anstaltspsychiatrie abzugrenzen. Als Selbstbezeichnung von Betroffenen kam der Ausdruck jedoch erst Ende der 1980er Jahre auf. Heutzutage ist er etwa noch in Form der »Humanistischen Antipsychiatrie« gebräuchlich (Lehmann & Stastny 2007).

Da schlagkräftige Betroffenen- oder Angehörigenorganisationen in der BRD der Sechzigerjahre noch nicht existierten (anders als im Behindertenbereich), spielte die kritische Öffentlichkeit eine wichtige Rolle für die politische Akzeptanz der Psychiatriereform (Brückner 2023b). Der wirkungsvollste Whistleblower außerhalb der Psychiatrieszene war der Historiker und Germanist Frank Fischer. 1967 ließ er sich als Hilfspfleger in fünf verschiedenen Anstalten anstellen und besuchte zudem zwei britische Kliniken. Seine 1969 publizierte Undercover-Reportage *Irrenhäuser* deckte skandalöse Missstände auf und wurde zu einer zentralen Referenz der sozialpsychiatrischen Bewegung.

Für die Sozialpsychiatrie der 1960er und 1970er Jahre waren sozialwissenschaftliche Ergebnisse essenziell (Gleiss u. a. 1973). Für ihre Verbreitung und Vermittlung trat unter anderem der Heidelberger Lehrstuhlinhaber Heinz Häfner (1926–2022) ein. 1972 berief Häfner sich auf Studien, die das Chronifizierungspotenzial des Anstaltsmilieus belegten, aber auch zeigten, dass »soziale, vor allem familiäre Faktoren an Entstehung und Verlauf seelischer Krankheiten […] entscheidenden Anteil haben« (S. 86 f.).

Ältere Vorstellungen über »schizophrenogene Mütter« (Frieda Fromm-Reichmann) oder direkt pathogene Kommunikationsmuster in den Familien (»double-bind«) wurden spätestens um 1980 verworfen. Vielmehr wurde klar, dass genetische Dispositionen bei der Entstehung schizophrener Verläufe mitwirken. Gleichzeitig wurde der Einfluss von Stress, kritischen Lebensereignissen und sozialer Unterstützung genauer erforscht, etwa zur emotionalen Bewertung von Belastungen in den Familien und den Einfluss günstiger oder ungünstiger familiärer Kommunikationsmuster auf die Rückfallwahrscheinlichkeit (»expressed emotions«).

In der Tradition der Labeling-Theorie, die psychosoziale Folgen der Zuschreibung von Diagnosen untersucht (»Etikettierung«), stand 1973 David Rosenhans (1929–2012) aufsehenerregende Kritik der Zuverlässigkeit psychiatrischer Diagnosen, nachdem angeblich mehrere in Kliniken vorsprechende Scheinpatienten mit simulierter schizophrener Symptomatik nicht als solche erkannt worden seien. 2019 deckte die Journalistin Susannah Cahalan erhebliche methodische Schwächen und Verfälschungen in dieser Studie auf. Die auch »Etikettierungsansatz« genannte Forschungsrichtung bildete auf der Grundlage der Soziologie abweichenden Verhaltens in den

1960er und 1970er Jahren ein wesentliches Standbein sozialwissenschaftlicher Psychiatriekritik und bereitete den Weg für die heutigen Anti-Stigma-Kampagnen.

Ein Beispiel für die verzögerte Dynamik der bundesdeutschen Psychiatriereform ist der schleppende Aufbau der psychiatrischen Sozialarbeit in den 1960er Jahren (Brückner & Kersting 2021). Während das Berufsbild im angloamerikanischen Raum bereits vor dem Zweiten Weltkrieg verankert war, gilt dies nicht für die Bundesrepublik. Zumindest Westberlin besaß – ebenso wie Ostberlin – ab den Zwanzigerjahren bezirkliche Fürsorgestellen für Nerven- und Gemütskranke an den Gesundheitsämtern.

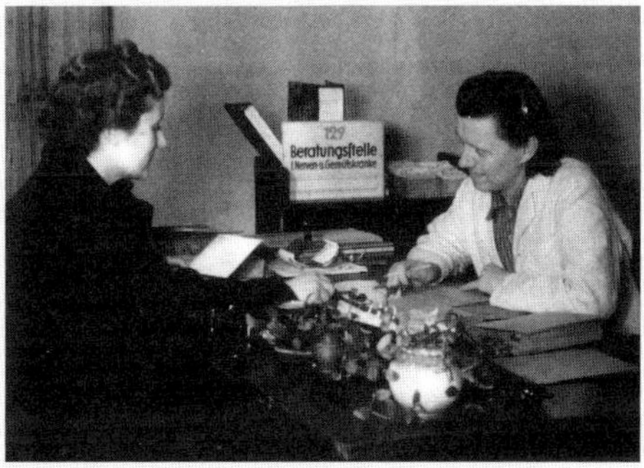

ABBILDUNG 33
Psychiatrische Fürsorge, Gesundheitsamt Berlin, 1950

Darüber hinaus überdauerten in der Bundesrepublik zwar Einrichtungen in der »offenen Fürsorge«, aber es gab Anfang der 1960er Jahre kaum Fachkräfte in der stationären Versorgung. Beispielhaft ist der Berufsweg von Waltraud Matern (1927–2022), die ab 1960 in der Westfälischen Landesheilanstalt Eickelborn begann, schrittweise erste Aufgabenfelder und Handlungskonzepte für die stationäre psychiatrische Sozialarbeit zu entwickeln. Matern (2016) knüpfte an internationale Modelle der sozialen Einzelhilfe (»case work«) an, setzte sich – teils gegen ärztliche Widerstände – mit der persönlichen Lebenssituation der Insassen auseinander, versuchte, Alltagsprobleme zu lösen, und bot systematische Entlassungsvorbereitung an. Neue Planstellen in anderen westfälischen Kliniken ermöglichten ab 1965 eine Vernetzung, Arbeitsplatzbeschreibungen und fachpolitischen Einfluss.

Nach 1970 expandierte das Berufsfeld explosionsartig, der Bedarf war enorm. Im Bericht der Bundesregierung zur Lage der Psychiatrie von 1975 hieß es: »Katastrophal ist der Mangel an Sozialarbeitern. Am Stichtag waren lediglich 183 Sozialarbeiter in den psychiatrischen Krankenhäusern tätig. Auf 540 Betten kommt demnach ein Sozialarbeiter.« (Deutscher Bundestag 1975, S. 12) Der folgende Professionalisierungsschub etablierte die psychiatrische Sozialarbeit sowohl in der Gemeindepsychiatrie als Bindeglied zwischen stationärer Versorgung und Lebenswelt als auch im Sozialdienst innerhalb der Kliniken. Erst 1996 erschien das erste systematische Lehrbuch im deutschsprachigen Raum (Clausen u. a. 1996). Doch bis heute fehlen spezielle Berufsorganisationen oder Ausbildungsgänge, obwohl die Soziale Arbeit das Standbein der gemeindepsychiatrischen Versorgung ist. Gegenwärtig arbeiten über 40.000 Sozialarbeiterinnen und Sozialarbeiter im Gesundheitswesen. Die Einführung der Soziotherapie ab dem Jahr 2000 hat nicht zur erhofften Welle von selbstständigen Soziotherapeuten geführt.

6.2.4 Psychiatrie-Enquête und Psychiatriereform

Die westdeutsche Sozialpsychiatrie formierte sich um 1970 auf Kongressen und im »Mannheimer Kreis«, aus dem die Deutsche Gesellschaft für Soziale Psychiatrie (DGSP) hervorging (Reumschüssel-Wienert 2021). Im Zuge intensiver Lobbyarbeit im Kontext der sozialliberalen Bundesregierung ab 1969, der sozialrevolutionären »Studentenbewegung« und der steigenden gesellschaftlichen Aufmerksamkeit für »Randgruppen« wurde die Lage der Psychiatrie als ein eklatantes sozialpolitisches Versäumnis erkannt. 1970 blieben in Westdeutschland gut 59 Prozent der Behandelten über zwei Jahre und 31 Prozent über zehn Jahre lang stationär untergebracht (Häfner 2002, S. 18). 1971 nahm eine Sachverständigenkommission des Deutschen Bundestags mit 200 Mitarbeitern unter der Leitung von Caspar Kulenkampff (1922–2002) die Arbeit auf. Ihr Zwischenbericht von 1973 enthielt die viel zitierte Formulierung über die »sehr große Anzahl« von Patientinnen und Patienten, die »in den stationären Einrichtungen« unter »elenden, zum Teil als menschenunwürdig zu bezeichnenden Umständen« leben müssten (Deutscher Bundestag 1973, S. 12). Die Kommission schuf bis 1975 eine umfassende Bestandsaufnahme (»Psychiatrie-Enquête«) samt Reformvorschlägen und beschloss Empfehlungen

- zur Gleichstellung von psychisch und somatisch Kranken,
- zum Aufbau einer gemeindenahen Versorgung sowie
- Anregungen für bedarfsgerechte, präventive und nachsorgende Hilfen.

In 240 »Standard-Versorgungsgebieten« für jeweils ca. 250.000 Einwohner sollten ambulante Dienste (niedergelassene Psychiater, Sozialpsychiatrische Dienste), stationäre und teilstationäre Hilfen (Akutklinik, Tagesklinik) sowie komplementäre Einrichtungen (Rehabilitation, Betreutes Wohnen, Heime, Kontakt- und Begegnungsstätten) zusammenwirken (Söhner 2020). Neben den allerorts eingestellten Sozialarbeiterinnen und Sozialarbeitern wurde auch das Berufsbild des Klinischen Psychologen wichtiger (Keupp & Zaumseil 1978). 1975 ist in Mannheim das Zentralinstitut für Seelische Gesundheit als sozialpsychiatrische Forschungs- und Therapieeinrichtung gegründet worden. Mit Maria Rave-Schwank (geb. 1935) übernahm 1979 erstmals eine Frau den Posten einer Ärztlichen Direktorin an einer deutschen psychiatrischen Klinik, am Landeskrankenhaus Philippshospital bei Darmstadt. In den Achtzigerjahren wurde die neue gemeindepsychiatrische Infrastruktur in 14 Modellregionen erprobt und evaluiert. Zugleich nahmen Selbsthilfeinitiativen von ehemaligen Patientinnen und Patienten zu. Sie sollten laut Psychiatrie-Enquête vor allem für den Suchtbereich ausgebaut werden. 1984 gründete sich der einflussreiche Bundesverband der Angehörigen psychisch Kranker (BApK).

Im Mittelpunkt der Psychiatriereform stand die Lage der Langzeitpatienten. Bis weit in die Achtzigerjahre hinein änderte sich an ihrer Situation oft kaum etwas. Beispielhaft war die erste Auflösung einer psychiatrischen Anstalt in der Bundesrepublik: 1980 beschloss der Bremer Senat die Abschaffung des 1957 als Nervenklinik eingerichteten Langzeitbereichs »Kloster Blankenburg«. Stattdessen wurde ein gemeindepsychiatrischer Verbund mit Wohngruppen im Zentrum der Stadt gegründet. 1983 beteiligten sich Aktivisten auf einem Stadtteilfest und machten mit einem Transparent auf ihre Lage aufmerksam (Abb. 34; Rudloff u. a. 2022b, S. 3 ff.). Von den 240 Patienten und Patientinnen, die bis 1988 im Schnitt 16 Jahre hospitalisiert waren, mussten nur 14 wieder stationär behandelt werden.

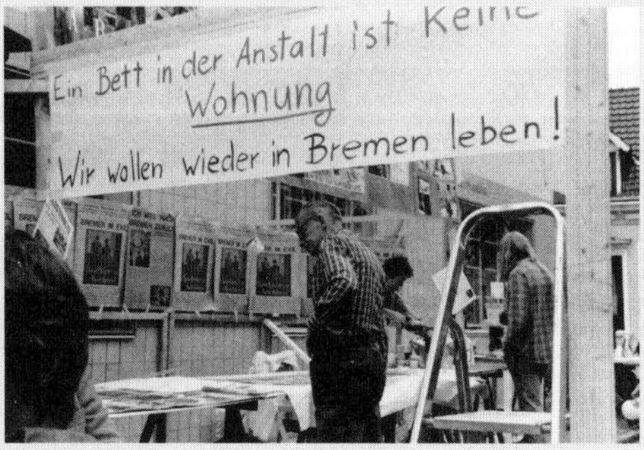
Ein Bett in der Anstalt ist keine Wohnung
Wir wollen wieder in Bremen leben!

ABBILDUNG 34
Patientenproteste vor der Auflösung von Kloster Blankenburg, 1983

Ähnlich erfolgreich war die Arbeit des Gütersloher Klinikdirektors Klaus Dörner (1933–2022), der jahrzehntelang als profiliertester Vertreter der deutschen Sozialpsychiatrie galt. Aus seiner Klinik konnten zwischen 1980 und 1996 insgesamt 435 Langzeitpatienten in beschützte Wohnstätten entlassen werden. Dörner baute bereits 1968 in Hamburg eine Tagesklinik auf, war einer der wichtigsten Initiatoren der Aufarbeitung der nationalsozialistischen Psychiatrieverbrechen und gab zusammen mit der Psychologin Ursula Plog (1940–2002) 1978 das Lehrbuch *Irren ist menschlich* heraus, das mit zahlreichen Auflagen zum Standardwerk der sozialpsychiatrischen Ausbildung wurde.

Bereits in den Achtzigerjahren wurden Widersprüche der Reform deutlich: Die Kliniken behielten ihre zentrale Stellung, die ambulante Kultur trug Züge einer »fürsorglichen Belagerung«, die Isolierung älterer Patienten wiederholte sich in psychiatrischen Wohnheimen und die Maßnahmen orientierten sich nur an den Kapazitäten und Angeboten einzelner Anbieter. Angesichts technokratischer Züge der Reform initiierte eine neuerliche Evaluation 1988 den Übergang zu einer »personenzentrierten« Versorgung mit der Ausrichtung der Hilfen auf individuelle Funktionsbereiche (etwa Behandlung, Rehabilitation, Wohnen, Beruf, soziale Integration). Die verantwortliche Expertenkommission (1990, S. 25, 31) bekräftigte das »komplexe Ursachen- und Wirkungsgefüge« und den »breiten Überlappungsbereich zwischen allgemeinen Lebenskrisen, psychosozialen Befindlichkeitsstörungen, psychisch bedingten körperlichen Krankheiten und psychiatrischen Krankheiten im engeren Sinne«. Ihre Empfehlungen zielten auf die Gründung von gemeindepsychiatrischen Verbünden und schufen die Grundlage für die weitere »Enthospitalisierung« von Langzeituntergebrachten sowie für individuelle Behandlungs- und Rehabilitationspläne. Die Hilfepläne werden bis heute vor allem von der größten Berufsgruppe in der Gemeindepsychiatrie, den Sozialarbeiterinnen und Sozialarbeitern, in Abstimmung zwischen Betroffenen, Anbietern und Kostenträgern umgesetzt. Weitere Reformen betrafen 1991 die Psychiatrie-Personalverordnung (Aufstockung des Personals, Bettenabbau) und 1992 das Betreuungsrecht (Beruf des »gesetzlichen Betreuers«). Im Jahre 2000 ist die Soziotherapie und 2005 die ambulante psychiatrische Pflege versicherungsrechtlich anerkannt worden.

In den 1960er Jahren setzte eine breite theoretische und praxisbezogene Kritik der Psychiatrie ein. Die Psychiatrie-Enquête von 1975 führte zum Aufbau gemeindepsychiatrischer Strukturen und zur Enthospitalisierung von Langzeitpatienten in den 1980er und 1990er Jahren.

LITERATUR ZUR VERTIEFUNG

Brink, C. (2010): Grenzen der Anstalt. Psychiatrie und Gesellschaft in Deutschland 1860–1980. Göttingen: Wallstein.

Fuchs, P.; Rotzoll, M.; Müller, U.; Richter, P.; Hohendorf, G. (Hg.) (2007): Das Vergessen der Vernichtung ist Teil der Vernichtung selbst – Lebensgeschichten von Opfern der nationalsozialistischen »Euthanasie«. Göttingen: Wallstein.

Kumbier, E.; Steinberg, H. (2018): Psychiatrie in der DDR. Beiträge zur Geschichte. Berlin: Bebra.

Reumschüssel-Wienert, C. (2021): Psychiatriereform in der Bundesrepublik Deutschland: eine Chronik der Sozialpsychiatrie und ihres Verbandes – der DGSP. Bielefeld: transcript.

7 Biopsychosoziale Psychiatrie – an der Schwelle zum 21. Jahrhundert

Das folgende zeitgeschichtliche Kapitel thematisiert die 1990er Jahre bis zur Jahrtausendwende. Im Mittelpunkt steht das in dieser Dekade viel diskutierte »biopsychosoziale Modell« von Gesundheit und Krankheit.

Bereits in den 1970er Jahren kannte man multifaktorielle Störungsmodelle. So berücksichtigt das 1977 von Joseph Zubin und Bonnie Spring vorgestellte »Vulnerabilitäts-Stress-Modell« der Schizophrenie vorgeburtliche Dispositionen und lebensgeschichtliche Stressoren, deren Wechselwirkung störungsauslösend sein könne. 1987 ergänzte Keith Nuechterlein dieses Modell mit Untersuchungen zur Rolle von protektiven Faktoren und Bewältigungsstrategien. Bereits 1982 hatte der Schweizer Psychiater Luc Ciompi ein systemtheoretisches Modell psychischer Störungen vorgelegt, das psychische, soziale und biologische Faktoren vereinen sollte.

Ebenso wurde die »operationale Diagnostik« weiterentwickelt, mit beschreibenden Kriterienkatalogen und einer multiaxialen Klassifikation, die medizinische Diagnosen, Behinderungen und psychosoziale Belastungen mit einbezog. Sowohl die *Internationale Klassifikation psychischer Störungen* (ICD) der Weltgesundheitsorganisation als auch das in der Forschung bevorzugte *Diagnostische und Statistische Manual* (DSM) der American Psychiatric Association (APA) haben den Begriff »psychische Krankheit« grundsätzlich durch den neutraleren Begriff der »psychischen Störung« ersetzt. Beide Handbücher bieten umfassende diagnostische Kriterienkataloge und Schlüsselnummern zur Behandlungsplanung und Abrechnung. Mit der Abkehr von älteren, auf Ursachen fixierten Katalogen haben sie den Vorteil methodischer Güte und einer einheitlichen Terminologie, aber tendieren auch zur Medikalisierung abweichender Lebensstile (Cooper 2014; Frances 2013). Beide Systeme prägt das Erbe der empiristischen, naturwissenschaftlichen Forschung (Horwitz 2021). In der 5. Version des DSM von 2013 und auch in der 11. Version der ICD von 2022 sind teils flexiblere, dimensionale Konstrukte zu finden (z. B. für Persönlichkeitsstörungen).

Die Idee eines in sich konsistenten biopsychosozialen Modells von Gesundheit und Krankheit wurde 1977 von dem amerikanischen Mediziner George L. Engel (1913–1999) vorgetragen. Diese idealtypische Modellvorstellung beschreibt biologische, psychische und soziale Aspekte nicht nur additiv. Vielmehr handelt es sich um ein Modell der Wechselbeziehungen zwischen Körper und Geist im sozialen Kontext (Egger 2020). Als Alternative zu biomedizinischen, aber auch rein sozialwissenschaftlichen oder psychotherapeutischen Modellen versprach der Ansatz einen theoretischen Konsens sowie eine integrative Praxis, also ein mehrdimensionales Gegenstandsverständnis, eine plurale Methodologie, eine multiprofessionelle Praxis und arbeitsteilige Forschung. Diagnostik und Therapie sollten »simultan« auf jeder der drei Dimensionen zugleich durchgeführt werden. Wichtige grundlegende Bausteine sind der Begriff der »Gesundheit« und Aaron Antonovskys (1997) ressourcenorientiertes Modell der Salutogenese und Resilienz, die Belastungs- und Bewältigungsforschung (R. Lazarus) oder Modelle zum Verhältnis von Risiko- und Schutzfaktoren. Im Folgenden werden einige weitere Beiträge aus dem Spektrum der zivilgesellschaftlichen, psychotherapeutischen, sozialwissenschaftlichen und neurobiologischen Perspektiven vorgestellt.

7.1 Nutzerperspektive, »Trialog« und Zivilgesellschaft

In den 1990er Jahren entwickelte die deutsche Sozialpsychiatrie die Leitidee der Partizipation in der zivilgesellschaftlichen Tradition von Bürgerrechts- und Behindertenbewegungen (»Empowerment«). Dies setzte in den kommenden Jahrzehnten eine einschneidende Veränderung im Verhältnis zwischen psychiatrischen Institutionen, Personal und Nutzern in Gang. Auch für die Psychiatriegeschichtsschreibung kündigte sich Mitte der 1980er Jahre ein ähnlicher Perspektivwechsel an, nachdem der britische Medizinhistoriker Roy Porter (1987) systematisch autobiografische Erfahrungen von Wahnsinn und Hospitalisierung thematisierte (»Patientengeschichte«).

Als ein praxisnahes Vorbild galt unter anderem die von Marius Romme und Sandra Escher (1997) in den Niederlanden seit Ende der 1980er Jahre vorgetragene Forschung zur Akzeptanz und Entstigmatisierung des »Stimmenhörens« bzw. von auditiven Halluzinationen. Damit wurden die subjektive Erfahrung der Betroffenen, das Erleben und die Standpunkte der Psychiatrie- und Psychoseerfahrenen als »Experten aus Erfahrung« wissenschaftsstrategisch und politisch aufgewertet. In der Bundesrepublik startete die Hamburger Bildhauerin Dorothea Buck (1917–2019) um 1987 politische Initiativen für die Mitbestimmung Betroffener in der Psychiatrie. Buck hatte als Patientin die Vorkriegspsychiatrie miterlebt und war in Bielefeld-Bethel zwangssterilisiert worden (Demke 2021).

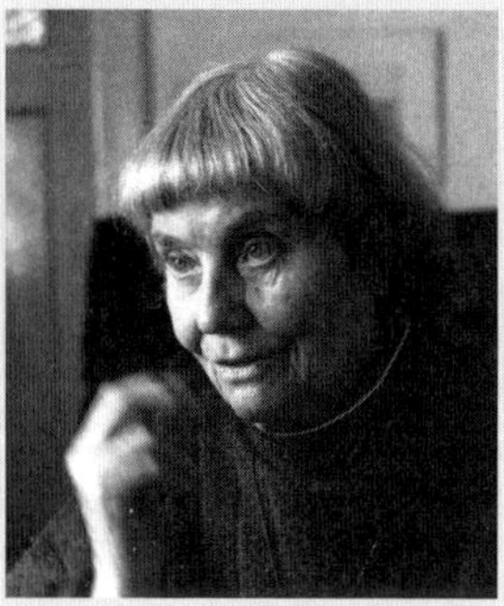

ABBILDUNG 35
Dorothea Buck, ca. 1990

1989 beschrieb sie unter Pseudonym ihre Erfahrungen und Deutungen von fünf psychotischen Episoden samt Anstaltsaufenthalten zwischen 1936 und 1959 in ihrer Autobiografie *Auf der Spur des Morgensterns* (Zerchin 1990). Ab 1969 arbeitete sie als Kunstlehrerin an einer Hamburger Fachschule und gründete 1987 den Bund der »Euthanasie«-Geschädigten und Zwangssterilisierten mit. 1989 richtete sie zusammen mit dem Psychologen Thomas Bock am Hamburger Universitätsklinikum ein »Psychoseseminar« ein, in dem sich Psychiatrieerfahrene, Angehörige und Professionelle gleichberechtigt austauschen sollten. Diese Idee des »Trialogs« verbreitete sich rasch, gegenwärtig existieren deutschlandweit gut achtzig Psychoseseminare. 1992 folgte die Gründung des Bundesverbands Psychiatrie-Erfahrener (BPE) und 1994 widmete sich der 14. Weltkongress für Soziale Psychiatrie in Hamburg der Partizipation als integralem Bestandteil psychiatrischen Handelns. Dorothea Buck (1995, S. 52) beendete dort ihren Vortrag mit dem Appell:

> »[D]ie Basis für eine empirische Wissenschaft, die die Psychiatrie sein will und sein muß, kann nur durch das Erleben der Patienten, können nur unsere Erfahrungen mit der Psychose sein. Vor allem aber bedeutet der Erfahrungs-Austausch eine Befreiung von der psychiatrischen Abwertung unserer Psychosen als einem sinnlosen Erleben, die zur Verleugnung der eigenen Lebensgeschichte zwingt, eine Befreiung aus der inneren Isolierung des Schweigenmüssens.«

Buck war die bedeutendste deutschsprachige Aktivistin der Psychiatrieerfahrenen in der zweiten Hälfte des 20. Jahrhunderts. Ihr Engagement führte zu einer spektakulären Aufwertung der Nutzerperspektive in Deutschland. Ganz ähnlich förderte die ebenfalls psychiatrieerfahrene Patricia Deegan in den USA die Recoverybewegung, die den »Mythos der Unheilbarkeit« psychotischer Störungen erschütterte und durch Modelle der Genesung und Gesundung ersetzte (Amering & Schmolke 2007).

Mit dem 1992 gegründeten Bundesverband der Psychiatrie-Erfahrenen etablierte sich seit der Auflösung des Bundes für Irrenrechts-Reform und Irrenfürsorge um 1922 erstmals wieder eine langfristig wirksame Selbstorganisation im deutschsprachigen Raum. Der Verband vereinte ein heterogenes und teils konfliktgeladenes Spektrum psychiatriepolitischer Positionen zwischen Selbsthilfe, reformorientierter Mitbestimmung, psychiatriekritischer Emanzipation und antipsychiatrischer Autonomie. Ein Jahr zuvor entstand 1991 das European Network of (Ex-)Users and Survivors of Psychiatry (ENUSP). In diesem Klima konnte 1996 in Berlin nach jahrelangen Verhandlungen ein »Weglaufhaus« nach holländischem Vorbild mit 13 Plätzen als Kriseneinrichtung der Obdachlosenhilfe eröffnet werden (Kempker 1998). Im Jahr 2020 zählte der Bundesverband über 1.000 Mitglieder in elf Landesverbänden.

Ende der 1990er Jahre kam die Sozialpsychiatrie angesichts des enormen Aufschwungs von neuropsychiatrischen Konzepten als wissenschaftliche und universitäre Strömung erheblich unter Druck. Etliche Lehrstühle wurden abgebaut oder auf die Versorgungsforschung reduziert. Dennoch war die deutsche Sozialpsychiatrie in den Neunzigern ein Vorreiter für die internationale Verbreitung partizipativer und trialogischer Konzepte. Das nutzerorientierte Denken ist dabei nicht mit individualisierter Medizin zu verwechseln, sondern qualifiziert das biopsychosoziale Denken und Handeln in der Sozialpsychiatrie zu einem zivilgesellschaftlichen Projekt.

Dies wurde noch deutlicher mit der UN-Behindertenrechtskonvention von 2006, die seit 2009 geltendes Recht in der Bundesrepublik ist und die gesellschaftliche Teilhabe von Menschen mit Behinderungen, ihre Rechte und Selbstbestimmung und ihren Schutz vor Diskriminierung garantieren soll. Im 21. Jahrhundert bilden Trialog, Peerarbeit, Recoveryansatz, Genesungsbegleitung, Menschenrechte und »Home-Treatment« zentrale Leitlinien sozialpsychiatrischen Denkens und Handelns. Psychiatrieerfahrene besetzen inzwischen das Berufsfeld der Genesungsbegleitung (»EX-IN«), und haben das neue sozial- und kulturwissenschaftliche Genre der »Mad Studies« mit aufgebaut. 2014 erhielt die psychiatrieerfahrene Sozialwissenschaftlerin und Aktivistin Diana Rose die weltweit erste Professur für »User-Led Research« am renommierten Londoner King's College.

7.2 Psychosomatische Medizin und Psychotherapie

Auch wenn sich die Gemeindepsychiatrie als internationaler Standard zur Unterstützung von Langzeitpatienten durchsetzte, behielt die klinische Psychiatrie ihre dominante Stellung im Akutbereich. 1994 wurde die Nervenheilkunde in die Gebiete »Neurologie«, »Psychiatrie und Psychotherapie« sowie »Psychosomatische Medizin« aufgeteilt. Dabei unterliegen Forschung und Praxis durch die Einführung der »evidenzbasierten Medizin« und des Qualitätsmanagements zunehmend standardisierten Bewertungskriterien. 1998 veröffentlichte die Deutsche Gesellschaft für Psychiatrie, Psychotherapie und Nervenheilkunde (DGPPN) erstmals eine Behandlungsleitlinie, und zwar zur Schizophrenietherapie.

Psychotherapie und Psychosomatik sind geschichtlich, theoretisch und praktisch eng verknüpft. Die Kombination »psychisch-somatisch« wird Heinroth (1818) zugeschrieben. Als Forschungsrichtung und Fachgebiet vereinte die Psychosomatik in der zweiten Hälfte des 20. Jahrhunderts Strömungen aus der Psychoanalyse, der anthropologischen Medizin, der Naturheilkunde, Systemtheorie und medizinischen Biografik (Hitzer & Geisthövel 2019). Ab 1950 leitete Alexander Mitscherlich (1908–1982) die erste Abteilung für psychosomatische Medizin in der Bundesrepublik an der Heidelberger Klinik. Im klassischen Verständnis befasst sich das Fach mit körperlichen Beschwerden als Folge seelischer Belastungen. Häufig wurde der Ausdruck »funktionelle Störungen« verwendet (z. B. chronische Schmerzen, Bluthochdruck, Magen-Darm-Beschwerden). Seit 2003 gibt es das ärztliche Fachgebiet »Psychosomatische Medizin und Psychotherapie«. Obwohl die psychosomatische Medizin aus internationaler Perspektive als deutscher Sonderweg gilt, liegt das Fach mit seinem »ganzheitlichen« Profil in Theorie und Praxis nah am biopsychosozialen Paradigma. 2022 wurden mit dem deutschen Modell der psychosomatischen Kliniken jährlich rehabilitative und psychotherapeutische Leistungen für rund 300.000 Fälle erbracht.

Psychotherapeutische Verfahren spielten in der bundesdeutschen Psychiatrie lange eine untergeordnete Rolle. Die USA erlebten hingegen in der Nachkriegszeit einen Boom der psychoanalytischen Psychosentherapie (z. B. Frieda Fromm-Reichmann, 1889–1957), der erst in den 1970er Jahren von verhaltenswissenschaftlichen Methoden abgelöst wurde. In Deutschland sind psychoanalytische Verfahren über den Umweg der psychosomatischen Medizin fachlich anerkannt worden. Seit 1967 können sie als Kassenleistung abgerechnet werden. In den 1980er Jahren entstand die »intersubjektive« Richtung der Psychoanalyse (Stephen Mitchell, Jessica Benjamin), die das gegenseitige Einfühlen in der therapeutischen Situation in den Fokus rückt. Von großer Bedeutung für die heutige Ausbildung und Praxis sind psychoanalytische Modelle wie John Bowlbys (1907-1990) »Bindungstheorie« mit der Unterscheidung verschiedener kindlicher Bindungsstile (von »sicher« bis »desorganisiert«) und Peter Fonagys Konzept der »Mentalisierung« als Ausdruck für die Fähigkeit, sich in andere Menschen hineinversetzen zu können.

Bis zum *Psychotherapeutengesetz* von 1998 waren Diplom-Psychologen und Diplom-Psychologinnen, die selbstständig psychotherapeutisch arbeiten wollten, auf ärztliche Gutachten angewiesen. Das Gesetz schuf rechtlich gleichwertige Berufsbilder gegenüber der ärztlichen Psychotherapie: Psychologische Psychotherapeuten und Psychologische Kinder- und Jugendlichen-Psychotherapeuten sollten wissenschaftlich anerkannte, evidenzbasierte Richtlinienverfahren ausüben (analytische Psychotherapie, tiefenpsychologisch fundierte Psychotherapie, Verhaltenstherapie; ab 2020 Systemische Therapie). Ansätze aus der Humanistischen Psychologie, wie die von dem Psychologen Carl Rogers (1902–1987) seit den Fünfzigerjahren in den USA entwickelte Gesprächspsychotherapie, sind bislang nicht kassenrechtlich anerkannt. 2020 ist die Ausbildung gesetzlich umgestellt worden: Ein psychotherapeutisch ausgerichtetes »Direktstudium« führt nun zur Approbation und wird durch eine verfahrensspezifische Weiterbildung zum Berufsbild »Psychotherapeut/-in« ergänzt.

Die häufig in den Kliniken eingesetzten kognitiv-behavioralen Ansätze beruhen auf dem Anfang des 20. Jahrhunderts entwickelten Behaviorismus, dem Reiz-Reaktions-Schema menschlichen Verhaltens, Modellen der Konditionierung, des Lernens, der kognitiven Umstrukturierung und emotionalen Selbstregulation (Frederick Kanfer, Aaron Beck). Ansätze aus der sogenannten »dritten Welle« der Verhaltenstherapie betonen seit den 1990er Jahren das emotionale Erleben der Klienten und nutzen auch imaginative Techniken (z. B. achtsamkeitsbasierte Therapien, Schematherapie). In dieser Linie wurde etwa die »Dialektisch-behaviorale Therapie« seit den 1980er Jahren von der psychiatrieerfahrenen amerikanischen Psychologin Marsha M. Linehan (1996) für die stationäre Behandlung von chronisch suizidalen Personen mit einer Borderline-Persönlichkeitsstörung entwickelt. Insgesamt ist die Wirksamkeit der kognitiven Verhaltenstherapie gut belegt (u. a. insbesondere für Angststörungen), und zwar auch für die Psychosentherapie. Hingegen werden psychoanalytische und tiefenpsychologische Verfahren eher im ambulanten Bereich angewendet. Sie können seit 1996 mit einer speziell auf das Verstehen von biografischen Konflikten abgestimmten Diagnostik begründet werden (Operationalisierte Psychodynamische Diagnostik, OPD). Die klinische und ambulante Psychosen-Psychotherapie hat sich trotz einiger Vorläufer (z. B. Böker & Brenner 1986) erst spät etablieren können: 2011 wurde der Dachverband Deutschsprachiger PsychosenPsychotherapie (DDPP) gegründet und 2014 ist die Indikation zur Psychotherapie bei schizophrenen und affektiven psychotischen Störungen in die Psychotherapie-Richtlinien aufgenommen worden.

7.3 Soziologie und Sozialwissenschaften

Der kritische Dialog zwischen Soziologie und Psychiatrie über soziale Abweichung, Krankheitsbegriff und Diagnostik verebbte in den 1980er Jahren. Neue Anregungen ergaben sich durch interkulturelle sozialepidemiologische Studien zur besseren Prognose schizophrener Störungen im globalen Süden oder auch zu deren Häufung im Zentrum von Großstädten (»Urbanität«). Die Grundfrage zum Phänomen der Urbanität konnte ab 1992 für depressives und schizophrenes Erleben differenziert diskutiert werden (Dohrenwend u. a. 1992): Menschen mit der Diagnose Schizophrenie halten sich möglicherweise eher infolge eines sozialen Abstiegs in den Innenstädten auf (soziale Selektion), während depressive Störungen mehr durch soziale Problemlagen erklärbar seien (soziale Kausalität). Andererseits sind inzwischen neurowissenschaftliche Hypothesen entwickelt worden, die langfristig wirksame soziale Stressoren im städtischen Raum durchaus als Risikofaktor für schizophrene Störungen nahelegen (Haddad & Meyer-Lindenberg 2012).

Mit dem »cultural turn« in den Geistes- und Sozialwissenschaften der 1990er Jahre stieg auch im psychiatrischen Bereich die Bedeutung von kultursoziologischen Analysen zu spätmodernen Lebensbedingungen (Individualisierung, Flexibilisierung) und Lebensstilen (z. B. Zaumseil & Leferink 1997). In sozialhistorischen Untersuchungen wurde der Begriff »Medikalisierung« populär, um die Ausbreitung medizinischer Kategorien und Verfahren in weite Teile der Gesellschaft zu untersuchen. Ebenso stieg das kulturwissenschaftliche Interesse an Werken von psychiatrie- und psychoseerfahrenen Künstlern. Im Jahr 2000 wurden das Sächsische Psychiatriemuseum in Leipzig und das Kunsthaus Kannen bei Münster eröffnet. Ein Jahr später entstand das Museum Sammlung Prinzhorn auf dem Gelände der Heidelberger Klinik. Mit ca. 6.000 Zeichnungen, Gemälden, Skulpturen, Textilien und Texten von Anstaltsinsassen aus der Zeit zwischen 1840 und 1945 handelt es sich um eine der weltweit größten Sammlungen von Outsider Art. Der Schöpfer des in Abb. 36 gezeigten

Werks ist der Elektrotechniker August Natterer (1864–1933), der 1907 in die Heilanstalt Rottenmünster eingewiesen wurde und seine halluzinatorische Traumwelt ab 1911 in zahlreichen Zeichnungen visualisierte.

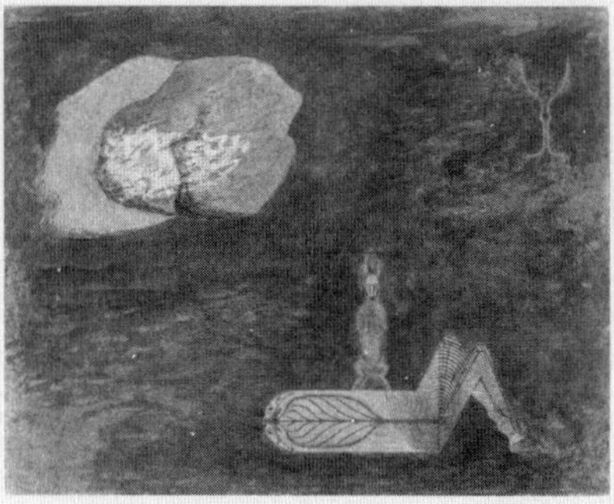

ABBILDUNG 36
August Natterer: *Weltachse mit Haase*, um 1911/1917, Sammlung Prinzhorn, Universität Heidelberg, Inv. 174

In den 1990er Jahren wuchs zudem die Aufmerksamkeit für die Folgen von Stigmatisierung und Diskriminierung. 1996 rief der Weltverband der Psychiatrie (WPA) die Initiative »Open the Doors – against Stigma and Discrimination because of Schizophrenia« ins Leben. In zahlreichen Ländern wurden ähnliche Programme zur Primärprävention aufgelegt (Aufklärung, Öffentlichkeitsarbeit, Schulprojekte). Trotzdem überdauern Vorurteile gegenüber Psychiatriebetroffenen in der Bevölkerung hartnäckig (Kardorff 2017). Asmus Finzen (2000, S. 178) prägte das Schlagwort zu den Folgen der Stigmatisierung als »zweite Krankheit«. Untersuchungen aus der Bundesrepublik zeigten, dass Psychiatrieerfahrung von weiten Teilen der Bevölkerung mit Stereotypen wie Gewalttätigkeit und Unberechenbarkeit verbunden wird und soziale Distanz erzeugt (Angermeyer & Matschinger 1997). Öffentliche Stigmatisierung (z. B. über Medien) und strukturelle Diskriminierung (z. B. in der Arbeitswelt) können wiederum zur Selbstabwertung der Betroffenen führen (Selbststigmatisierung).

Die deutschsprachige Frauengesundheitsforschung griff psychiatrische Themen in den 1990er Jahren noch zögerlich auf (z. B. zu sexuellen Übergriffen im therapeutischen Setting, Becker-Fischer & Fischer 1997). Argumente für eine geschlechtersensible Psychiatrie kamen zunächst aus dem angloamerikanischen Raum (Riecher-Rössler 2000). Dies betraf vor allem die eklatanten Unterschiede im Vorkommen und in der Versorgung psychischer Störungen: Frauen leiden zweimal so häufig an Depressionen wie Männer, ebenso sind die Raten bei Essstörungen und Angststörungen erhöht, was mit Daten zur sozialen Benachteiligung von Frauen, zu Rollenstereotypen und frauenspezifischen Lebensphasen untermauert werden kann.

Seit Mitte der 1990er Jahre stand bereits die zunehmende Ökonomisierung und Privatisierung im Gesundheitssektor zur Debatte (»Kostenexplosion«, Budgetdeckelung, klinische Fallpauschalen ab 2003). Im 21. Jahrhundert lassen sich deutliche Zusammenhänge zwischen Sozialstatus und der Wahrscheinlichkeit des Auftretens psychischer Störungen erkennen, etwa eine doppelt so hohe Rate depressiver Störungen bei niedrigem sozioökonomischen Status. Darüber hinaus wirken sich Veränderungen der gesellschaftlichen Lebenslagen, zum Beispiel durch globale Finanzkrisen oder Armut, auf die Häufigkeit psychischer Störungen ebenso aus wie politische Entscheidungen und Sparmaßnahmen im Gesundheitssektor auf die Versorgungslage (Hoell & Salize 2019).

7.4 Neuropsychiatrie und Neurophilosophie

Schon Ende der 1990er Jahre war fraglich, ob das biopsychosoziale Modell tatsächlich die verschiedenen Theoriesprachen, Forschungsmethoden und Bewertungskriterien miteinander vereinbaren kann (Eikelmann & Richter 2000). In den USA rief die Regierung 1990 die »Dekade des Gehirns« aus, seitdem wurden neurowissenschaftliche Ansätze international politisch gefördert, die Hirnforschung ist zur Leitwissenschaft geworden. Bildgebende Verfahren (etwa die Kernspin- oder Magnetresonanztomografie) ermöglichen neue Einsichten in veränderte Funktionsweisen des Gehirns bei psychischen Störungen. Die Grundlagenforschung stützte sich zunehmend auf molekulargenetische und neuropsychologische Hypothesen. So konnte etwa 1993 die Ätiologie der Chorea Huntington (»erblicher Veitstanz«) geklärt werden. Die genetische Lokalisation dieser schweren und nicht heilbaren neurologischen Störung mit anwachsenden motorischen Beeinträchtigungen erlaubte Tests, die Verwandten Gewissheit ermöglichen, ob sie die Mutation ebenfalls besitzen. Dies warf wiederum neue ethische Fragen zum Umgang mit der Diagnose auf.

Bahnbrechend waren die zwischen 1992 und 1995 gesicherten Erkenntnisse über die Neubildung von Nervenzellen im erwachsenen Gehirn (»adulte Neurogenese«) – was jahrzehntelang als unmöglich galt. Dies betrifft sowohl die Zunahme neuronaler Verbindungen durch Erfahrung und Lernen (»Neuroplastizität«; z. B. bei täglich übenden Musikern) als auch die Existenz von Stammzellen, aus denen neue Zellen im Hippocampus entstehen können, einer Hirnregion im seitlichen Großhirn, die als Arbeitsspeicher und Vermittler zwischen Kurz- und Langzeitgedächtnis gilt. Diese Struktur passt sich lebenslang Umwelteinflüssen an. Dies wurde wiederum für die Traumaforschung der 1990er Jahre relevant, etwa mit Thesen über neuronale Blockaden bei der Verarbeitung traumatischer Reize im Hippocampus. Traumatische Erfahrungen könnten dann nicht mehr narrativ, sondern nur noch als fragmentiert einschießende »Flashbacks« erinnert werden (van der Kolk 2021).

Die neuropsychiatrische Forschung hat prinzipiell die materielle Basis des Geistigen weiter untermauert. Um eine biopsychosoziale Metaperspektive aufrechtzuerhalten, fragte der Hannoveraner Sozialpsychiater Hinderk M. Emrich (1943–2018; 2001, S. 298), inwiefern die molekulare Ebene und die »Ebene der neuropsychologischen Systembeschreibung bis hin zur Phänomenologie kognitiver und psychodynamischer Prozesse« systematisch »aufeinander bezogen werden können«. Um sich solchen Grundfragen zu nähern, schlug der Heidelberger Psychiater und Philosoph Thomas Fuchs 2008 vor, die populäre Metapher vom »Gehirn als Computer« aufzugeben und das zugrunde liegende Leib-Seele-Problem neurophilosophisch zu überdenken. Er betont die Rolle der Leiblichkeit des Menschen, der lebensweltlichen Intersubjektivität und des Daseins als Person für das Verständnis neuronaler Prozesse (vgl. Fuchs 2021). Auf dieser Grundlage könnten »psychische Krankheiten nicht mehr in einem individuellen Innenraum«, sondern als »Störungen der leiblichen und zwischenleiblichen Existenz« konzipiert werden (Fuchs 2012, S. 899). Diese Auffassung liegt in der Linie neuerer Ansätze in der Schizophrenieforschung, die den herkömmlichen, »westlichen« Leib-Seele-Dualismus überwinden möchten und die typischen Beeinträchtigungen des »verkörperten Selbst« (etwa in der Zeit- und Leiberfahrung) und dessen Interaktion mit der Umwelt und den gesellschaftlichen Lebensbedingungen in den Mittelpunkt stellen.

Solch fundamentale Fragen zum Verhältnis von Natur und Kultur, Körper und Geist, Individuum und Gesellschaft wurden in der gesamten Geschichte der Psychiatrie und ihrer Vorläufer immer wieder aufgeworfen. Die heutigen Diskussionen über biomedizinische und biopsychosoziale Handlungsmodelle oder Empowerment, Salutogenese und Nutzerperspektive sind nur die gegenwärtige Form dieser traditionellen, die Identität des Fachs prägenden Auseinandersetzungen.

LITERATUR ZUR VERTIEFUNG

Egger, J. W. (2020): »Die Einheit von Körper und Seele.« Die bio-psychosoziale Perspektive auf Krankheit und Gesundheit. Baden-Baden: Deutscher Wissenschaftsverlag.

Ellis, R.; Kendal, S.; Taylor, S. J. (Hg.) (2021): Voices in the History of Madness. Personal and Professional Perspectives on Mental Health and Illness. Cham: Springer.

Fuchs, T. (2021): Das Gehirn – ein Beziehungsorgan. Eine phänomenologisch-ökologische Konzeption. 6. Aufl. Stuttgart: Kohlhammer.

Schlussbemerkung

Die vorliegende kurze Geschichte der Psychiatrie endet mit der Jahrtausendwende. Im Lauf von gut 200 Jahren hat sich das um 1800 entwickelte Konzept der »psychischen Heilanstalt« zur globalisierten Psychiatrie in der Spätmoderne entwickelt. In der Bundesrepublik ist das Fach heutzutage nach der Anzahl der Betten hinter Chirurgie und innerer Medizin das drittgrößte Gebiet. Mit den Veränderungen der Lebenswelten durch Digitalisierung, Individualisierung, Migration und demografischen Wandel sind neue Anforderungen entstanden. Dies betrifft etwa die Zunahme psychosomatischer und depressiver Störungen ebenso wie die Alterspsychiatrie und die zunehmend ausgebaute Forensik oder die Umsetzung der UN-Behindertenrechtskonvention.

Im 21. Jahrhundert lässt sich die Geschichte des Umgangs mit Wahnsinn und Hospitalisierung weder als reine Fortschrittsgeschichte darstellen noch aus allein eurozentrischer Perspektive. Die Seitenblicke in ostasiatische Traditionen zeigen Konzepte und Verfahren, die jahrhundertelang neben westlichen Ansätzen entstanden sind. Die globale Durchsetzung des europäischen Modells der Psychiatrie entspricht der (kolonialen) Verbreitung bürgerlicher Rechts- und Staatsprinzipien, denn die psychiatrische Expertise war von Anbeginn an über ihre punktuelle Hoheitsfunktion stets mit normativen und ökonomischen staatlichen Interessen verbunden.

Das geschichtliche Wissen zur Herkunft dieser Profession verdeutlicht nicht nur ihr Selbstverständnis, sondern kann sowohl für die Entscheidungsprobleme der Professionellen als auch für die Interessen und Rechte der Behandelten sensibilisieren, weil der geschichtliche Blick wiederkehrende und auch heute noch aktuelle Grundprobleme thematisiert: den Wandel der Krankheitsvorstellungen in verschiedenen Epochen und Gesellschaften, den Stellenwert des Wahnsinns in der Kultur, die Sicherung der Grundrechte von Untergebrachten, die Optionen und Grenzen familiärer Unterstützung, die Situation von Langzeitbetroffenen, den Umgang mit Minderheiten oder den Abbau von Gewalt, Zwang und Stigmatisierung.

Insbesondere zeigt die Geschichte der Psychiatrie, dass schweres psychisches Leid in den europäischen Kulturen seit über 2.500 Jahren stets sowohl unter naturhaften als auch unter soziokulturellen Gesichtspunkten betrachtet worden ist. Lange bevor die moderne, klinische Psychiatrie um 1800 aufkam, existierten medizinische und psychologische Konzepte zur Erklärung und Behandlung des Wahnsinns ebenso wie philosophische, religiöse, soziale und juristische Deutungen. Bis heute bestimmen die Natur wie auch die Kultur psychischen Leids den Status der Psychiatrie als einer Grenzdisziplin zwischen Natur-, Geistes- und Sozialwissenschaften.

Diese vielfältigen Traditionen begründen auch aus historischer Sicht ein multiprofessionelles und mehrdimensionales, ethisch reflektiertes Berufsverständnis. Der verantwortliche Einsatz therapeutischen Wissens im Bewusstsein für die Möglichkeiten und Grenzen professionellen Handelns bedeutete stets auch die Anerkennung und Mitbestimmung der mitunter im Wahnsinn »subjektlos« wirkenden Menschen als Personen mit besonderen Schicksalen, sozialen Schwierigkeiten, Interessen und Rechten. Diese Perspektive ist nach wie vor mit der Verantwortung für die »soziale Frage« verbunden: Die sozial und ökonomisch schwachen, nicht in Familie oder Freundeskreis zu haltenden Personen benötigen besonderen Schutz, ein waches Berufsethos der Helfenden und eine sozial ausgewogene Gesundheitspolitik.

Das geschichtliche Wissen liefert keine fertigen Antworten auf mögliche Fragen, aber es hilft, die Fragen richtig zu stellen und die Antworten zu beurteilen. In diesem Sinne ist die Geschichte der Psychiatrie Teil der Ausbildung für eine sozial gerechte Kultur des Helfens.

Ausgewählte Literatur

Ahlenstiel, H.; Meyer, J. E. (1967): Einleitung. In: Ahlenstiel, H.; Meyer, J. E. (Hg.): Selbstschilderungen eines Geisteskranken. Nothschrei eines Magnetisch-Vergifteten 1852 und Nothgedrungene Fortsetzung meines Nothschrei 1867 von Friedrich Krauß. Leverkusen: Bayer, 8–32.

Amering, M.; Schmolke, M. (2007): Recovery. Das Ende der Unheilbarkeit. Bonn: Psychiatrie Verlag.

Angermeyer, M. C.; Matschinger, H. (1997): Social distance towards the mentally ill: results of representative surveys in the Federal Republic of Germany. Psychological Medicine, 27(1): 131–141.

Ankele, M. (2019): Sich aufführen. Rauminterventionen und Wissenspraktiken in der Psychiatrie um 1900. In: Ankele, M.; Kaiser, C.; Ledebur, S. (Hg.): Aufführen – Aufzeichnen – Anordnen. Wissenspraktiken in Psychiatrie und Psychotherapie. Wiesbaden: Springer, 71–89.

Antonovsky, A. (1997): Salutogenese. Zur Entmystifizierung der Gesundheit. Tübingen: DGVT.

Aristides, P. A. (1986): Heilige Berichte. Heidelberg: Universitätsverlag.

Aristoteles (1972): Mirabilia. In: Aristoteles: Werke in deutscher Übersetzung. Bd. 18. Opuscula. Teil II und III. Berlin: Akademie Verlag, 5–36.

Augustin, F. L. (1818): Die königlich Preußische Medicinalverfassung oder vollständige Darstellung aller, das Medicinalwesen und die medicinische Polizei in den Königlich Preußischen Staaten betreffenden Gesetze, Verordnungen und Einrichtungen. Bd. II. Potsdam: Horvath.

Bach, O. (1990): Entwicklung und Stand der Versorgung psychisch Kranker und Behinderter auf dem Gebiet der ehemaligen DDR. In: Ricard, W.; Reimer, F. u. a. (Hg.): Grundlagen und Gestaltungsmöglichkeiten der Versorgung psychisch Kranker und Behinderter in der Bundesrepublik und auf dem Gebiet der ehemaligen DDR. Köln: Rheinland, 25–30.

Baeyer, W. v. (1966): Grundlagen der Sozialpsychiatrie. Helfen und Heilen, 3(5): 163–164.

Balz, V. (2010): Zwischen Wirkung und Erfahrungen – eine Geschichte der Psychopharmaka. Neuroleptika in der Bundesrepublik Deutschland, 1950–1980. Bielefeld: transcript.

Barta, W. (1969): Das Gespräch eines Mannes mit seinem BA (Papyrus Berlin 3024). Berlin: Hessling.

Battie, W. (1758): A Treatise on Madness. London: Whiston and White.

Becker-Fischer, M.; Fischer, G. (1997): Sexuelle Übergriffe in Psychotherapie und Psychiatrie. Stuttgart: Kohlhammer.

Benkert, O.; Hippius, H. (Hg.) (2021): Kompendium der Psychiatrischen Pharmakotherapie. 13. Aufl. Berlin: Springer.

Benzenhöfer, U.; Ackermann, H. (2015): Die Zahl der Verfahren und der Sterilisationen nach dem Gesetz zur Verhütung erbkranken Nachwuchses. Berlin: Kontur.

Bernet, B. (2013): Schizophrenie. Entstehung und Entwicklung eines psychiatrischen Krankheitsbilds um 1900. Zürich: Chronos.

Binding, K.; Hoche, A. (1920): Die Freigabe der Vernichtung lebensunwerten Lebens. Ihr Maß und ihre Form. Leipzig: Meiner.

Bing, W.; Wu, N. L.; Wu, A. Q. (1997): Yellow Emperor's Canon Internal Medicine. Peking: China Science and Technology Press.

Birnbaum, K. (1920): Psychopathologische Dokumente. Selbstbekenntnisse und Fremdzeugnisse aus dem seelischen Grenzlande. Berlin: Springer.

Blankenburg, W. (1971): Der Verlust der natürlichen Selbstverständlichkeit. Stuttgart: Thieme.

Blasius, D. (1994): Einfache Seelenstörung. Geschichte der deutschen Psychiatrie 1800–1945. Frankfurt a. M.: Fischer.

Bleuler, E. (1911): Dementia praecox oder Gruppe der Schizophrenien. Leipzig: Deuticke.

Böker, W.; Brenner, H. D. (Hg.) (1986): Bewältigung der Schizophrenie: multidimensionale Konzepte, psychosoziale und kognitive Therapien, Angehörigenarbeit und autoprotektive Anstrengungen. Bern: Huber.

Borck, C.; Schäfer, A. (Hg.) (2015): Das psychiatrische Aufschreibesystem. Paderborn: Fink.

Brand-Claussen, B.; Stephan, E. (2002): Wunderhülsen und Willenskurven. Heidelberg: Sammlung Prinzhorn.

Brant, S. (1992/1494): Das Narrenschiff. Stuttgart: Reclam.

Brecher, W. P. (2013): The Aesthetics of Strangeness. Eccentricity and Madness in Early Modern Japan. Honolulu: University of Hawaii Press.

Breuer, J.; Freud, S. (1895): Studien über Hysterie. Leipzig: Deuticke.

Brückner, B. (2007a): Delirium und Wahn. Geschichte, Selbstzeugnisse und Theorien von der Antike bis 1900. Bd. 1: Vom Altertum bis zur Aufklärung. Hürtgenwald: Pressler.

Brückner, B. (2007b): Delirium und Wahn. Geschichte, Selbstzeugnisse und Theorien von der Antike bis 1900. Bd. 2: 19. Jahrhundert – Deutschland. Hürtgenwald: Pressler.

Brückner, B. (2015): »Nichts über uns ohne uns!« Psychiatrie-Erfahrene im Prozess der deutschen Psychiatriereform, 1970–1990. In: Armbruster, J.; Dieterich, A.; Hahn, D.; Ratzke, K. (Hg.): 40 Jahre Psychiatrie-Enquete. Blick zurück nach vorn. Bonn: Psychiatrie Verlag, 138–147.

Brückner, B. (2016): Animal Magnetism, Psychiatry and Subjective Experience in Nineteenth-Century Germany: Friedrich Krauß and his *Nothschrei*. Medical History, 60(1): 19–36.

Brückner, B. (2021a): Lunatics' Rights Activism in the United Kingdom and the German Empire, 1870–1920: a European Perspective. In: Hanley, A.; Meyer, J. (Hg.): Patient Voices in Britain, 1860–1948. Manchester: Manchester University Press, 91–124.

Brückner, B. (2021b): ZeitzeugInnenberichte im Kontext. Psychiatrische Sozialarbeit und Fürsorge in der BRD und DDR, 1960–1990. In: Brückner, B.; Kersting, F.-W. (Hg.): Psychiatrische Sozialarbeit – eine vergessene Geschichte? Berichte, Dokumente und Analysen aus der Bundesrepublik und der DDR (1960–1990). Mönchengladbach: Hochschule Niederrhein, 13–47.

Brückner, B. (2022): »Schlammströme, in denen man uns ersäufen möchte« – Zur Genese des Begriffs »Anti-Psychiatrie« im frühen 20. Jahrhundert. Sozialpsychiatrische Informationen 52(2): 6–10.
Brückner, B. (2023a): Emil Kraepelin as a historian of psychiatry – one hundred years on. History of Psychiatry 34 (2), Online First: https://journals.sagepub.com/doi/abs/10.1177/0957154X221143613?journalCode=hpya (12.01.2023). DOI: 10.1177/0957154X221143613
Brückner, B. (2023b): Beschwerden, Proteste, Revolten – Spuren kollektiver Interessenartikulation von Psychiatriebetroffenen in Westdeutschland, 1950–1970. In: Borck, C.; Lingelbach, G. (Hg.): Zwischen Stagnation und Aufbruch. Zur Zeitgeschichte der Psychiatrie und ihrer Einrichtungen in der Bundesrepublik der Nachkriegszeit. Frankfurt a. M.: Campus (im Druck).
Brückner, B.; Kersting, F.-W. (Hg.) (2021): Psychiatrische Sozialarbeit – eine vergessene Geschichte? Berichte, Dokumente und Analysen aus der Bundesrepublik und der DDR (1960–1990). Mönchengladbach: Hochschule Niederrhein.
Bruckshaw, S. (1997): One More Proof of the Iniquitous Abuse of Private Madhouses. In: Ingram, A. (Hg.): Voices of Madness. Four Pamphlets, 1683–1796. Phoenix Mill: Sutton, 75–126.
Buck, D. (1995): Psychiatrischer Größenwahn in Deutschland. Aus der Vergangenheit für die Zukunft lernen. In: Bock, T. u. a. (Hg.): Abschied von Babylon – Verständigung über die Grenzen in der Psychiatrie. Bonn: Psychiatrie Verlag, 45–52.
Burkhardt, M. M. (2003): Krank im Kopf. Patienten-Geschichten der Heil- und Pflegeanstalt Illenau 1842–1889. Inauguraldissertation, Albert-Ludwigs-Universität Freiburg i. Br.
Burns, S. L. (2017): Reinvented Places: »Tradition«, »Family Care« and Psychiatric Institutions in Japan. Social History of Medicine 32(1): 99–120.
Burton, R. (1988): Die Anatomie der Melancholie. Zürich: Dietrich'sche Verlagsbuchhandlung.
Cahalan, S. (2019): The Great Pretender. The Undercover Mission that Changed Our Understanding of Madness. New York: Grand Central.
Castel, R. (1979): Die psychiatrische Ordnung. Frankfurt a. M.: Suhrkamp.
Cellini, B. (2000): Mein Leben. Zürich: Manesse.
Celsus, A. C. (1906): Über die Arzneiwissenschaft in acht Büchern. Braunschweig: Vieweg.
Chambers, P. (2009): Bedlam. London's Hospital for the Mad. Shepperton: Ian Allan.
Cheyne, G. (1733): The English Malady: or, A Treatise of Nervous Diseases of all Kinds, as Spleen, Vapours, Lowness of Spirits, Hypochondriacal, and Hysterical Distempers. London: Strahan.
Ciompi, L. (1982): Affektlogik. Über die Struktur der Psyche und ihre Entwicklung. Ein Beitrag zur Schizophrenieforschung. Klett-Cotta: Stuttgart.
Clausen, J.; Dresler, K. D.; Eichenbrenner, I. (1996): Soziale Arbeit im Arbeitsfeld Psychiatrie. Freiburg: Lambertus.
Coché, S. (2017): Psychiatrie und Gesellschaft. Psychiatrische Einweisungspraxis im »Dritten Reich«, in der DDR und der Bundesrepublik 1941–1963. Göttingen: Vandenhoeck & Ruprecht.

Conolly, J. (1973/1856): Treatment of the Insane without Mechanical Restraints. Folkestone: Dawson Pall Mall.

Cooper, R. (2014): Diagnosing the Diagnostic and Statistical Manual of Mental Disorders. London: Karnac.

Cranach, M. v.; Eberle, S.; Hohendorf, G.; Tiedemann, S. v. (Hg.) (2018) Gedenkbuch für die Münchner Opfer der nationalsozialistischen »Euthanasie«-Morde. Göttingen: Wallstein.

Cullen, W. (1786): Kurzer Inbegriff der medicinischen Nosologie. 2 Bde. Leipzig: Fritsch.

Demke, E. (2021): Brutal Sanity and Mad Compassion: Tracing the Voice of Dorothea Buck. In: Ellis, R.; Kendal, S.; Taylor, S. J. (Hg.): Voices in the History of Madness. Personal and Professional Perspectives on Mental Health and Illness. Cham: Springer, 287–306.

Deutscher Bundestag (Hg.) (1973): Enquête über die Lage der Psychiatrie in der Bundesrepublik Deutschland. Bundesdrucksache 7/1124. Bonn: Heger.

Deutscher Bundestag (Hg.) (1975): Bericht über die Lage der Psychiatrie in der Bundesrepublik Deutschland zur psychiatrischen, psychotherapeutischen und psychosomatischen Versorgung. Bundesdrucksache 7/4200. Bonn: Heger.

Dinzelbacher, P. (2002): Himmel, Hölle, Heilige. Visionen und Kunst im Mittelalter. Darmstadt: Wissenschaftliche Buchgesellschaft.

Dohrenwend, B. P.; Levav, I.; Shrout, P. E.; Schwartz, S.; Naveh, G.; Link, B. G.; Skodol, A. E.; Stueve, A. (1992): Socioeconomic status and psychiatric disorders: the causation-selection issue. Science, 255(5047): 946–952.

Dörner, K. (1969): Bürger und Irre. Zur Sozialgeschichte und Wissenschaftssoziologie der Psychiatrie. Frankfurt a. M.: Europäische Verlagsanstalt.

Dörner, K. (1988): Tödliches Mitleid. Rehburg-Loccum: Jakob van Hoddis.

Dörner, K.; Plog, U. (1978): Irren ist menschlich oder Lehrbuch der Psychiatrie, Psychotherapie. Wunstorf: Psychiatrie Verlag.

Dörre, S. (2021): Zwischen »Euthanasie« und Anstaltsreform. Die psychiatrischen Fachgesellschaften im geteilten Deutschland. Berlin, Heidelberg: Springer.

Egger, J. W. (2020): Die Einheit von Körper und Seele. Die bio-psycho-soziale Perspektive auf Krankheit und Gesundheit. Baden-Baden: Deutscher Wissenschaftsverlag.

Eikelmann, B.; Richter, D. (2000): Das bio-psychosoziale Modell psychischer Krankheiten und seine Auswirkungen auf die psychiatrische Praxis. In: Eikelmann, B.; Philipp, M. (Hg.): Langzeittherapie der Schizophrenie. Berlin, Heidelberg: Springer, 70–87.

Emrich, H. M. (2001): Zur Phänomenologie eines integrativen Krankheitsverständnisses. In: Aktion psychisch Kranke (Hg.): 25 Jahre Psychiatrie-Enquete. Bd. 1. Bonn: Psychiatrie Verlag, 296–305.

Engstrom, E. J.; Roelcke, V. (Hg.) (2003): Psychiatrie im 19. Jahrhundert. Basel: Schwabe. Erasmus von Rotterdam (1992/1509): Das Lob der Torheit. Stuttgart: Reclam.

Engstrom, E. J.; Burgmair, W.; Weber, M. (2006): Emil Kraepelin (1856–1926): Zwischen klinischen Krankheitsbildern und »psychischer Volkshygiene«. Deutsches Ärzteblatt, 103(41): 2685–2690.

Expertenkommission (1990): Empfehlungen der Expertenkommission der Bundesregierung zur Reform der Versorgung im psychiatrischen und psychotherapeutisch/psychosomatischen Bereich; Zusammenfassung. In: Deutscher Bundestag: Stellungnahme der Bundesregierung zu dem Bericht »Empfehlungen der Expertenkommission«. Drucksache 11/8494. Bonn: Heger: 28–54.

Fangerau, H.; Topp, S.; Schepker, K. (Hg.) (2017): Kinder- und Jugendpsychiatrie im Nationalsozialismus und in der Nachkriegszeit. Berlin: Springer.

Faulstich, H. (1998): Hungersterben in der Psychiatrie 1914–1949. Mit einer Topographie der NS-Psychiatrie. Freiburg i. Br.: Lambertus.

Faulstich, H. (2000): Die Zahl der »Euthanasie«-Opfer. In: Frewer, A.; Eickhoff, C. (Hg.): Euthanasie und die aktuelle Sterbehilfe-Debatte. Frankfurt a. M.: Campus, 218–234.

Fechner, G. T. (1892/1845): Krankheitsgeschichte. In: Kuntze, J. E. (Hg.): Gustav Theodor Fechner (Dr. Mises). Ein deutsches Gelehrtenleben. Leipzig: Breitkopf und Härtel, 105–126.

Finzen, A. (2000): Psychose und Stigma. Stigmabewältigung – zum Umgang mit Vorurteilen und Schuldzuweisung. Bonn: Psychiatrie Verlag.

Fischer, F. (1969): Irrenhäuser. Kranke klagen an. München: Desch.

Flashar, H. (2016): Hippokrates – Meister der Heilkunst. Leben und Werk. München: Beck.

Foucault, M. (1973/1961): Wahnsinn und Gesellschaft. Frankfurt a. M.: Suhrkamp.

Frances, A. (2013): Normal. Gegen die Inflation psychiatrischer Diagnosen. Köln: DuMont.

Freis, D. (2019): Psycho-Politics Between the World Wars: Psychiatry and Society in Germany, Austria, and Switzerland. Cham: Palgrave Macmillan.

Freud, S. (1972/1920): Über Kriegsneurosen, Elektrotherapie und Psychoanalyse. Psyche, 26(12): 939–951.

Freud, S. (1982/1900): Die Traumdeutung. In: Freud, S.: Studienausgabe. Hg. von A. Mitscherlich, A. Richards und J. Strachey. Bd. II. Frankfurt a. M.: Fischer, 21–588.

Freud, S. (1982/1911): Psychoanalytische Bemerkungen über einen autobiographisch beschriebenen Fall von Paranoia. In: Freud, S.: Studienausgabe. Hg. von A. Mitscherlich, A. Richards und J. Strachey. Bd. VII. Frankfurt a. M.: Fischer, 135–200.

Friedlander, H. (1995): The Origins of Nazi Genocide: From Euthanasia to the Final Solution. Chapel Hill: University of North Carolina Press.

Friedreich, J. B. (1836): Historisch-kritische Darstellung der Theorien über das Wesen und den Sitz der psychischen Krankheiten. Leipzig: Wigand.

Fuchs, P.; Rotzoll, M.; Müller, U.; Richter, P.; Hohendorf, G. (Hg.) (2007): Das Vergessen der Vernichtung ist Teil der Vernichtung selbst – Lebensgeschichten von Opfern der nationalsozialistischen »Euthanasie«. Göttingen: Wallstein.

Fuchs, T. (2012): Selbst und Schizophrenie. Deutsche Zeitschrift für Philosophie, 60(4): 887–901.

Fuchs, T. (2021): Das Gehirn – ein Beziehungsorgan. Eine phänomenologisch-ökologische Konzeption. 6. Aufl. Stuttgart: Kohlhammer.

Fuchs, T.; Breyer, T.; Mundt, C. (Hg.) (2014): Karl Jaspers' Philosophy and Psychopathology. New York: Springer.

Gahlen, G.; Gnosa, R.; Janz, O. (2020): Nerven und Krieg. Psychische Mobilisierungs- und Leidenserfahrungen in Deutschland (1900–1939). Frankfurt a. M.: Campus.
Galen, C. (1976): Galen on the Affected Parts. Translation from the Greek Text with Explanatory Notes by R. E. Siegel. Basel u. a.: Karger.
Gawlich, M. (2018): Eine Maschine, die wirkt: Die Elektrokrampftherapie und ihr Apparat, 1938–1950. Paderborn: Schöningh.
Gehrmann, C. (1893): Körper, Gehirn, Seele, Gott. Vier Theile mit elf Tafeln. Berlin: Felix Dames.
Genshiro, H. (2002): Japanese psychiatry in the Edo period (1600–1868). History of Psychiatry, 13: 131–151.
Gimm, T. M. (2019): Die Entwicklung der zivilrechtlichen Unterbringung volljähriger psychisch Kranker: Vom Allgemeinen Landrecht (1794) bis zum Betreuungsgesetz (1992). Berlin: Lang.
Gleiss, I.; Seidel, R.; Abholz, H.-H. (1973): Soziale Psychiatrie. Zur Ungleichheit in der psychiatrischen Versorgung. Frankfurt a. M.: Fischer.
Griesinger, W. (1861): Die Pathologie und Therapie der psychischen Krankheiten für Aerzte und Studirende. Stuttgart: Krabbe.
Haddad, L.; Meyer-Lindenberg, A. (2012): Soziale Umweltrisikofaktoren und psychische Erkrankungen: Einblicke in zugrunde liegende Gehirnmechanismen am Beispiel der Urbanizität. Der Nervenarzt 83(11): 1403–1409.
Häfner, H. (1972): Allgemeine Probleme und heutige Bedürfnisse der psychiatrischen Krankenversorgung. In: Ehrhardt, E. (Hg.): Perspektiven der Psychiatrie. Frankfurt a. M.: Gerhardts, 85–95.
Häfner, H. (2002): Wandlungen der deutschen Krankenhauspsychiatrie in fünf Jahrzehnten. In: Niedersächsisches Landeskrankenhaus Hildesheim (Hg.): 175 Jahre Landeskrankenhaus Hildesheim 1827–2002. Hildesheim: NLKH, 17–28.
Häfner, H.; Baeyer, W. v.; Kisker, K. P. (1965): Dringliche Reformen in der psychiatrischen Krankenversorgung der Bundesrepublik. Helfen und Heilen, 2(4): 1–8.
Hagen, F. W. (1837): Die Sinnestäuschungen in Bezug auf Psychologie, Heilkunde und Rechtspflege. Leipzig: Wigand.
Hashimoto, A. (2013): A »German world« shared among doctors: a history of the relationship between Japanese and German psychiatry before World War II. History of Psychiatry 24(2): 180–195.
Hegel, G. W. F (1992/1830): Enzyklopädie der philosophischen Wissenschaften im Grundrisse. Hamburg: Meiner.
Heinroth, J. C. A. (1818): Lehrbuch der Störungen des Seelenlebens oder der Seelenstörungen und ihrer Behandlung vom rationalen Standpunkt aus entworfen. Leipzig: Vogel.
Herrn, R. (2022): Der Liebe und dem Leid. Das Institut für Sexualwissenschaft 1919–1933. Berlin: Suhrkamp.
Hesiod (1861): Hesiod's Werke. Ausgewählte Tragödien des Euripides, im Versmaß der Urschrift von G. Ludwig. Stuttgart: Metzler.
Heuser, M.-L. (2001): Die »Euthanasie«-Aktion T-4 und die Provinzial–Heil- und Pflegeanstalt Düsseldorf-Grafenberg. In: Sparing, F.; Heuser, M. L. (Hg.):

Erbbiologische Selektion und »Euthanasie«. Psychiatrie in Düsseldorf während des Nationalsozialismus. Essen: Klartext, 159–212.

Hildegard von Bingen (1996): Heilwissen. Von den Ursachen und der Behandlung von Krankheiten. Freiburg: Herder.

Hippokrates (1934): Die Werke des Hippokrates. Hg. von R. Kapferer. Bd. II. Stuttgart: Hippokrates Verlag.

Hippokrates (1968): Die Hippokratische Schrift »Über die heilige Krankheit«. Hg. von H. Grensemann. Berlin: De Gruyter.

Hitzer, B.; Geisthövel, A. (2019): Auf der Suche nach einer anderen Medizin – Psychosomatik im 20. Jahrhundert. Berlin: Suhrkamp.

Hoell, A.; Salize, H. J. (2019): Soziale Ungleichheit und psychische Gesundheit. Der Nervenarzt, 90(11): 1187–1200.

Hoff, P. (1994): Emil Kraepelin und die Psychiatrie als klinische Wissenschaft. Berlin: Springer.

Horn, E. (1818): Beschreibung der in der Irrenanstalt des Königlichen Charitékrankenhauses zu Berlin gebräuchlichen Drehmaschinen, ihrer Wirkung und Anwendung bei Geisteskranken. Zeitschrift für psychische Ärzte, 1(2): 219–230.

Horwitz, A. V. (2021): DSM: a History of Psychiatry's Bible. Baltimore, MD: Johns Hopkins University Press.

Ideler, K. W. (1841): Biographieen Geisteskranker in ihrer psychologischen Entwickelung dargestellt. Berlin: Schroeder.

Jacobi, M. (1837): Ausgezeichnete Krankheitsfälle, während der Jahre 1831 bis 1836 beobachtet. In: Annalen der Irren-Heilanstalt zu Siegburg, 1: 1–288.

Jankrift, K. P. (2012): Krankheit und Heilkunde im Mittelalter. Darmstadt: Wissenschaftliche Buchgesellschaft.

Jaspers, K. (1913): Allgemeine Psychopathologie. Berlin: Springer.

Jung, V. (2001): Die Leiden des Hieronymus Wolf. Krankengeschichten eines Gelehrten im 16. Jahrhundert. Historische Anthropologie, 9(3): 333–357.

Jütte, R. (1991): Ärzte, Heiler und Patienten. Medizinischer Alltag in der frühen Neuzeit. München, Zürich: Artemis und Winkler.

Kaldewey, W. (1935): Über die Aufgaben und die Bedeutung der deutschen Psychiatrie im allgemeinen und der psychiatrischen Außenfürsorge im besonderen. Allgemeine Zeitschrift für Psychiatrie, 103: 289–314.

Kanata, T. (2016): Japanese mental health care in historical context: why did Japan become a country with so many psychiatric care beds? Social Work, 52(4): 471–489. https://socialwork.journals.ac.za/pub/article/view/526 (12.01.2023).

Kandinsky, V. (1881): Zur Lehre von den Hallucinationen. Archiv für Psychiatrie und Nervenkrankheiten, 11: 453–464.

Kant, I. (1784): Beantwortung der Frage: Was ist Aufklärung? Berlinische Monatsschrift, 4(12): 481–494.

Kant, I. (1998/1798): Anthropologie in pragmatischer Hinsicht. Stuttgart: Reclam.

Kappelhof, A. C. M. (1992): Reinier van Arkel 1442–1992, de geschiedenis van het oudste psychiatrische ziekenhuis van Nederland. 's-Hertogenbosch: Psychiatrisch Ziekenhuis Reinier van Arkel.

Kardorff, E. v. (2017): Diskriminierung von seelisch Beinträchtigten. In: Scherr, A.; El-Mafaalani, A.; Yüksel, G. (Hg.): Handbuch Diskriminierung. Wiesbaden: Springer, 565–592.
Kasanin, J. (1933): The acute schizoaffective psychosis. American Journal of Psychiatry, 90(1): 97–126.
Katsu, K. (1988): Musui's Story: The Autobiography of a Tokugawa Samurai. Tucson: University of Arizona Press.
Kempe, M. (2000): The Book of Margery Kempe. Harlow: Norton.
Kempker, K. (Hg.) (1998): Flucht in die Wirklichkeit. Das Berliner Weglaufhaus. Berlin: Antipsychiatrieverlag.
Keupp, H.; Zaumseil, M. (Hg.) (1978): Die gesellschaftliche Organisierung psychischen Leidens. Frankfurt a. M.: Suhrkamp.
Kim, Y. (2018): Seeing Cages: Home Confinement in Early Twentieth-Century Japan. Journal of Asian Studies, 77(3): 635–658.
Klee, E. (1985): »Euthanasie« im NS-Staat. Frankfurt a. M.: Fischer.
Kolb, H.; Eitner, F. (1931): Die Statistik der Heilanstalten. In: Bumke, O.; Kolb, G.; Roemer, H.; Kahn, E. (Hg.): Handwörterbuch der psychischen Hygiene und der psychiatrischen Fürsorge. Berlin, Leipzig: De Gruyter, 89–98.
Kraepelin, E. (1903): Psychiatrie. Ein Lehrbuch für Studierende und Ärzte. I. Band. Allgemeine Psychiatrie. 7. Aufl. Leipzig: Barth.
Kraepelin, E. (1909): Psychiatrie. Ein Lehrbuch für Studierende und Ärzte. I. Band. Allgemeine Psychiatrie, 8. Aufl. Leipzig: Barth.
Kraepelin, E. (1918): Hundert Jahre Psychiatrie. Zeitschrift für die gesamte Neurologie und Psychiatrie, 38: 161–275.
Krauß, F. (1852): Nothschrei eines Magnetisch-Vergifteten. Stuttgart: Selbstverlag.
Krauß, F. (1867): Nothgedrungene Fortsetzung meines Nothschrei. Stuttgart: Selbstverlag
Kritsotaki, D.; Long, V.; Smith, M. (Hg.) (2016): Deinstitutionalisation and After. Post-War Psychiatry in the Western World. Cham: Springer.
Kuban, S. (1997): Das Recht der Verwahrung und Unterbringung am Beispiel der »Irrengesetzgebung« zwischen 1794 und 1945. Frankfurt a. M.: Lang.
Kühl, S. (2014): Die Internationale der Rassisten: Aufstieg und Niedergang der internationalen eugenischen Bewegung im 20. Jahrhundert. Frankfurt a. M.: Campus.
Kuhnle, W. (1894): Vier Jahre unschuldig in württembergischen Irrenanstalten. Geheime Vehme und moderne Bastille. Stuttgart: Lutz.
Kumasaka, Y. (1967): Iwakura: Early Community Care of the Mentally Ill in Japan. American Journal of Psychotherapy, 21(3): 666–676.
Kutzer, M. (1998): Anatomie des Wahnsinns. Geisteskrankheit im medizinischen Denken der frühen Neuzeit und die Anfänge der pathologischen Anatomie. Hürtgenwald: Pressler.
Kutzer, M. (2003): »Psychiker« als »Somatiker« – »Somatiker« als »Psychiker«. Zur Frage der Gültigkeit psychiatriehistorischer Kategorien. In: Engstrom, E. J.; Roelcke, V. (Hg.): Psychiatrie im 19. Jahrhundert. Basel: Schwabe, 27–47.
Laehr, H. (1865): Die Irrenanstalten Deutschlands am 1. Januar 1865. Allgemeine Zeitschrift für Psychiatrie und psychisch-gerichtliche Medicin, 22: 353–569.

Lamb, S. (2014): Pathologist of the Mind: Adolf Meyer and the Origins of American Psychiatry. Baltimore, MA: Johns Hopkins University Press.
Lederer, D. (2003): Die Geburt eines Irrenhauses: Die königlich-bayerische Irrenanstalt zu Giesing/München. In: Engstrom, E. J.; Roelcke, V. (Hg.): Psychiatrie im 19. Jahrhundert. Basel: Schwabe, 67–93.
Lehmann, P. (1986): Der chemische Knebel. Warum Psychiater Neuroleptika verabreichen. Berlin: Antipsychiatrieverlag.
Lehmann, P.; Stastny, P. (Hg.) (2007): Statt Psychiatrie 2. Berlin: Antipsychiatrieverlag.
Leiby, J. S. (1992): San Hipólito's treatment of the mentally ill in Mexico City, 1589–1650. The Historian, 54(3): 491–498.
Leitner, B. (2018): Psychiatrie und Neurologie zwischen Wien und Tokyo. Zur Rolle eines transnationalen Netzwerkes in der Entwicklung der akademischen Medizin in Japan circa 1900. In: Angetter, D.; Nemec, B.; Posch, H.; Druml, C.; Weindling, P. (Hg.): Strukturen und Netzwerke – Medizin und Wissenschaft in Wien 1848–1955. Göttingen: Vandenhoeck & Ruprecht, 246–257.
Leven, K.-H. (Hg.) (2005): Antike Medizin. Ein Lexikon. München: Beck.
Linck, G. (2011): Körper oder Leib. Mensch, Welt und Leben in der chinesischen Philosophie. Freiburg: Alber.
Linehan, M. M. (1996): Dialektisch-behaviorale Therapie der Borderline-Persönlichkeitsstörung. München: CIP.
Marx, O. M. (1994): The Beginning of Psychiatric Historiography in Nineteenth-Century Germany. In: Micale, M. S.; Porter, R. (Hg.): Discovering the History of Psychiatry. New York, Oxford: Oxford University Press, 39–52.
Matejovski, D. (1996): Das Motiv des Wahnsinns in der mittelalterlichen Dichtung. Frankfurt a. M.: Suhrkamp.
Matern, W. (2016): Sozialarbeit in der Psychiatrie. Erinnerungen an den Reformaufbruch in Westfalen (1960–1980). Hg. von F.-W. Kersting. Münster: Ardey.
Matthews, J. T. (1810/1804): [Ohne Titel]. In: Haslam, J.: Illustrations of Madness. London: Hayden, 42–51 u. 59–79.
McLeod, A. (2021): The Dao of Madness. Mental Illness and Self-cultivation in Early Chinese Philosophy and Medicine. Oxford: Oxford University Press.
Meier, M. (2015): Spannungsherde. Psychochirurgie nach dem Zweiten Weltkrieg. Göttingen: Wallstein.
Meier, M.; König, M.; Tornay, M. (2019): Testfall Münsterlingen: klinische Versuche in der Psychiatrie, 1940–1980. Zürich: Chronos.
Mentzos, S. (2015): Lehrbuch der Psychodynamik. Göttingen: Vandenhoeck & Ruprecht.
Meyer, A. (1914): Plans for Work in the Phipps Psychiatric Clinic. In: Winters, E. E. (Hg.): The Collected Papers of Adolf Meyer. Bd. 2. Baltimore, MA: Johns Hopkins, 185–192.
Micale, M. S.; Porter, R. (1994): Introduction. In: Micale, M. S.; Porter, R. (Hg.): Discovering the History of Psychiatry. New York, Oxford: Oxford University Press, 3–36.
Midelfort, H. C. E. (1999): A History of Madness in Sixteenth-Century Germany. Stanford, CA: Stanford University Press.
Mitscherlich, A. (1949): Medizin ohne Menschlichkeit. Reinbek: Rowohlt.

Müller, T. R.; Mitzscherlich, B. (Hg.) (2006): Psychiatrie in der DDR. Frankfurt a. M.: Mabuse.

Nakamura, E. (2014): From the Netherlands to Japan: communicating psychiatric practice in the 1830s. History of Psychiatry, 25(3), 350–363.

Nicolai, F. (1799): Beispiel einer Erscheinung mehrerer Phantasmen. Neue Berlinische Monatsschrift, 1(1): 321–360.

Nolte, K. (2003): Gelebte Hysterie. Erfahrung, Eigensinn und psychiatrische Diskurse im Anstaltsalltag um 1900. Frankfurt a. M., New York: Campus.

Nuechterlein, K. H. (1987): Vulnerability Models for Schizophrenia. State of the Art. In: Häfner, H.; Gattaz, W.; Janzarik, W. (Hg.): Search for the Causes of Schizophrenia. New York: Springer, 297–316.

Ohnesorg, S. (1999): Margery Kempe (um 1373 bis um 1440). Waghalsige Gratwanderungen. In: Duda, S.; Pusch, L. F. (Hg.): Wahnsinnsfrauen. Bd. 3. Frankfurt a. M.: Suhrkamp, 9–44.

Padberg, T. (2022): Wie spricht man mit Klient*innen »empirisch richtig« über Antidepressiva? Ein Update zu »Placebos, Drogen, Medikamente. Der schwierige Umgang mit Antidepressiva«. Psychotherapeutenjournal, 21(4): 336–341.

Paracelsus [T. v. Hohenheim] (1928): Sämtliche Werke. Mit Einleitung, Biographie, Literaturangaben und erklärenden Anmerkungen versehen von Dr. Bernhard Aschner. II. Bd. Jena: Fischer.

Perceval, J. (1961): Perceval's Narrative. A Patient's Account of His Psychosis 1830–1832. Stanford, CA: Stanford University Press.

Perfect, W. (1789): William Perfect's der Arzneiwissenschaft Doctor auserlesene Fälle von verschiedenen Arten des Wahnsinns nebst ihren Heilmethoden. Leipzig: Hilscher.

Peters, U. H. (1990): Adolf Meyer und die Beziehungen zwischen deutscher und amerikanischer Psychiatrie. Fortschritte der Neurologie · Psychiatrie 58(9): 332–338.

Pfau, A. N. (2020): Medieval Communities and the Mad. Narratives of Crime and Mental Illness in Late Medieval France. Amsterdam: Amsterdam University Press.

Pick, D. (1989): Faces of Degeneration: A European disorder, c. 1848–1918. Cambridge: Cambridge University Press.

Pinel, P. (1801): Philosophisch-medicinische Abhandlung über Geistesverirrungen oder Manie. Wien: Schaumburg.

Platen-Hallermund, A. (1948): Die Tötung Geisteskranker in Deutschland. Aus der Deutschen Ärztekommission beim Amerikanischen Militärgericht. Frankfurt a. M.: Frankfurter Hefte.

Platon (1983): Werke in acht Bänden. Bd. V.: Phaidros. Parmenides. Briefe. Darmstadt: Wissenschaftliche Buchgesellschaft.

Popko, L.; Schneider, U. J.; Scholl, R. (2021): Papyrus Ebers. Die größte Schriftrolle zur ägyptischen Heilkunst. Darmstadt: Wissenschaftliche Buchgesellschaft.

Porter, R. (1987): Social History of Madness. The World Through the Eyes of the Insane. New York: Weidenfeld & Nicholson.

Porter, R. (2005): Wahnsinn. Eine kleine Kulturgeschichte. Zürich: Dörlemann.

Rabung, S.; Leichsenring, F. (2016): Evidenz für psychodynamische Langzeittherapie. Psychotherapeut, 61(6): 441–446.

Radkau, J. (1998): Das Zeitalter der Nervosität. Deutschland zwischen Bismarck und Hitler. München: Hanser.

Ramos, C. (2022): Bedlam in the New World: A Mexican Madhouse in the Age of Enlightenment. Chapel Hill: UNC Press.

Reil, J. C. (1803): Rhapsodieen über die Anwendung der psychischen Curmethode auf Geisteszerrüttungen. Halle: Curt.

Reumschüssel-Wienert, C. (2021): Psychiatriereform in der Bundesrepublik Deutschland: eine Chronik der Sozialpsychiatrie und ihres Verbandes – der DGSP. Bielefeld: transcript.

Reyes-Chilpa, R.; Guzmán-Gutiérrez, S. L.; Campos-Lara, M.; Bejar, E.; Osuna-Fernández, H. R.; Hernández-Pasteur, G. (2021): On the first book of medicinal plants written in the American Continent: the libellus medicinalibus indorum herbis from Mexico, 1552: a review. Boletin Latinoamericano y del Caribe de Plantas Medicinales y Aromàticas, 20(1): 1–27.

Riecher-Rössler, A. (2000): Psychische Erkrankungen bei Frauen – einige Argumente für eine geschlechtersensible Psychiatrie und Psychotherapie. Zeitschrift für psychosomatische Medizin, 46(2): 129–139.

Riedel, A. C. (1750): Beschreibung des im Fürstenthum Bayreuth zu Sanct Georgen am See errichteten Zucht- und Arbeitshauses. Bayreuth: Dietzel.

Roelcke, V. (1999): Krankheit und Kulturkritik. Psychiatrische Gesellschaftsdeutungen im bürgerlichen Zeitalter (1790–1914). Frankfurt a. M.: Campus.

Roelcke, V. (2013): Die Etablierung der psychiatrischen Genetik. In: Wolters, C.; Beyer, C.; Lohff, B. (Hg.): Abweichung und Normalität. Psychiatrie in Deutschland vom Kaiserreich bis zur Deutschen Einheit. Bielefeld: transcript, 111–135.

Romme, M.; Escher, S. (1997): Stimmenhören akzeptieren. Bonn: Psychiatrie Verlag.

Roosens, E.; Van de Walle, L. (2007): Geel revisited: After centuries of mental rehabilitation. Antwerpen: Garant.

Rotzoll, M.; Hohendorf, G.; Fuchs, P.; Richter, P.; Mundt, C.; Eckart, W. U. (Hg.) (2010): Die nationalsozialistische »Euthanasie«-Aktion »T4« und ihre Opfer. Paderborn: Schöningh.

Rudloff, W.; Kersting, F.-W.; Miquel, M. v.; Thießen, M. (Hg.) (2022a): Ende der Anstalten? Großeinrichtungen, Debatten und Deinstitutionalisierung seit den 1970er Jahren. Paderborn: Schöningh.

Rudloff, W.; Kersting, F.-W.; Miquel, M. v.; Thießen, M. (2022b): Krise der Anstalten, Deinstitutionalisierung und gesellschaftlicher Wandel in Deutschland. In: Rudloff, W.; Kersting, F.-W.; Miquel, M. v.; Thießen, M. (Hg.): Ende der Anstalten? Großeinrichtungen, Debatten und Deinstitutionalisierung seit den 1970er Jahren. Paderborn: Schöningh, 3–34.

Sass, H.; Wittchen, H. U.; Zaudig, M. u. a. (Hg.) (2003): DSM-IV-TR. Diagnostisches und Statistisches Manual Psychischer Störungen – Textrevision. Göttingen: Hogrefe.

Schelling, F. W. J. (1927): Stuttgarter Privatvorlesungen. In: Schellings Werke. Vierter Hauptband. Schriften zur Philosophie der Freiheit 1804–1815. München: Beck.

Schipperges, H. (1993): Die Kranken im Mittelalter. München: Beck.

Schmidt-Degenhard, M. (2001): Methoden und Themen der anthropologischen Psychiatrie. In: Jacobi, R.-M.; Janz, D. (Hg.): Die Wahrheit der Begegnung. Anthropologische Perspektiven der Neurologie. Würzburg: Königshausen & Neumann, 305–322.

Schmiedebach, H. P. (2019): Psychiatrie im Nationalsozialismus an der Charité und in Berlin. Berlin: Bebra.

Schmiedebach, H. P. (2021): Psychiatrische Ordnung in Gefahr. »Irrenanstalten« um 1900 im Blick von Öffentlichkeit und Literatur. Berlin: Schwabe.
Schmuhl, H.-W. (2000): Hirnforschung und Krankenmord. Das Kaiser-Wilhelm-Institut für Hirnforschung 1937–1945. Berlin: Max-Planck-Gesellschaft.
Schmuhl, H.-W. (Hg.) (2003): Rassenforschung an Kaiser-Wilhelm-Instituten vor und nach 1933. Göttingen: Wallstein.
Schmuhl, H.-W. (2013): Walter Creutz und die »Euthanasie« in der Rheinprovinz. Der Nervenarzt, 84(9): 1069–1074.
Schmuhl, H. W.; Roelcke, V. (2013): Einleitung. In: Schmuhl, H. W.; Roelcke, V. (Hg.): »Heroische Therapien«: die deutsche Psychiatrie im internationalen Vergleich, 1918–1945. Göttingen: Wallstein, 9–28.
Schott, H.; Tölle, R. (2005): Geschichte der Psychiatrie. Krankheitslehren, Irrwege, Behandlungsformen. München: Beck.
Schulte, J. E.; Osterloh, J.; Steinbacher, S. (Hg.) (2022): »Euthanasie«-Verbrechen im besetzten Europa. Zur Dimension des nationalsozialistischen Massenmords. Göttingen: Wallstein.
Sheperd, M. (1995): Two Faces of Emil Kraepelin. British Journal of Psychiatry, 167(2): 174–183.
Smith, L. (2020): Private Madhouses in England, 1640–1815: Commercialised Care for the Insane. London: Palgrave Macmillan.
Smith, M. (2021): Getting On in Gotham: The Midtown Manhattan Study and Putting the »Social« in Psychiatry. Culture, Medicine, and Psychiatry, 45(3): 385–404.
Söhner, F. (2020): Psychiatrie-Enquete: mit Zeitzeugen verstehen. Eine Oral History der Psychiatriereform in der BRD. Köln: Psychiatrie Verlag.
Sparing, F. (2020): Medikamentenvergabe und Medikamentenerprobung an Kindern und Jugendlichen. Eine Untersuchung zu kinder- und jugendpsychiatrischen Einrichtungen des Landschaftsverbandes Rheinland 1953 bis 1975. Berlin: Metropol.
Statistisches Bundesamt (2021): Gesundheit. Grunddaten der Krankenhäuser 2019. Wiesbaden: Destatis.
Stolberg, M. (2020): Gelehrte Medizin und ärztlicher Alltag in der Renaissance. Berlin, Boston: De Gruyter Oldenbourg.
Strauß, B.; Erices, R.; Guski-Leinwand, S.; Kumbier, E. (Hg.) (2022): Seelenarbeit im Sozialismus. Gießen: Psychosozial.
Strindberg, A. (1987/1887): Inferno. Frankfurt a. M.: Basis.
Szasz, T. S. (1974): Die Fabrikation des Wahnsinns. Freiburg: Olten.
Theile, F. W. (1853): Geisteskrankheiten. In: Ersch, J.; Gruber, J. (Hg.): Allgemeine Encyclopädie der Wissenschaften und Künste. Erste Section A–G, 56. Theil. Leipzig: Brockhaus, 285–302.
Thoma, S. (2018): Common Sense und Verrücktheit im sozialen Raum. Entwurf einer phänomenologischen Sozialpsychiatrie. Köln: Psychiatrie Verlag.
Thumiger, C. (2017): A History of the Mind and Mental Health in Classical Greek Medical Thought. Cambridge: Cambridge University Press.
Trosse, G. (1974/1714): The Life of the Reverend Mr. George Trosse. Montreal: McGill-Queens University Press.

Tuke, S. (1813): Description of the Retreat, an Institution near York for insane persons of the Society of Friends containing an account of its origins and progress, the modes of treatment and a statement of cases. London: W. Alexander.

Tümmers, H. (2011): Anerkennungskämpfe. Die Nachgeschichte der nationalsozialistischen Zwangssterilisationen in der Bundesrepublik. Göttingen: Wallstein.

Van der Kolk, B. A. (2021): Verkörperter Schrecken: Traumaspuren in Gehirn, Geist und Körper und wie man sie heilen kann. 7. Aufl. Lichtenau: Probst.

Vanja, C. (1997): Die frühneuzeitliche Entwicklung des psychiatrischen Anstaltswesens am Beispiel Haina/Hessen. In: Wahl, G.; Schmitt, W. (Hg.): Heilen – Verwahren – Vernichten. Mochenthaler Gespräche zur Seelenheilkunde. Reichenbach: Verlag Kommunikative Medien und Medizin, 29–44.

Vanja, C. (2003): Das Feste Haus – eine Institution zwischen Strafjustiz und Psychiatrie. In: Zeitschrift des Vereins für hessische Geschichte, 108: 173–194.

Voltmer, R.; Irsigler, F. (2002): Die europäischen Hexenverfolgungen der Frühen Neuzeit – Vorurteile, Faktoren und Bilanzen. In: Beier-de Haan, R.; Voltmer, R.; Irsigler, F. (Hg.): Hexenwahn – Ängste der Neuzeit. Berlin: Deutsches Historisches Museum, 30–45.

Weindling, P. (Hg.) (2017): From Clinic to Concentration Camp. Reassessing Nazi Medical and Racial Research, 1933–1945. Abingdon, New York, NY: Routledge.

Weiner, D. B. (2008): The Madman in the Light of Reason. Enlightenment Psychiatry: Part II. Alienists, Treatises, and the Psychologic Approach in the Era of Pinel. In: Wallace IV, E. R.; Gach, J. (Hg.): History of Psychiatry and Medical Psychology. New York, NY: Springer, 281–303.

Weinmann, S. (2008): Erfolgsmythos Psychopharmaka. Bonn: Psychiatrie Verlag.

Wendt, W. R. (2008): Geschichte der Sozialen Arbeit. 2. Bde. Stuttgart: Springer.

White, P. (2005): Biopsychosocial Medicine. Oxford: Oxford University Press.

Wilmanns, K. (1911): Die Zunahme der anstaltsbedürftigen Geisteskranken in Baden und ihre Ursachen. Zeitschrift für die gesamte Neurologie und Psychiatrie, 4(5): 617–628.

Wilson, K. J. V. (1967): Mental Diseases of Ancient Mesopotamia. In: Brothwell, D.; Sandison, A. T. (Hg.): Diseases in Antiquity. Springfield, IL: Thomas, 723–733.

Wise, S. (2012): Inconvenient People: Lunacy, Liberty and the Mad-Doctors in Victorian England. London: Bodley Head.

Wolf, H. (1998): Kurzer Bericht an den würdigsten Herrn Johannes Oporinus in Basel, seinen wie der gelehrten Welt hochverdienten Förderer, über den Verlauf oder besser über die Wechselfälle seines Lebens von Hieronymus Wolf aus Oettingen im Ries. Donauwörth.

Zaumseil, M.; Leferink, K. (Hg.) (1997): Schizophrenie der Moderne – Modernisierung der Schizophrenie. Bonn: Psychiatrie Verlag.

Zerchin, S. (1990): Auf der Spur des Morgensterns. Psychose als Selbstfindung. München: List.

Zubieta Lupo, V. F. (2022): Konzepte hethitischer Heilpraktik. Inauguraldissertation, Johannes Gutenberg-Universität Mainz, Fachbereich Geschichts- und Kulturwissenschaften. Mainz.

Abbildungsverzeichnis

Gabriel Bunge

GEISTLICHE VATERSCHAFT

LIT

Umschlagbilder:
Stavrogramm, ägyptisch, Anfang 7. Jahrhundert; wurde mit roter Farbe auf die Wand einer ägyptischen Einsiedlerzelle geschrieben: †Pen makar … = †Unser seliger … Anfang einer unvollendet gebliebenen Gedächtnis-Inschrift.

Christus und der Hl. Menas, Ikone ägyptisch, 6. Jahrh. (Archiv)

∞

Gedruckt auf alterungsbeständigem Werkdruckpapier entsprechend
ANSI Z3948 DIN ISO 9706

Bibliografische Information der Deutschen Nationalbibliothek
Die Deutsche Nationalbibliothek verzeichnet diese Publikation in der Deutschen Nationalbibliografie; detaillierte bibliografische Daten sind im Internet über http://dnb.dnb.de abrufbar.

2. Auflage 2023

ISBN 978-3-643-15158-2 (br.)
ISBN 978-3-643-35158-6 (PDF)

Verlagskontakt:
Fresnostr. 2 D-48159 Münster
Tel. +49 (0) 2 51-62 03 20
E-Mail: lit@lit-verlag.de https://www.lit-verlag.de

Auslieferung:
Deutschland: LIT Verlag, Fresnostr. 2, D-48159 Münster
Tel. +49 (0) 2 51-620 32 22, E-Mail: vertrieb@lit-verlag.de

Inhaltsverzeichnis

Geleitwort zur 2. Auflage

„Vater" ist ein archaisches Wort, religiös und emotional hoch aufgeladen, ein Wort, zu dem immer auch „Mutter" gehört, so wie im Buch Genesis Mann und Frau, als Ebenbilder ihres Schöpfers sogleich und zusammen genannt werden (Gen 1, 27). Die Heiligen Schriften des Christentums in seinen verschiedenen Konfessionen bewahren dieses grundlegende Verständnis der Kinder Gottes und prägen so den Geist der Bibel. Ja, der väterliche Gott, als Schöpfer aller Wesen und Dinge ist auch der „Vater" Jesu Christi in dessen Hände er seinen Geist empfiehlt (Lk 23, 46). – Wiederum geben wir eine unveränderte Auflage der „Geistlichen Vaterschaft" aus der Feder des orthodoxen Mönchvaters Gabriel Bunge heraus, da gerade dieser Text immer neu im deutschen Sprachraum nachgefragt wird. – Im geistlichen Leben werden oft Analogien (Ähnlichkeiten) aus alltäglichen Erfahrungen gebildet, um Unsagbares andeutend „zu berühren„. Der geistliche Lehrer, Autor weist in eine Richtung, auf ein Geheimnis des geistlichen Lebens, um den Blick des Schülers auf dieses Mysterium zu lenken. Der Leser oder Hörer darf aber nicht auf den deutenden „Finger" schauen und dort hängen bleiben, sondern muss sich in das angedeutete Geheimnis einlassen und dieses durch seine Erfahrung von innen erleben. So hat auch der Begriff der „Geistlichen Vaters" seine Stärken und Grenzen um das Wesentliche, das dynamische Wirken des Heiligen Geistes auszudrücken. Wir danken Herrn Dr. Rainer vom LIT Verlag Münster für die engagierte Begleitung der neuen Auflage.

Jakobus Kaffanke OSB
Klause St. Benedikt, Ramsberg
November 2022

Geleitwort des Herausgebers

Die Schau der immerwährenden Schöpfung, die Wahrnehmung der ständigen Präsenz der göttlichen Gnade im Kairos wird einmalig erfüllt in der Inkarnation Gottes. „Und das Wort ist Fleisch geworden und hat unter uns gewohnt" (Joh 1, 14) kündet und weist jedem Menschen den Weg des eigenen Lebens, des Lebens in und aus dem Kairos.

Dieser Weg ist geprägt von einer Leerwerdung (kenosis) ichhafter Werke, Worte sowie Gedanken und dem Hinhorchen auf die Gnadenworte/-werke in Texten, Bildern, Musiken und in heiligen Handlungen (Liturgien).

Die ursprüngliche, geheimnisvolle Verbindung von Schöpfer und Geschöpf ist nie die verlorene Vergangenheit eines kosmischen Zeitpunktes, sondern stete Gegenwart im ewigen Kairos. Der Chronos als menschliches Vorstellungssystem von Vergangenem und Zukünftigem tritt hinter der göttlichen Gegenwart im Kairos, im Gnadenmoment des Nu, des Hier und Jetzt zurück. Vergangenheit und Zukunft als Erfahrung des Menschen sind so gesehen die Lichtstrahlen des je und immer gegenwärtigen Schöpfers, der die Schöpfung stets aus sich hervorbringt und allen Wesen immerwährend Leben und Licht gewährt. Diese mütterliche Haltung des Schöpfers, des aus sich heraus Gebärens, erscheint als weibliche Seite Gottes. Das Eigentliche und Schöpferische, das Göttliche ist der Ursprung, ist die Quelle, ist der Kairos: reine Präsenz, reine Gnade, Leben aus der Fülle als Geschenk, aus Liebe.

In den verschiedenen Religionen wird diese Erfahrung unterschiedlich verdichtet, gestaltet und tradiert, damit die Menschen aller Generationen Zugang zu diesen grundlegenden Wahrheiten erhalten und daraus leben können. In Kunst und Literatur sammeln sich zahllose Erfahrungsbilder von Menschen, die der Wirklichkeit dieses lebendigen, immer neu Leben schaffenden, gewährenden und nährenden Schöpfer-Gottes begegnet sind, die in diesen Raum hineingewachsen sind oder von ihm überwältigt wurden.

Die neu gegründete Reihe EREMOS möchte Texte veröffentlichen, die zum geistlichen Leben Mut machen und auf dem dann folgenden, lebenslangen Weg Orientierung und Geleit bieten.

Die Menschen, die Christen des 21. Jahrhunderts, auch die Menschen der deutschen Sprach- und Geschichtsfamilie sind von ihren Grundstrukturen nicht anders, als vor tausenden von Jahren. Als Mann und Frau sind sie Gottes ebenbildliche Geschöpfe. Der Mensch muß also das „Antlitz" Gottes suchen, um sich selber zu finden und kennen zu lernen. Diese geheimnisvolle Verbindung von Ur- und Abbild ist die Grundlage jeder religiösen und spirituellen Erfahrung, ihrer Interpretation und Vermittlung, einer religiösen Erziehung und Reifung. Die geistlichen Erfahrungen Einzelner festigen sich in Traditionen und Gewohnheiten, werden zum kollektiven Glauben, aus dem sich der Quellgrund seelischer Reinigung, Heilung und Reifung ergibt. In der Inkarnation des Schöpfers im Kind von Bethlehem, ist Gott in dieser Welt erschienen, im Kind in der Krippe haben wir auf geheimnisvolle Weise das „Antlitz" Gottes. Dieses Kind immer besser kennen zu lernen, seinen Namen auszusprechen und anzurufen, seinem Weg zu folgen ist der Weg des Heilens und des Heils. Diesen Weg sind die Mütter und Väter des Glaubens gegangen, es ist der Weg den auch wir zu gehen haben. Auf diesen Weg sind alle Menschen guten Willens eingeladen, er ist ein Geschenk, eine Einladung des „Guten Vaters", der das Leben seiner „Kinder" will.

Jakobus Kaffanke OSB
Klause St. Benedikt
Weihnachten 2009

Vorwort: Geistliche Vaterschaft – ein unzeitgemäßes Thema?

Lausche, Mönch, den Worten deines Vaters,
und mach seine Mahnungen nicht fruchtlos.
Wohin er dich auch senden mag, führ' ihn mit [1],
und in Gedanken geh' mit ihm.
Auf diese Weise nämlich wirst du
den üblen Gedanken entfliehen,
und nichts werden die bösen Dämonen
wider dich vermögen [2].

Vaterbild und Vaterschaft, im geistlichen Sinn, wie er in dem vorstehenden schönen Text zum Ausdruck kommt, und neuerdings sogar im physischen Sinn, sind in den letzten Jahrzehnten des vergangenen Jahrhunderts ohne Zweifel in eine ernste Krise geraten. „Paternalismus" ist ein Schimpfwort. Ähnliches ließe sich inzwischen auch vom Bild der „Mutter" sagen. Wir leben in einer vaterlosen (und mutterlosen) Zeit, was viele merkwürdigerweise als „Befreiung" empfinden.

Mag diese „Befreiung" auch manch' überalterte, allzu zeitgebundene Vorstellung überwunden haben, sie hat doch eine gewisse Leere hinterlassen. Wie stets in solchen Fällen konnte es dabei nicht bleiben. Der Mensch erträgt es nicht, im leeren Raum zu leben. So haben sich alsbald „Ersatzväter" eingestellt, die den entstandenen Leerraum auszufüllen verheißen. Nicht nur die politische Szene ist von solchen „Vaterfiguren" bevölkert.

Ohne die gute Absicht vieler dieser „Gurus" und Vaterfiguren in Zweifel ziehen zu wollen, muss man sich doch ernstlich fragen, ob sie ihrer Rolle wirklich gewach-

---

1 Zum *Ausdruck* vgl. *in Prov* 6, 20: Géhin 79.

2 *Mn* 73.

sen sind. Desgleichen besteht begründeter Anlass zu dem Verdacht, dass sich die jüngst „Befreiten“ im Gefolge dieser „Väter“ unversehens in eine neue, noch festere *Abhängigkeit* begeben haben. Dann wäre aber nicht viel gewonnen, sondern viel verloren. Denn auf geistlichem Gebiet muss sich das Nachrücken falscher Vaterfiguren als tragisch erweisen.

Tragisch, da der Sinn wahrer – und daher auch „geistlicher“ – Vaterschaft eben nicht Abhängigkeit ist, weder des Sohnes vom Vater noch umgekehrt. Sinn wahrer Vaterschaft ist vielmehr *Lebensspendung,* sie bedeutet, einem anderen Raum zu eigenem, freien Sein gewähren. Sinn geistlicher „Sohnschaft“, denn ohne diese kann „geistliche Vaterschaft“ gar nicht bestehen, ist freie Annahme dieses eigenen Seins als eines *Verwiesenseins.* „Vater“ und „Sohn“ sind, unabhängig vom natürlichen Geschlecht und Alter der Betreffenden, im geistlichen Raum Metaphern, die eine *personale Beziehung* zum Ausdruck bringen. Daher kennt die Tradition nicht nur geistliche „Väter“, sondern auch geistliche „Mütter“.

Da nun dasselbe Vater-Sohn-Bild auch auf die göttlichen Personen der Heiligen Dreifaltigkeit angewandt wird, wird deutlich, was auf dem Spiel steht. Denn wer im geistlichen Raum die Erfahrung wahrer Vaterschaft und wahren Sohnseins verfehlt, steht in Gefahr, jegliche wahre *personale Gotteserfahrung* zu verfehlen. Sinn geistlicher Vaterschaft ist ja nichts anderes als die Erfahrung der *Überschreitung* der eigenen Individualität in der *Begegnung* mit einem Du, das den uralten Namen „Vater“ trägt, weil dieser andere in dieser Überschreitung zum „Erzeuger“ eigenen Personseins wird. Im absoluten Sinn ereignet sich diese Erfahrung des Personwerdens einzig in der Begegnung mit dem Du Gottes, den wir dank des Sohnes im Heiligen Geist daher auch *Abba, Vater*! nennen dürfen[3].

Wenn daher die christliche Tradition schon sehr früh bestimmten Menschen, Bischöfen, Priestern und Mönchen, den Namen „Vater“ beigelegt hat, obwohl es doch im Evangelium heißt: *„Nennet auch niemanden auf Erden euren Vater, denn einer ist euer Vater, der himmlische“*[4], dann kann dies nur bedeuten, dass die *geistliche* Vaterschaft dieser Menschen gleichsam das irdische *Mittel* ist, durch das die himmlische Vaterschaft Gottes *erfahren* wird. Die Erfahrung der ersteren führt auf die Erfahrung der letzteren hin. Geistliche Vaterschaft hat daher ihre Rolle erfüllt,

---

3 Röm 8, 15.

4 Mt 23, 9.

wenn der geistliche Sohn *„zum Maß des Vollalters Christi“* [5], des Sohnes im absoluten Sinn, gelangt ist, d. h. zu wahrer, personaler Gotteserfahrung durchgedrungen ist.

Im sicheren Gespür für den *theologischen Ort* geistlicher Gotteserfahrung hat die Tradition sich daher seit alters nicht gescheut, bestimmten „Geistbegabten“, Männern und Frauen, den Namen *Abba* bzw. *Amma* beizulegen. Der Gedanke ist so zentral und daher so selbstverständlich, dass er in der ältesten Mönchsliteratur kaum je hinterfragt wird. Umso bedeutsamer ist folgender Text aus der pachomianischen Tradition. Er lehrt unter anderem, dass auf diesem Gebiet Koinobiten und Anachoreten vollkommen übereinstimmten, denn wir werden bei Evagrios ganz ähnliche Gedanken finden.

Der anonyme Verfasser einer Pachomios-Vita geht von dem oben zitierten Wort des Herrn aus: „Nennt niemanden auf Erden euren Vater“, das einige „Unwissende“ offenbar gegen den Brauch der Pachomianer ins Feld geführt hatten, Pachomios *apa,* Vater zu nennen. Der Verfasser macht geltend, dass es nicht nur Väter *auf Erden* gibt, also „dem Fleische nach“, sondern auch solche, die wie Paulus andere *„durch das Evangelium in Christus Jesus zeugen“* [6]. Von denen gilt, dass „ein Mann, der einen anderen im Werk Gottes ‚zeugt‘, *nach Gott* sein Vater ist, sowohl in dieser Welt wie auch in der kommenden“.

> *Dies ist vernünftigerweise der Fall bei unserm Vater Pachomios, denn er verdient es, ‚Vater‘ genannt zu werden, denn unser Vater, der in den Himmeln ist, wohnt in ihm, wie der Apostel mit seinem Mund bekennt, indem er sagt:* „Nicht ich lebe, sondern Christus lebt in mir“ [7]. *Also verdienen all' jene, die durch ihr Handeln dem Apostel ähneln, ‚Väter‘ genannt zu werden wegen des Heiligen Geistes, der in ihnen wohnt* [8].

Hier haben wir bereits all' jene Elemente beisammen, denen wir in der Folge bei Evagrios begegnen werden: Menschen, die wir „Väter“ nennen, weil sie uns *„nach Gott* zu Vätern“ geworden sind. Wie das Pauluszitat lehrt, ist mit dem „Vater, der in den Himmeln ist“, hier *Christus* gemeint! Diese Vorstellung, in der Alten Kirche

[5] Eph 4, 13.
[6] 1 Kor 5, 15.
[7] Gal 2, 20.
[8] L. Th. Lefort, *Les Vies coptes de Saint Pachôme et de ses premiers successeurs,* Löwen 1943, S. 54 f.

weit verbreitet und jedem Benediktiner aus dem *Prolog* der Benedikts-Regel wohl vertraut[9], werden wir auch bei Evagrios wieder finden[10].

*

Wie der Name schon sagt, ist *geistliche* Vaterschaft eine *Gnade,* eine unverfügbare *Gabe des Heiligen Geistes*, keine Institution. Dieses Charisma ist daher weder an ein Amt noch an Geschlecht und Alter der Begnadeten gebunden. Hier stellt sich natürlich die Frage, der wir nachzugehen haben, unter welchen Umständen denn der Geist diesem oder jenem das Charisma der Vaterschaft verleiht.

Nicht minder wichtig ist die Beziehung, die zwischen diesem, stets nur wenigen verliehenen Charisma der *Vaterschaft* und der allen Getauften verliehenen Geistesgabe der „*Sohnschaft*“ besteht, die ja allein christliche Existenz begründet[11].

Eine Rückbesinnung auf die Frühzeit des Mönchtums erweist sich hier als überaus fruchtbar. Sie wird deutlich machen, dass das Thema der geistlichen Vaterschaft, weit davon entfernt, unzeitgemäß zu sein, vielmehr von höchster Gegenwartsbedeutung ist. Es ist indessen zeitgemäß, nicht etwa in einem modischen Sinn, einfach weil heute alles „Geistliche“ wieder sehr „gefragt“ ist. Wahre geistliche Vaterschaft ist vielmehr nicht zuletzt auch ein *Prüfstein,* der es uns erlaubt, die Grenze zwischen echter Mystik und bloßem Mystizismus, zwischen *wahrer Gnosis* und falschem *Gnostizismus* deutlicher wahrzunehmen und zu ziehen, als dies heute allgemein möglich ist. Es verhält sich ähnlich wie bei dem, allerdings in einem ganz anderen Maße grundlegenden Charisma des *Amtes,* das die Grenze zwischen Kirche und Sekte markiert.

Aktuell ist schließlich auch die *Beziehung* zwischen diesen beiden Charismen der geistlichen Vaterschaft und dem des Amtes. Ein Blick in die Frühgeschichte des Mönchtums lehrt, daß es gewiss Spannungen gegeben hat, zumal die Mönche, wenn sie nicht gerade vom Geist eitler Ruhmsucht besessen waren, im allgemeinen das Amt flohen. Doch im Bewusstsein der Zeit stehen nicht etwa Athanasios

---

[9] Vgl. Vgl. B. Steidle, „Heilige Vaterschaft“, *Benediktinische Monatsschrift* 14 (1932), 217 ff; id. „Abba-Vater“, ibid. 16 (1934), 89–101; G. Racle, „A propos du Christ-Père“, *RSR* (1962), 400–408; A. de Vogüé, „La paternité du Christ dans la Règle de saint Benoît et du Maître“, *La Vie spirituelle* 110 (1964), 55–67.

[10] Siehe unten Kapitel V.

[11] Vgl. Röm 8, 15 ; Gal 4, 5 ; Eph 1, 5.

der Große und Antonios der Große einander in Gegnerschaft gegenüber, sondern – mit einem Wort des Evagrios – der wahrhaft „Weise“ und die „Weisen dieser Welt“.

Gregor von Nazianz, genannt der „Theologe“, und der literarisch ungebildete Antonios gelten Evagrios beide als „*Gerechte*“ [12], ersterer und Makarios der Große sind ihm beide ein „*Gefäß der Erwählung*“ [13], wie ehedem Paulus [14]. Denn Bischof und Mönchsvater sind beide „*Geistträger*“ [15] und das Wort des einen ist ebenso geistgewirkt wie das des anderen. In den Worten tadelnswerter Personen hingegen, wer sie auch seien, ist nichts „Geistliches“ zu finden [16], da „*die Weisheit nicht in einem boshaften Herzen wohnt, noch in einem Leib, der der Sünde frönt*“ [17].

Es ist daher gewiss kein Zufall, dass wir die griechische *Vita* des Antonios, die das ägyptische Mönchtum weit über seine ursprünglichen Grenzen hinaus, namentlich auch im Westen, bekannt machen sollte, keinem Geringeren als seinem eigenen *Bischof* Athanasios von Alexandrien verdanken.

Daraus erhellt bereits, dass die charismatisch-prophetische Bewegung des Mönchtums und das aus ihm erwachsene Charisma geistlicher Vaterschaft seinen Ort *in der Kirche* haben. Dies aber bedeutet, dass geistliche Vaterschaft ihren theologischen Ort auch innerhalb der *Heilsökonomie* Gottes haben muss, dass sie also teilnimmt an dem Heilswirken des Vaters im Sohn durch den Heiligen Geist. Der oben zitierte Text aus der pachomianischen Tradition deutete dies bereits an. Geistliche Vaterschaft ist daher nicht Flucht aus dem Eingehen Gottes in die Geschichte, sondern im Gegenteil einer jener Orte, an denen die göttliche Selbstentäußerung menschlich erfahrbar wird.

Dem christlichen Osten sind diese Dinge kaum je ein Problem gewesen, wie die große Zahl geistlicher Väter, die er auch heute noch aufzuweisen hat, beweist. Er *lebt,* was dem weitgehend wissenschaftsbestimmten, und das bedeutet verstandesorientierten Westen heute zur Frage geworden ist. Eine ernsthafte *Rückbesinnung auf die Quellen der Frühzeit*, aus denen der christliche Osten auch heute noch sei-

---

12 *Pr Epil* 7; *Pr* 92.

13 *Ep.fid.* 1, 15; *Pr* 93.

14 Apg 9, 15.

15 Vgl. G. W. Lampe, *A Patristic Greek Lexicon*, Oxford 1961, s.v. A 3. 4; vgl. *HL* 11: Butler 34, 11 (Evagrios!).

16 *Gn* 21.

17 Weish 1, 4.

ne Geistigkeit speist, mag uns helfen, die Wurzeln mancher im Westen beklagten Mangelerscheinungen und der vielen importierten Ersatzlösungen aufzudecken, um den Weg zurück zum Geist der ersten Väter zu finden[18].

* * *

[18] Vgl. G. Bunge, „Auf den Spuren der Heiligen Väter", (Weisungen der Väter 1), Beuron 2007.

Kapitel I
Im Geist der „heiligen Väter“

Der eine oder andere wird sich hier vielleicht fragen: Warum sollen wir uns aber ausgerechnet einen „Wüstenvater“ zum Lehrmeister nehmen, und warum dazu noch diesen kaum bekannten und zudem immer noch ein wenig umstrittenen Evagrios aus Pontos (ca. 345–399) [1]? Dafür gibt es mehr als einen Grund. Evagrios, der seit etwa 383 zuerst in der nitrischen Wüste und dann in den abgeschiedeneren „Kellia“ lebte und schrieb, ist vom *literarischen Standpunkt* aus einer der ältesten Zeugen der Spiritualität der Wüstenväter.

Darüber hinaus waren seine Lehrmeister u.a. Makarios der Große und Makarios der Alexandriner, zwei der angesehensten geistlichen Väter ihrer Zeit [2]. Makarios der Große aber kannte noch Antonios den Großen, und man sagte sogar, dessen „Geist“ sei auf ihn übergegangen [3]. Mit anderen Worten, die Schriften des Evagrios gewähren uns einen authentischen Zugang zu jener besonderen Spiritualität, die auf Antonios den Großen, die „Erstlingsgabe der Anachoreten“ [4], zurückgeht [5]!

Antonios, den übrigens selbst die Pachomianer ehrfürchtig „unseren heiligen Vater *apa* Antonios“ nannten [6], betrachtete sich selbst als „Vater“ der jungen Mönchsgemeinschaften, die in seiner Nachfolge entstanden [7], und er wurde auch von den anderen als solcher betrachtet [8]. Er übte diese geistliche Vaterschaft nicht nur durch das gesprochene Wort aus, sondern hielt den Kontakt auch schriftlich auf-

---

1 Über Evagrios, sein Leben und sein Werk, vgl. G. Bunge, *Evagrios Pontikos. Briefe aus der Wüste*, Trier 1985.

2 Vgl. G. Bunge, „Évagre le Pontique et les deux Macaire“, *Irénikon* 56 (1983), 215–227. 323–360.

3 *HM* XXI, 2.

4 *M.c.* 35, 27.

5 Vgl. S. Rubenson, „Evagrios Pontikos und die Theologie der Wüste“, in LOGOS, Fs. L. Abramowski, ed. H. C. Brennecke e.a., Berlin 1993, 384–401.

6 L. Th. Lefort, *Les Vies coptes de Saint Pachôme et de ses premiers successeurs*, Löwen 1943, S. 79, 6.

7 *Vita Antonii* 15, 3; 16, 2.

8 L.c. 54, 6.

recht, wie seine sieben echten Briefe beweisen, deren *Lehre* der des Evagrios in vielem verwandt ist.

Mit einem gewissen Recht dürfen wir also hoffen, bei dem ohne Zweifel berühmtesten Schüler Makarios' des Großen [9] eine nicht nur sehr durchdachte, sondern auch besonders *ursprüngliche* Lehre von der geistlichen Vaterschaft zu finden, zumal bereits die Zeitgenossen von Bewunderung für sein überaus feines und ausgewogenes Urteil in geistlichen Dingen erfüllt waren [10]. Denn wenn Evagrios für seine modernen Erforscher auch vornehmlich ein „Philosoph in der Wüste“ [11] war, so war er dies nach dem Urteil der Alten doch im Sinne des frühen Christentums.

> *Als Evagrios zum Schüler (der beiden Makarios) wurde, da erwarb er die Philosophie durch Werke, dieweil er bislang nur Philosoph im Wort gewesen war* [12].

Schon in Konstantinopel strebte Evagrios zwar nicht mehr nach der „von außen kommenden Weisheit“ [13] der „Hellenen“ [14], sondern nach der *„höchsten Philosophie“* [15], dem „Christentum“, verstanden als „Lehre Christi, unseres Erlösers“ [16]. Doch erst unter der Anleitung der „heiligen Väter“ wuchs jenes Reis, das der „gerechte Gregor“ damals in ihn gepflanzt hatte, zu jenem Weinstock heran, von dessen „Früchten“ wir noch heute essen [17]. Der „Philosoph durch Werke“ ist also, wie Makarios der Große“, den Evagrios seinen „heiligen und *überaus erfahrenen* (*praktikôtatos*) Lehrer“ nennt [18], ein Mann, der in einem einzigen Elan die Suche nach einem vollkommenen moralischen Leben mit der Suche der göttlichen Weisheit verbindet. Bei dem folgenden Porträt dachte Evagrios gewiss nicht an sich selbst, doch seine Zeitgenossen hätten ihn darin ohne weiteres wieder erkannt [19].

> *Preisenswert der Mann, der die Praktike mit der Gnostike verbindet, um aus beiden Quellen das Feld der Seele im Hinblick auf die Tugend zu bewässern.*

---

9 *HM* (Rufin), XXVII (7, 2).

10 *HM* (Rufin) XXVII (7, 1).

11 Vgl. A. Guillaumont, „Un philosophe au désert : Évagre le Pontique“,*RHR* 181 (1972), 29–56. Unter demselben Titel erschien auch in Paris 2004 die große Synthese des verstorbenen Gelehrten.

12 Sokrates, *HE* IV, XXIII, 34.

13 *Ep.fid.* 2, 5.

14 *Ant* VII, 37.

15 *Ep.fid.*1, 14.

16 *Pr* 1.

17 Vgl. *Pr Epil.*

18 *Pr* 29.

19 Vgl. *HM* XX, 15–16; *HM* (Rufin) XXVII.

Denn die Gnostike „beflügelt“[20] *die intelligible Wesenheit (d. h. den Intellekt) durch die Kontemplation der besseren Dinge, die Praktike hingegen „tötet die Glieder auf Erden, Unzucht, Unreinheit, Leidenschaft, Bosheit, schlechtes Begehren ab“*[21]. *Diejenigen also, die durch diese beiden wie mit einer Vollrüstung umgeben sind*[22], *werden dann mit Leichtigkeit die Schlechtigkeit der Dämonen niedertreten*[23].

Eine wohldurchdachte Synthese, ausgehend von den Heilstatsachen der Offenbarung[24], die die „*Praktike*“ (d. h. die Übung der evangelischen Tugenden) mit der „*Theoretike*“ (oder „*Gnostike*“, d. h. der Beschauung-Erkenntnis des Geschaffenen und seines Schöpfers) verbindet, ist wohl der originellste Beitrag des pontischen Mönchs zur alten Mönchsspiritualität. Der Zweck dieser Synthese aus „*Praktike*“ und „*Gnostike*“ war ein ganz konkreter: Es galt, den Verlockungen einer sich damals in Mönchskreisen ausbreitenden *Pseudo-Gnosis* wirksam den Weg zu versperren[25].

In dieser Leistung liegt nicht zuletzt die bleibende Aktualität des Evagrios. Denn die einzig brauchbare Antwort auf die Herausforderung jener modernen Pseudo-Gnosis, die heute immer breitere Schichten sowohl der *Intelligenzija* als auch des einfachen Volkes zu durchdringen beginnt, ist – wie schon zu Zeiten eines Klemens von Alexandrien und eines Origenes, ja selbst zur Zeit des Evangelisten Johannes oder des Apostels Paulus – eine wahrhaft christliche „*Gnosis*“, deren Grundlage nicht eitle menschliche Neugier und wilde Spekulierlust ist, sondern der *Glaube,* der sich im Lebensvollzug weitet zur Erkenntnis der in ihm angenommenen Geheimnisse der *Offenbarung.*

„Wie wir es gehört haben, so haben wir es auch gesehen
in der Stadt des Herrn der Heerscharen, in der Stadt unsres Gottes“:

Was wir durch den Glauben über Gott hören[26], *das erkennen wir durch ein rei-*

[20] Zu dem platonischen Bild der „Flügel“ (der Erkenntnis) vgl. *KG* II, 6; 2 *in Ps* 54, 7; *M.c.* 29. Vgl. auch G. Bunge, *Das Geistgebet*, Köln 1987, Kapitel V.

[21] Vgl. Kol 3, 5.

[22] Vgl. Eph 6, 11.13.

[23] *Eul* 15.

[24] Vgl. *Ep.fid.* 4!

[25] Vgl. G. Bunge, „Origenismus-Gnostizismus. Zum geistesgeschichtlichen Standort des Evagrios Pontikos“, *Vigiliae Christianae* 40 (1986), 24–54.

[26] Vgl. Röm 10, 17.

> *nes Leben, indem wir die ‚Beweise'* [27] *des Geglaubten durch die Leidenschaftslosigkeit empfangen* [28].

Im Unterschied zu jeder Art von alter oder moderner Pseudo-Gnosis ist die johanneische und paulinische „Erkenntnis" (*Gnosis*) also nicht der *Weg* zum Heil, sondern die *Frucht* des im *Glauben* angenommenen Heiles. Sie ist nicht das Ergebnis willkürlicher Spekulationen und angeblicher – und oft auch noch teuer erkaufter – „Einweihungen", sondern unverfügbare *Gnadengabe* Gottes an jene, die sich den Mühen einer ernsten *Nachfolge Christi* unterzogen haben.

Ihr Inhalt ist denn auch nichts weiter als jene Heilstatsachen, die im Glauben allen Getauften zugänglich sind. *Christliche Mystik* ist somit letztlich nichts anderes als *verinnerlichte Theologie*.

Was diese „wahre Erkenntnis" – auch jene des Evagrios – dem Außenstehenden oft befremdlich erscheinen lässt, ist die Tatsache, dass eine *verinnerlichte* Wahrheit eben einen ganz anderen Glanz, eine ganz andere Intensität hat als jede nur *rational erfasste* Wahrheit. Letztere bleibt gleichsam von einem Mantel des Nichtwissens umhüllt, der sich erst lüftet, wenn man diese Wahrheit „geworden ist" (Meister Eckhart). Dann weckt sie Staunen, Betroffenheit, jubelnden Hymnus.

Ein ergreifendes Zeugnis aus der Feder des Evagrios für diesen Prozess der Verinnerlichung ist sein *Brief an Melania* [29]. Dass der Logos in seiner Liebe „Mensch geworden ist, damit der Mensch Gott werde", weiß jeder Glaubende. Wenn der Mystiker jedoch dieser Heilswahrheit innewird, dann wird er von *Staunen* über die Ungeheuerlichkeit dieser Heilsgabe so hingerissen, dass er, wie in unserem Fall, die ursprüngliche Absicht seines Briefes nicht mehr zu vollenden vermag.

Jeder Gläubige weiß auch, dass *„Gott Liebe ist"* [30] und dass *„er will, dass alle Menschen gerettet werden und zur Erkenntnis der Wahrheit gelangen"* [31]. Doch der Mystiker, der dieser Wahrheit inne wird, bricht unter der Last der Süßigkeit dieser Erkenntnis physisch zusammen, wird wie von Sinnen und legt ein ganz und gar

---

27 Vgl. 1 Kor 2, 4.
28 5 *in Ps* 47, 9.
29 Vgl. G. Bunge, *Briefe*, 303 ff.
30 1 Joh 4, 8. 16.
31 1 Tim 2, 4.

außergewöhnliches, ja närrisches Verhalten an den Tag, wie es etwa der große syrische Mystiker Jausep Hazzaya ergreifend beschreibt[32].

*

Zu allen Zeiten spielt auf diesem Weg ethischer Vervollkommnung und Suche nach der göttlichen Weisheit der *„Meister“* eine ganz besondere Rolle, nicht erst im Christentum. Dem „Schüler“ um vieles auf diesem Weg voraus, kommt ihm die Rolle des „Führenden“ zu. Im christlichen Raum hat sich hier der Gedanke der *geistlichen Vaterschaft* entwickelt, die namentlich im Christlichen Osten bis auf den heutigen Tag in hoher Blüte steht.

Bis auf den heutigen Tag steht aber auch der „Gnostizismus“ in voller Blüte, und zwar bezeichnenderweise vor allem im abendländischen Westen. Seine „Lehrer“ und „Eingeweihten“ verheißen „Erkenntnis“ und Einsicht in die „ewige Wahrheit“. Wie kann man hier echt von falsch unterscheiden? Das Studium des Evagrios, eine der großen Gestalten des frühen Mönchtums, den H. Chadwick mit einigem Recht als den „Vater unserer geistlichen Literatur“ bezeichnet hat[33], kann sich da als nützliche Hilfe erweisen.

Als erstes lässt sich von Evagrios lernen, dass der Sache der Auseinandersetzung mit dem Gnostizismus, die ja so alt wie das Christentum selbst, wenn nicht noch älter ist, nicht gedient ist, wenn man Fragestellungen und Begriffe meidet, die der Gnostizismus mit Beschlag belegt hat. Das gilt auch für den zentralen Begriff der *„Gnosis“* selbst. Der Gedanke der *„Erkenntnis“* (Gottes und seiner Mysterien) spielt in den Büchern des Neuen Testamentes, namentlich bei Johannes und Paulus, eine ganz wesentliche Rolle. Das Wort *gnôsis* ist hier noch nicht negativ besetzt, zumal es ja zunächst ohne Wertung einfach „Erkenntnis“ bedeutet. Um *wahre* Erkenntnis von *falscher* abzusetzen, prägt Paulus das Wort „lügnerisch so genannte Erkenntnis“ (*pseudônymos gnôsis*)[34].

Ähnlich verhält es sich mit dem, dem diese „Erkenntnis“ zuteil geworden ist. Paulus etwa rühmt das Ideal des „Geistbegabten“[35], Johannes das des „Erkennen-

[32] Vgl. G. Bunge, Rabban Jausep Hazzaya. *Briefe über das geistliche Leben und verwandte Schriften*, Trier 1982.

[33] O. Chadwick, *John Cassian*, Cambridge² 1968, 86.

[34] 1 Tim 6, 20.

[35] 1 Kor 2, 13. 15.

den"[36]. Evagrios wird hier, Klemens von Alexandrien folgend[37], unbeirrt vom „Gnostiker" sprechen, ein Begriff, der für ihn als Griechen ja kein Fremdwort ist. Das Wort bezeichnet einfach einen Menschen, der von Gott *„der Erkenntnis gewürdigt worden ist"*[38], wobei hier natürlich an die *„wahre Erkenntnis"* gedacht ist.

Der Begriff „Gnostiker" ist übrigens auch viel weniger belastet, als man gemeinhin annimmt. Offenbar erst seit dem 18. Jh.[39] bezeichnet man mit „Gnostiker" einen Anhänger der von Paulus als „Pseudo-Gnosis" gebranntmarkten Verirrung. Indem man allgemein von „der Gnosis" redet, hat man dieser Verirrung leider kampflos ein urchristliches Feld überlassen. Um dem entgegen zu wirken, hat sich in jüngster Zeit daher der Brauch durchgesetzt, jene „Pseudo-Gnosis" als *„Gnostizismus"* von der „Gnosis" im christlichen Sinn abzuheben. Wir verwenden im Folgenden die Worte „Gnosis" und „Gnostiker" im biblischen und patristischen Sinn.

Ähnlich steht es übrigens mit der *„Weisheit"*, jenem uralten Menschheitsideal, dem einige der schönsten Bücher des Alten Testamentes gewidmet sind. Auch hier erweist sich schon bald eine Unterscheidung als notwendig. Evagrios stellt daher die „Weisheit" Gottes der „äußerlichen", „von außen kommenden Weisheit" (oder Erkenntnis)[40] entgegen und gibt auch die Kriterien an, die ihre Unterscheidung ermöglichen. Sein „Weiser" oder „Gnostiker" ist ein Mensch, der seine Weisheit und Erkenntnis nicht bloßem Studium verdankt, sondern als *Gnadengabe Gottes* besitzt[41].

Damit ist schon angedeutet, dass der „geistliche Vater", durch den die göttliche Weisheit „viele durch Tugend und die Erkenntnis Gottes zeugt"[42], allein aus seiner innigen Beziehung zu Gott, der „wesenhaften Weisheit"[43], zu verstehen ist. Der „theologische Ort" der geistlichen Vaterschaft ist daher, wie schon angedeutet, der *Glaube* an den sich dem Menschen frei mitteilenden Gott der biblischen Offenbarung, genauer noch die *Kirche,* die diese Offenbarung aufgenommen hat

36 1 Joh passim.

37 Vgl. A. und C. Guillaumont in ihrer Ausgabe des *Gnostikos,* 24 ff.

38 So die stehende Redewendung, die sich auch im Titel des *Gnostikos* wieder findet.

39 Vgl. Lampe, l.c. s.v.

40 37 *in Ps* 118, 85.

41 *Gn* 4. 45.

42 *Ep* 52, 7.

43 *KG* I, 89 u.ö.

und lebend weitergibt. Geistliche Vaterschaft ist daher eines jener Charismen des Heiligen Geistes, der allein *innerhalb* des Mysteriums „Kirche“ verliehen wird.

* * *

Kapitel II
Evagrios als geistlicher Sohn der „heiligen Väter"

Niemand vermag einem anderen geistlicher Vater zu werden, ohne zunächst selbst geistlicher Sohn gewesen zu sein. Das war selbst bei Antonios dem Großen, der doch als Vater der Mönche und „Erstlingsgabe der Anachoreten"[1] gilt, nicht anders. Bevor er sich in die Wüste zurückzog, suchte und fand er Rat bei einem alten Asketen[2], der seinerseits auf die eine oder andere Weise mit jenem Asketentum der frühen Kirche verbunden gewesen sein dürfte, das dem eigentlichen Mönchtum zeitlich vorausgeht. Ehe wir die evagrianische Lehre von der geistlichen Vaterschaft studieren, ist es daher von Nutzen, einen Blick auf das *Leben* des Mönchs Evagrios zu werfen. Wie lebte er selbst, was er später andere lehrte?

Obwohl selbst, nicht nur um seiner Schriften, sondern auch seiner lebendigen Unterweisung willen, bald ein geschätzter und gesuchter „Abba"[3], blieb Evagrios zeitlebens ein gehorsamer Schüler der „Altväter". Wie ihn einst Gregor von Nazianz „gepflanzt" hatte[4], so „begießen" ihn jetzt in der Wüste die „heiligen Väter" durch ihre Unterweisungen[5], heißt es noch in einer verhältnismäßig späten Schrift.

Durch seinen Freund Rufin und andere Zeitgenossen[6] wissen wir, dass Evagrios Schüler der beiden *Makarios* war. Makarios der Alexandriner, der Priester der Mönchskolonie der Kellia, gab ihm, so berichtet Palladios, zu Beginn seines Lebens in der Wüste eine – übrigens für den verwöhnten und kultivierten Griechen viel zu strenge – Lebensregel, um seine allzu leidenschaftliche Natur zu bändi-

---

1 So nennt ihn Evagrios, *M.c.* 35.

2 *Vita Antonii* 3, 3.

3 So nennt ihn z.B. auch Makarios der Alexandriner, der Priester der Kellia, in dem Apophthegma *Evagrios* 7.

4 *Ep* 46, vgl. 1 Kor 3, 6.

5 *Pr Epil* 7 ff.

6 Rufin, *HM* XXVII (7, 2); Sokrates, *HE* IV, XXIII, 34.

gen. Evagrios beobachtete sie getreu viele Jahre lang, bis er schwer erkrankte. Die Altväter – Makarios war bereits 390 gestorben – schrieben ihm daraufhin eine mildere Regel vor, die er die letzten zwei Jahre seines Lebens bis zu seinem Tod 399 beobachtete [7].

Von Palladios erfahren wir auch, dass er in dem vornehmen Römer *Albinus*, vielleicht einem Verwandten jener Melania der Älteren, die bei seiner Mönchsberufung eine so entscheidende Rolle gespielt hatte [8], einen engen Vertrauten gefunden hatte, an den er sich in Zeiten innerer Not um Rat wenden konnte [9].

Diese Zeugnisse enger Vertrauter werden durch Evagrios selbst vollauf bestätigt. So berichtet er beiläufig von einem Besuch bei Makarios dem Alexandriner, einem strengen Asketen [10]. Er suchte selbst Johannes von Lykopolis auf, den Seher der Thebais, wozu er eine mühselige Reise von mehr als zwei Wochen zu bewältigen hatte, um mit ihm äußerst subtile Fragen des mystischen Lebens zu besprechen [11]. Oder wir sehen ihn in Unterhaltung mit Makarios dem Ägypter [12], wozu er von den Kellia zu der weit entfernten Sketis durch die Wüste wandern musste. Makarios den Großen, den er seinem ehemaligen Lehrer in der „höchsten Philosophie", Gregor von Nazianz, an Ehre gleichstellte, hat er zeitlebens als seinen geistlichen Lehrer par excellence betrachtet.

Aus der Art und Weise, wie er ihn zitiert, darf man schließen, dass Evagrios auch Didymos den Blinden, den schon Antonios der Große mehrmals in seiner Zelle auf einer Insel im Mareotis-See nahe Alexandria besucht hatte [13], persönlich kannte [14]. Evagrios muss den greisen und zu seiner Zeit hoch angesehenen Lehrer sehr verehrt haben und scheint ihm wichtige Einsichten zu verdanken. Auch sein eigener Schüler Palladios besuchte Didymos mehrmals [15], nicht anders als Hieronymus, der ihn allerdings später verleugnen sollte.

*

7 *Vita* C; *HL* 38: Butler 122, 8 ff.

8 *Vita* 11, vgl. G. Bunge – A. de Vogüé, Quatre ermites égyptiens, Bellefontaine 1994, 173–175.

9 *HL* 38: Butler 119, 10 ff, vgl. G. Bunge, *Briefe*, 29 ff.

10 *Pr* 94.

11 *Ant* VI, 16; vgl. zu den näheren Umständen *HL* 35.

12 *Pr* 93.

13 *HL* 4 : Butler 20, 6–8.

14 *Pr* 98, vgl. *Gn* 48.

15 *HL* 4 : Butler 19, 18–21.

Neben vielen ungenannten sind dies jene „heiligen Väter“ oder „Altväter“, die man nach seinen Worten nicht nur „wie die Engel ehren“ soll[16], sondern deren „Wege“ es auch zu „erforschen“ gilt, um nicht etwa den wahren Geist des Mönchtums zu verfälschen[17]. *„Denn es findet sich viel Schönes, das von ihnen gesagt und getan ward“*[18]. Evagrios versäumt es daher nie, sich in seinen eigenen Schriften auf das Lebenszeugnis oder die Worte der Altväter zu berufen, die neben der Heiligen Schrift die Grundlage des geistlichen Lebens bilden. Ja, er beteuert in seinem *Praktikos* sogar, nichts weiter als die Lehre der Väter getreulich zu überliefern, soweit sie zur allgemeinen Verbreitung bestimmt ist[19].

Namentlich erwähnt Evagrios Antonios den Großen[20], mit dessen *Vita* und den *sieben Briefen* er offensichtlich wohl vertraut ist, Makarios den Ägypter[21] und dessen Namensvetter, den Alexandriner[22], Didymos den Blinden[23], Johannes von Lykopolis[24] und Johannes den Kleinen[25], sowie Theodor von Tabennesi[26], dessen *Vita* ihm in einer frühen griechischen, nicht erhaltenen Form vertraut gewesen sein muss. Aus Palladios ließen sich der hoch gebildete Ammonios Parotes, dessen asketische Vollkommenheit Evagrios sehr bewunderte[27], und der um seiner Sanftmut willen berühmte Albinus[28] hinzufügen, aus den *Apophthegmata* noch der vornehme Römer Arsenios[29].

Es sind dies neben vielen Ungenannten jene „gnostischen“[30] oder „überaus praktischen“[31] Väter, in deren Umgang Evagrios selbst erfahren hat, was geistliche Vaterschaft bedeutet. Die Gestalt des geistlichen Vaters, der hier mit dem wahren „Gnostiker“ zusammenfällt, wie er uns in den Schriften des Evagrios entgegen-

16 *Pr* 100.
17 *Ep* 17, 1.
18 *Pr* 91.
19 *Pr Prol* [8] [9].
20 *Ant* IV, 47; *Pr* 92; *M.c.* 35.
21 *Ant* IV, 45; *Pr* 29. 93; *Or* Prol.
22 *Ant* IV, 23. 48; VIII, 26; *Pr* 94; *M.c.* 37.
23 *Gn* 48; *Pr* 98; *Ep* 59, 3(?).
24 *Ant* II, 36; V, 6; VI, 16; VII, 19; *Or* 73 (?).
25 *Or* 107.
26 *Or* 108.
27 *HL* 11: Butler 34, 11 f; vgl. Sokrates *HE* IV, XXIII, 75–76; vgl. auch *Ant* VI, 16.
28 *HL* 35: Butler 101, 5 (Apparat); 47: Butler 137, 9.
29 *Arsenios* 5. Der Name des Evagrios wird durch die syrische und lateinische Übersetzung bezeugt.
30 *Gn* 3. 5 usw.
31 *Pr* 29.

tritt, ist also mitnichten eine wirklichkeitsfremde Idealisierung oder ein bloßes Konstrukt, sondern getreuer Widerschein gelebter Wirklichkeit.

*

Das Bild, das sich aus diesem Überblick abzeichnet, spricht für sich selbst. Es zeigt uns Evagrios, einen gebildeten Griechen, im Vollbesitz der philosophischen und theologischen Kultur seiner Zeit, der sich in reiferem Alter in die Schule der großen geistlichen Meister und Mystiker des ägyptischen Mönchtums begibt, die selbst oft einfache Kopten, ohne hellenische Bildung waren.

Diese harmonische und für beide Seiten zweifellos überaus fruchtbare Verbindung zwischen zwei nur vordergründig entgegen gesetzten Welten ist offenbar für die anachoretische Form des ägyptischen Mönchtums der Frühzeit charakteristisch. Sie hat gleichsam Tradition. Man denke etwa an den (im Sinne griechischer Kultur) „ungebildeten" Antonios [32] und seinen bevorzugten Schüler Serapion, den späteren Bischof von Thmuis, einer der gebildetsten Männer seiner Zeit [33]. Oder in der folgenden Generation an den selbst des Lesens unkundigen Pambo [34] und seinen Schüler Ammonios, dessen weite theologische und biblische Bildung die Zeitgenossen rühmten [35].

Die erste „origenistische Krise" (399–403) unrühmlichen Angedenkens [36] hat hier auf geistlichem Gebiet Verwüstungen angerichtet, die nicht weniger katastrophale Folgen haben sollten als die materiellen Verheerungen der Sketis durch die nomadisierenden Maziken (407/8). Es ist bekannt, wie sehr das übel wollende Misstrau-

---

32 In Wirklichkeit gibt es allerdings *zwei Antonios*. Der bekannteste tritt uns in einer *Vita* aus der Feder Athanasios' des Großen entgegen. Hier erscheint Antonios vor allem als großer *Asket*, wenngleich „kontemplativere" Züge nicht fehlen. In diesem Geist sind auch viele Apophthegmen verfasst. Der weniger bekannte Antonios ist der seiner sieben Briefe, der uns auch in Zeugnissen aus seiner „Schule" begegnet, wie etwa bei Evagrios (*Pr* 92) und Cassian (*Conl* IX, 31). Dieser Antonios ist ganz beseelt von alexandrinischer Theologie, wenngleich man ihm die mangelnde „Fachausbildung" auf Schritt und Tritt anmerkt. Vgl. S. Rubenson, *The Letters of Saint Antony.* Origenist Theology. Monastic Tradition and the Making of a Saint, Lund 1990 und Minneapolis 1995 (mit einer Übersetzung der sieben Briefe).

33 Vgl. R. Draguet, „Une lettre de Sérapion de Thmuis aux disciples d'Antoine (A.D. 356)", Le MUSÉON 64 (1951), 1–25.

34 Vgl. G. Bunge – A. de Vogüé, *Quatre ermites égyptiens*, 95.

35 *HL* 11: Butler 34, 5–9.

36 Vgl. G. Bunge, *Briefe* 54 ff.

en den „gebildeteren Mönchen“ (*logiôteroi*) gegenüber, das diese im wesentlichen kirchenpolitisch motivierte Krise erzeugte, dem Andenken und dem Werk des Evagrios geschadet hat und auch heute noch eine sachliche Wertung seiner Lehre erschwert.

Mit dieser ersten „origenistischen Krise“ beginnt, so will uns scheinen, jener *Bruch* zwischen „Spiritualität“ und „Theologie“, der sich mit mehr oder weniger großer Intensität wie ein roter Faden durch die Kirchengeschichte zieht, um schließlich – im Westen jedenfalls – bei einem nahezu vollständigen *Abbruch* zu enden[37]. Die Folgen sind heute unübersehbar: Die „Spiritualität“ (oder was man darunter versteht) hat sich in einem solchen Maße von der „Theologie“, dem Dogma gelöst, dass sie sich den vielfältigen fernöstlichen „Mystiken“, oft vermengt mit den unendlich vielfältigen Abwandlungen des uralten Gnostizismus, hat öffnen können ohne nennenswerten Protest hervorzurufen.

So kommt es, dass heute viele das eine *glauben* (oder noch zu glauben meinen) und etwas anderes *praktizieren*[38]. Mit anderen Worten, es ist jene Synthese von *Praktike* und *Theoretike*, die Evagrios so glücklich erarbeitet hatte, verloren gegangen. Es ist nur folgerichtig, dass daher auch die im kontemplativ ausgerichteten alten Mönchtum als unerlässlich erachtete wahre geistliche Vaterschaft fehlt und allerlei „Lehrer“ ein leichtes Spiel mit den Suchenden haben. Eine bessere Kenntnis von Leben und Werk des großen Mystikers Evagrios allein wird zwar dem Mangel nicht abhelfen, wohl aber vermag sie den Weg zurück zu den Quellen aufzuzeigen. Denn *Wissen* ohne *Tun* bewirkt nichts oder nur wenig.

* * *

[37] Im Christlichen Osten stellt der Hesychasmus bis heute ein wirksames Gegengewicht dar.

[38] Vgl. G. Bunge, *Irdene Gefäße*. Die Praxis des persönlichen Gebetes nach der Überlieferung der heiligen Väter, Würzburg[3] 1999.

Kapitel III
Abba Evagrios

Obwohl zeitlebens ein gehorsamer Schüler der „heiligen Väter", wurde Evagrios doch bald selbst zum viel gefragten geistlichen Vater und viel gelesenen Verfasser geistlicher Schriften. Was ihm übrigens unweigerlich schon zu Lebzeiten den Neid weniger gefragter Mitbrüder eintrug. Doch dieser unsterblichen *invidia clericalis* entgingen selbst so unangefochtene Größen wie sein Meister Makarios der Große und Johannes Kolobos nicht[1]. Palladios, der sich rühmen durfte, Evagrios zum Lehrer gehabt zu haben[2] und ihm seine Einführung in das „Leben in Christus" und ein geistliches Verständnis der Heiligen Schrift zu verdanken[3], hat uns auch ein lebendiges Bild von der Tätigkeit des Evagrios als geistlicher Vater hinterlassen.

> *Seine Gewohnheit war die folgende: Die Brüder versammelten sich bei ihm am Samstag und Sonntag. Während der ganzen Nacht besprachen sie mit ihm ihre Gedanken. Sie lauschten seinen machtvollen Worten, bis das Licht aufging. Dann gingen sie voll Freude von dannen und lobten Gott. Denn wahrlich, seine Unterweisung war sehr sanft.*
>
> *Wenn sie zu ihm kamen, dann bat er sie und sprach: „Meine Brüder, wenn einer unter euch einen tiefen oder schmerzlichen Gedanken hat, dann soll er schweigen, bis sich die anderen Brüder zurückgezogen haben, und dann frage er frei heraus, wenn wir zwei unter uns sind. So sprechen wir nicht vor den Brüdern, damit nicht ein ‚Kleiner' durch seinen Gedanken zugrunde gehe oder ihn zugleich der Schmerz (des Herzens) verschlinge".*
>
> *Er war auch derart gastfreundlich, dass er in seiner Zelle täglich fünf bis sechs Fremde aufnahm, die von auswärts zu ihm kamen, um seine Unterweisung, seinen Verstand und seine Askese zu hören. Denn er verfügte über (das nötige) Geld; viele nämlich sandten ihm welches, so dass er mehr als 200 Silberstücke*

---

1 *HL* 26: Butler 81, 4 f (Heron); *HL* syr. [73, 4] (Eukarpios).

2 *HL* 23: Butler 75, 5.

3 *Vita* Ab.

hatte, die bei seinem Ökonom hinterlegt waren, der beständig in seiner Behausung diente[4].

Welchen Eindruck Evagrios auf seine Besucher machte, hat uns auch Rufin, ein anderer Vertrauter des Mönchsvaters, in einem kürzeren, aber nicht weniger aufschlussreichen Bericht seiner lateinischen Bearbeitung der *Historia Monachorum in Aegypto* hinterlassen.

Wir sahen dort (in den Kellia) auch einen überaus weisen und in jeder Hinsicht wunderbaren Mann, Evagrios mit Namen. Unter anderen Tugenden des Geistes ward ihm eine solche Gnade der „Unterscheidung der Geister" und der Reinigung der Gedanken, wie der Apostel sagt[5]*,gewährt, dass man der Ansicht war, keiner der Brüder sei je zu einer solchen Erkenntnis der seelischen und geistlichen Dinge gelangt.*

Obgleich er diese große Einsicht durch Studium und persönliche Erfahrung und, was noch größer ist, durch Gottes Gnade angesammelt hatte, muss man doch hinzufügen, dass er lange Zeit von dem seligen Makarios [dem Großen] unterrichtet worden war, der allen als ein in Gottes Gnade sowie Zeichen und Wundern im höchsten Maße Ausgezeichneter bekannt ist[6].

Mit diesen außerordentlichen Gaben, die wir noch heute in seinen Schriften bewundern, verband Evagrios eine tiefe Demut des Herzens, die ihm gewiss nicht von ungefähr zugeflogen ist und bei dem ehedem so stolzen Diakon des Bischofs von Konstantinopel[7] daher umso bemerkenswerter ist.

In seinem Charakter wurde ihm Bescheidenheit nachgesagt, mit der er Dünkel und Hochmut so sehr bezwang, dass er weder bei berechtigtem Lob durch Applaus überheblich wurde noch bei unberechtigtem Tadel die Schmähungen übel nahm[8].

Die Einsicht in den einzigartigen Wert der Demut, die Evagrios als *Sanftmut* (*praotês*) zum Mittelpunkt seiner asketischen Lehre gemacht hat[9], verdankt er,

---

4 *Vita* E – F.

5 1 Kor 12, 10.

6 *HM* (Rufin) XXVII (7, 1–2). Es folgen dann einige konkrete asketische Anweisungen, die Evagrios seinen Besuchern aus Jerusalem mit auf den Weg gab.

7 *HL* 38: Butler 119, 14 f.

8 Sozomenos, *HE* VI, XXX, 7. Vgl. G. Bunge, Briefe 78 f; *Vita* K-L; *Gn* 32.

9 Vgl. G. Bunge, *Briefe*

nach dem verlässlichen Zeugnis seines Schülers und Biographen Palladios, einer geheimnisvollen Erfahrung.

Einmal belästigte ihn der Geist der Lästerung[10], *und er verbrachte vierzig Tage (im Freien), ohne unter das Dach einer Zelle zu gehen, bis sein Körper ganz mit Ungeziefer bedeckt war, wie bei einem vernunftlosen Tier*[11].

Nach einigen Tagen teilte er uns die Offenbarungen mit, die er gesehen hatte und die er nie seinen Schülern verheimlichte. „Es geschah nämlich", sagte er, „dass ich bei Nacht in meiner Zelle saß, mit brennender Lampe. Ich meditierte über einen der Propheten. In der Mitte der Nacht wurde ich (plötzlich) entrückt, und ich fand mich wie in einem Traum während des Schlafs. Ich sah mich in der Luft hängen, bis in die Wolken (erhoben), und ich umfasste die ganze Welt [mit einem Blick]. Und jener, an dem ich hing, sagte zu mir: „Siehst du dies alles?" Er hatte mich nämlich in die Wolken erhoben, und ich sah die ganze Welt auf einmal. Ich sagte zu ihm: „Ja". Da sagte er mir: „Ich werde dir ein Gebot geben. Wenn du es hältst, wirst du Herrscher sein über alles, was du siehst"[12]. *Darauf sagte er zu mir: „Geh, sei barmherzig und sanftmütig*[13], *und setze dein Denken aufrichtig auf Gott*[14]*,und du wirst Herrscher sein über all dies". Und kaum hatte er mir dies gesagt, da sah ich mich wieder mit dem Buch in der Hand und den Docht (der Lampe) brennend. Und ich wusste nicht, wie ich bis zu den Wolken erhoben worden war, ob im Fleisch, ich weiß es nicht, Gott weiß es, ob im Geist, ich weiß es nicht*[15].

Und so kämpfte er um diese beiden Tugenden, als ob er (mit ihnen) alle Tugenden besäße. Und er sagte: „Die Sanftmut führt den Geist zur rechten Erkenntnis hin, die ihn nach oben zieht[16]. *Denn es steht geschrieben: „*Er wird den Sanft-

---

10 Diese Versuchung ist typisch für den Dämon des *Hochmutes*. Vgl. dazu *Ant* VIII; Pr 43; 46; 51.

11 Vgl. *HL* 38: Butler 121, 5–9. Der Rest ist Sondergut der „längeren Version".

12 „Herrschen" bedeutet „erkennen", hier die Schöpfung, vgl. 8 *in Ps* 44, 10; 1 *in Ps* 113, 1–2; 6 bis *in Ps* 134, 12; *in Prov* 1, 2: Géhin 3.

13 Wörtlich „demütig". Wie die Folge und das Zitat von Ps 24, 9 zeigen, war im Griechischen von der „Sanftmut" die Rede.

14 Vgl. *Gn* 42. 43; 5 *in Ps* 143, 7.

15 Vgl. 2 Kor12, 2!

16 Vgl. *Ep* 36, 3. Über die Beziehung zwischen Sanftmut und Erkenntnis vgl. G. Bunge, *Briefe* 126 ff.

mütigen seine Wege lehren"[17]. *Denn diese Tugend ist die der Engel*[18]. *Was die Reinheit des Leibes betrifft:„Die Mönche und Jungfrauen sind nicht die einzigen, die sie besitzen. Denn sie besitzen (zwar) diese Tugend, aber auch unter den Laien gibt es viele, die die Reinheit bewahren"*[19].

Evagrios zieht aus diesem ihn offensichtlich tief erschütternden Erlebnis den Schluss: *„Suchet den Frieden mit allen und die Heiligung, ohne die niemand den Herrn sehen wird"*[20], d. h. jenen inneren und äußeren Frieden, von dem er in seinem *Traktat für den Mönch Eulogios* in so bewegten Worten spricht[21], und jene „Heiligung", Ziel des „praktischen" Lebens, ohne die niemand zur Schau-Erkenntnis Gottes gelangt[22]. Dass Evagrios diesen Rat des Himmlischen ernst genommen und zum Programm seines Lebens gemacht hat und dass er schließlich auch der mit dem Gebot verbundenen Verheißung teilhaftig geworden ist, bezeugt Palladios ausdrücklich.

> *Nachdem er im Verlauf von fünfzehn Jahren seinen Intellekt im höchsten Maße gereinigt hatte, ward er der Charismen der Erkenntnis, der Weisheit und der Unterscheidung der Geister gewürdigt*[23].

Mit dieser Gabe der „Unterscheidung der Geister" ist nicht nur eine genaue Kenntnis der Dämonen und der von ihnen angefachten Leidenschaften gemeint, sondern auch, wie eine andere Episode aus dem Leben des Evagrios lehrt[24], auf die er selbst später einmal anspielt[25], die *Unterscheidung von Wahrheit und Irrtum* in Fragen des Glaubens. Wir werden noch sehen, dass diese besondere „Unterscheidung der Geister" zu den vornehmsten Aufgaben des geistlichen Vaters als Lehrer der „wahren Erkenntnis" gehört[26].

---

17 Ps 24, 9. Evagrios zitiert diesen Vers mehrfach, vgl. *Ep* 56, 3; *M.c.* 13, und kommentiert ihn wie folgt: „Wenn einer die „Wege des Herrn" kennen lernen will, dann werde er sanftmütig, denn es heißt: Er wird die Sanftmütigen seine Wege lehren…" (3 *in Ps* 24, 4).

18 Zur Sanftmut als Tugend der Engel vgl. *Pr* 76; *KG* IV, 38

19 *Vita* J-K.

20 Hebr 12, 14.

21 *Eul* 6.

22 *Pr Prol* [8], vgl. G. Bunge, *Briefe* 118 ff.

23 *HL* 38: Butler 120, 12–14.

24 *HL* 38: Butler 121, 9 ff, und ausführlich *Vita* O. 11 (11).

25 *Mn* 126. Vgl. G. Bunge, „Origenismus-Gnostizismus".

26 *In Prov* 30, 4: Géhin 282B. 283; id. 6, 30–31: Géhin 84.

Nicht von ungefähr schreibt Palladios schließlich seinem Lehrer, dessen Lebensumstände ihm aus eigenem, langjährigem Umgang aufs beste vertraut waren, auch die Gabe der *Wundertätigkeit* zu, durch die sich ja im Geist der Zeit die großen Väter auszeichneten. Diesen Wesenszug haben auch Spätere, wie der Historiker Sokrates, vermerkt.

> *Es geschahen ebenso viele Wunderzeichen durch seine Hände, wie durch die seiner (beiden) Lehrer [Makarios der Große und Makarios der Alexandriner]* [27].

Zu diesen Wundertaten gehören nicht nur „Zeichen", wie etwa das Öffnen einer verschlossenen Tür, deren Schlüssel abhanden gekommen war, durch ein bloßes Kreuzzeichen [28], sondern auch die dem geistlichen Vater zufallende Bekehrung vom Irrtum.

So vermerkt Palladios nicht nur, dass sein Lehrer ihn selbst vor dem Trug der Pseudo-Gnosis bewahrt habe [29], sondern er berichtet auch von der wunderbaren Heilung der Frau eines Tribuns während eines Aufenthaltes in Palästina. Diese Frau hatte sich offenbar manichäischen, jedenfalls leib- und schöpfungsfeindlichen Lehren hingegeben und die eheliche Gemeinschaft mit ihrem Mann aufgegeben. Evagrios heilte sie „*durch ein einziges Wort und ein einziges Gebet*" [30] von den Verblendungen einer bloß „*äußeren Weisheit*" [31].

Aus all' diesen direkten und indirekten Zeugnissen dürfen wir den Schluss ziehen, dass Evagrios, der sich persönlich zeitlebens zutiefst für unwürdig hielt, andere zu führen [32], tatsächlich ein, seinen eigenen Lehrern ebenbürtiger, begnadeter geistlicher Vater von seltener Ausstrahlungskraft gewesen sein muss. Seine *Lehre* trägt also das Gütesiegel seines eigenen *Lebens.*

*

27 Sokrates, *HE* IV, XXIII, 35.

28 *HL* 38: Butler 122, 1–4.

29 *Vita* Ab. Vgl. G. Bunge, „Origenismus-Gnostizismus".

30 *Vita* M.

31 Zu dieser „äußeren Weisheit" und den Philosophen, die sie vertreten, vgl. *KG* I, 73; 5 *in Ps* 48, 11; 2 *in Ps* 62, 4; 37 *in Ps* 118, 85; *Gn* 4.

32 *Ep* 9, 1; 49, 2. Vgl. auch *Ep* 13, 1–2; 26; 50, 1–2; 58, 5.

Kapitel IV
Geistliche Vaterschaft: eine Skizze

Aus diesem summarischen Porträt des Evagrios schälen sich bereits die Umrisse der Gestalt des geistlichen Vaters heraus, so wie der pontische Mönch sie an anderen erlebt und selbst gelebt hat. Der geistliche Vater ist vor allem ein Mann, der sich selbst in langen Jahren den Mühen der Askese unterzogen hat, der „Praktike", wie Evagrios sagt, d. h. dem Tun der Gebote [1], und so zu einem „überaus erfahrenen" [2] Mönch geworden ist. Die „Praktike" ist ja jene „geistliche Methode, die den leidenschaftlichen Teil der Seele reinigt" [3] und Zugang zu jener „praktischen Erkenntnis" [4] gewährt, die es einem erlaubt, sich hinfort „mit Erkenntnis der Praktike zu widmen" [5]. Man kann andere nicht lehren, was man nicht selbst gelebt hat. So heißt es etwa in folgendem Kommentar zu einem Psalmvers:

> „Dort birgt der Sperling seine Jungen":
> *Wer durch Wachen und Askese zum „Sperling" geworden ist* [6],
> *der vermag auch [selbst] zum Vater von „Jungen" zu werden* [7].

Die Frucht des Zusammenwirkens von göttlicher Gnade und menschlichem Eifer [8] ist die „Leidenschaftslosigkeit" (*apatheia*), das heißt die Freiheit von der Tyrannei der Leidenschaften, verstanden als natürliche „Gesundheit der Seele" [9], da ja alles Böse im Vergleich zum geschöpflichen Urstand wie eine Krankheit [10] ontologisch stets „sekundär" ist [11].

---

1 *Pr* 81.
2 *Pr* 29.
3 *Pr* 78.
4 72 *in Ps* 118, 159.
5 *Pr* 50.
6 Ps 101, 8 Vgl. *Ep* 56, 8.
7 15 *in Ps* 103, 17.
8 Vgl. 12 *in Ps* 17, 21; *KG* I, 79.
9 *Pr* 56.
10 *KG* I, 41.
11 *KG* I, 40; *Ep* 59, 3.

Allein das aus der eigenen Erfahrung gewonnene Wissen macht den Mönch, wenn ihm Gott dann noch die Gnade der „Unterscheidung der Geister“ verleiht, zu einem „im asketischen Leben überaus erfahrenen“ Mann [12], der nun auch anderen zuverlässig den „Weg der Praktike“ [13] zu weisen vermag.

*

Die herausragende Tugend eines solchen Menschen ist die *Liebe* (*agape*), der „Spross der Leidenschaftslosigkeit“ [14] und das eigentliche „Ziel der Praktike“ [15]. Liebe ist ein vieldeutiges Wort. Für Evagrios nimmt sie, um echt zu sein, stets eine ganz bestimmte Form an, denn sie manifestiert sich als jene *Sanftmut* (*praotês*), die nach dem Zeugnis der Schrift die hervorstechendste Eigenschaft Moses [16], Davids [17] und Christi selbst [18] war. An diesen drei herrscherlichen Gestalten lässt sich ablesen, dass die Sanftmut jene Form der Liebe ist, die den, der sie besitzt, dazu drängt, den anderen nicht zu beherrschen, sondern ihm Raum zu eigenem Sein zu geben – bis hin zur Selbstaufgabe [19].

Im Umgang mit anderen äußert sich diese Sanftmut namentlich auch als *Diskretion,* als liebevolles Eingehen auf die Bedürfnisse und das Fassungsvermögen des anderen, der etwa um Rat fragt.

Die sanftmütige Liebe ist jedoch nicht nur „Ziel der Praktike“, sie ist auch „Tor der Erkenntnis der geschaffenen Natur“ [20], und ihr eigenes „Ziel ist die Erkenntnis Gottes selbst“ [21]. „Erkenntnis“ und „Weisheit“ nun sind jene *Charismen des Heiligen Geistes*, die Evagrios daher auch stets als „geistlich“ bezeichnet, welche Gott allein jenen verleiht, die er ihrer für würdig erfunden hat.

Zu diesen Charismen gehört auch die geistliche Vaterschaft, deren vornehmstes Ziel es ist, andere (auf dem Weg der *Praktike*) „durch Tugend und (mittels ihrer

---

12 *Pr* 29.
13 14 *in Ps* 118, 32.
14 *Pr* 81.
15 *Pr* 84.
16 Num 12, 3.
17 Ps 131, 1.
18 Mt 11, 29.
19 *Ep* 56.
20 *Pr Prol* [8].
21 *Mn* 3.

Unterweisung) durch Erkenntnis Gottes zu zeugen“ [22]. Das Ideal des „Gnostikers“ und des „Weisen“ fließt hier mit dem Ideal des „Meisters“ zusammen.

Ehe wir uns nun diesen verschiedenen Aspekten im Einzelnen zuwenden, gilt es zunächst, den *heilsgeschichtlichen und theologischen Ort* dieser geistlichen Vaterschaft näher zu bestimmen. Die Tatsache, dass es sich hier um ein unverfügbares Charisma des Heiligen Geistes handelt, weist bereits deutlich darauf hin, dass der geistliche Vater des Evagrios nicht im eigenen Namen handelt, also nicht etwa Haupt einer „Schule“ oder „Sekte“ nach Art der Philosophenschulen der Antike oder nichtchristlicher Religionen ist. Er nimmt einen bestimmten Platz in jener von Gott geführten Menschheitsgeschichte ein, die wir „Heilsgeschichte“ nennen, weil sich hier Heil in Geschichte ereignet.

* * *

[22] *Ep* 52, 7.

Kapitel V
Christus als „Vater“ und geistliche Vaterschaft

Wie wir eingangs sahen, führen die Pachomianer, die ihren Gründer *apa*, „Vater“, nannten, diesen Brauch auf die *Vaterschaft Christi* zurück[1]. Im Gehorsam dem „geistlichen Vater“ gegenüber erfährt der Schüler ganz konkret diese göttliche Vaterschaft Christi. Der Brauch, Christus als „Vater“ zu bezeichnen, dem modernen Empfinden eher fremd geworden, war der Alten Kirche ganz geläufig, und jeder Benediktiner begegnet ihm noch heute im *Prolog* der Benedikts-Regel. Auch Evagrios ist mit ihm vertraut, doch wie versteht er diese Vaterschaft Christi, und in welchem Verhältnis steht sie zur „geistlichen Vaterschaft“?

> *Die Früchte der Liebe ziemte es uns vielmehr von euch zu erbitten, die ihr durch die Leidenschaftslosigkeit die göttliche Liebe erworben habt*[2] *und reich geworden seid des himmlischen Schatzes*[3]. „Auch sammeln ja nicht die Söhne den Vätern Schätze, sondern die Väter den Söhnen“[4]. *Da ihr also „Väter“ seid, ahmt den „Vater“ Christus nach und nähret uns mit „Gerstenbroten“*[5] *durch die Lehre der Besserung der Sitten. Neiget euch zu unserer Rauheit herab, bis wir die tierischen Sitten*[6] *von uns ablegen und des geistlichen „Brotes“ gewürdigt werden,* „das vom Himmel herabgekommen *ist*“[7] *und das alle logosbegabten Naturen nach dem Maß ihres Zustandes nährt*[8].

---

1 S. oben Vorwort.

2 Vgl. *Pr* 81.

3 Vgl. Mt 12, 35. Dieser himmlische Schatz bedeutet die *Erkenntnis* (vgl. *Ep* 47, 1), oder *Weisheit* (vgl. Weish 7, 14).

4 2 Kor 12, 14.

5 Joh 6, 9. Diese Gerstenbrote sind hier Symbol der *Praktike*.

6 Vgl. *Sk* 40; *M.c.* 18; *Ep.Mel.* 41.46; *in Eccl* 3, 19: Géhin 21.

7 Joh 6, 38 u.ö. Dieses himmlische Brot, das Christus ist, symbolisiert hier die *Erkenntnis Christi*, vgl. *in Prov* 19, 24: Géhin 203 u.o.

8 *Ep* 61, 1. Vgl. *Ep.fid.* 4; *in Prov* 17, 2: Géhin 153; id. 19, 17: Géhin 199.

Nun sagt Evagrios aber, im Hinblick auf die *„geistlichen Väter"*, an anderer Stelle: *„Die Söhne im Hinblick auf die Tugend und Erkenntnis Gottes zu belehren, steht den Vätern zu, den Kindern Weisheit zu geben jedoch dem Herrn"* [9]. Ganz ähnlich heißt es von den *heiligen Engeln,* dass sie *„uns durch die Einsichten der Ermahnung von der Bosheit reinigen und leidenschaftslos machen; durch jene der Natur und die göttlichen Sinngehalte (logoi) aber von der Unwissenheit befreien und weise und erkennend machen"* [10].

Wenn es schließlich von denen heißt, die „die geistliche Erkenntnis erlangt haben", also selbst zu wahren *„Gnostikern"* geworden sind, dass sie *„den heiligen Engeln helfen werden, die vernünftigen Seelen von der Bosheit zur Tugend und von der Unwissenheit zur Erkenntnis zurückzuführen"* [11], dann wird deutlich, welcher Art die „Vaterschaft" Christi ist und in welcher Beziehung sie zur „geistlichen Vaterschaft" der wahren Gnostiker steht.

> *Wisse, dass Gott über alles durch Christus wacht, und dass dieser wiederum seine Vorsehung über alles durch die heiligen Engel ausübt, die überreich sind an Erkenntnis der Dinge auf Erden* [12]. Die „Helfer" der heiligen Engel aber sind die „Altväter", die wir daher „ehren sollen wie die Engel" [13].

Im engelgleichen Dienst des „geistlichen Vaters" manifestiert sich also unter uns Menschen die himmlische „Vaterschaft" Christi, der durch ihn wirkt. Denn vom „geistlichen Vater" gilt in vorzüglicher Weise, was Paulus von sich selbst sagte: *„Nicht ich lebe, sondern Christus lebt in mir"* [14]. *„Also verdienen all' jene, die durch ihr Handeln dem Apostel ähneln, ‚Väter' genannt zu werden wegen des Heiligen Geistes, der in ihnen wohnt".* Denn" *ein Mann, der einen anderen im Werk Gottes* ‚zeugt', *ist nach Gott sein Vater, sowohl in dieser Welt wie auch in der kommenden"* [15]. Konkret erfährt der geistliche „Sohn" diese Vaterschaft Christi, indem er sich im *Gehorsam*

---

9 *In Prov* 19, 14: Géhin 197.

10 *KG* IV, 35. Vgl. *KG* VI, 86.

11 *KG* VI, 90. Es handelt sich um die letzte Sentenz dieses Werkes, woraus deutlich wird, an wen es sich vor allem richtet!

12 *In Eccl* 5, 7–11: Géhin 38, 4–6, vgl. 2 Sam 14, 20. 36.

13 *Pr* 100.

14 Gal 2, 20.

15 L. Th. Lefort, *Les Vies coptes de Saint Pachôme et de ses premiers successeurs*, Löwen 1943, S. 54 f.

den Weisungen der Väter unterordnet. In der Folge wollen wir diesen Gedanken nun Schritt für Schritt vertiefen.

*

Vater sein bedeutet, im wörtlichen wie im daraus abgeleiteten übertragenen Sinn, einem anderen Wesen im Vorgang der Zeugung eigenes Sein und Leben verleihen. So ist Gott der Vater im absoluten Sinn „Vater des Sohnes“ [16]. Dieses Vatersein Gottes ist sowohl anfanglos als auch unwiederholbar. Gott *wird* nicht Vater, er *ist* es der Natur seines Wesens nach [17], weshalb der Sohn auch „wesensgleich“ mit dem Vater ist [18]. Dieser Sohn ist daher auch sein „*Einziggeborener*“ [19], nach dem es keinen anderen gibt [20].

„Vater“ und „Sohn“ sind jedoch Begriffe, die eine *Beziehung* ausdrücken. Im abgeleiteten Sinn kann Gott daher, da Ursprung [21] und „Vater aller“ [22], auch als „Vater der intelligiblen Wesen“ bezeichnet werden [23]. Er ist ja ihr *Schöpfer* und hat sie alle mit der Weisheit, unserer Mutter, „gezeugt“ [24], d.h. ins Dasein gerufen. Diese Vaterschaft den Geschöpfen gegenüber übt er *in Christus* aus.

In einem wiederum abgeleiteten Sinn kann sogar der Teufel „Vater“ genannt werden, wie dies schon Christus tut [25]. Und zwar insofern er mit der Bosheit als Mutter gottlose Söhne „zeugt“ [26], d. h. die ehedem gut Erschaffenen durch die Sünde verdirbt. Er wird sogar „Gott“ genannt, wie in Ps 95, 5, jedoch lügnerisch [27], denn er ist jener „neue Gott“ aus Ps 80, 10, der unfähig ist, „Sein zu verleihen“ [28]. Seine „Vaterschaft“ ist daher auch durchaus relativ: sie vermag keine *endgültig* bösen

[16] *KG* VI, 4.
[17] *Ep.Mel.* 25.
[18] *Ep.fid.* 2, 8.
[19] Joh 1, 14 u.ö.
[20] *KG* IV, 16.
[21] Vgl. *Ep.Mel.* 25.
[22] Eph 4, 6, vgl. *in Prov* 30, 17: Géhin 294.
[23] *Ep* 58, 3, vgl. *KG* IV, 20; Ep. 57, 3.
[24] *In Prov* 6, 20: Géhin 79.
[25] Joh 8, 44.
[26] Vgl. *in Prov* 6, 29: Géhin 83. Zum Teufel als „Vater“ vgl. auch 17 *in Ps* 9, 33; 7 *in Ps* 26, 10; 7 *in Ps* 108, 9.
[27] *Ep.fid.* 3, 9 f.
[28] 4 *in Ps* 80, 10 = *KG* V, 49.

Wesen zu erzeugen. Das Böse hat keine Substanz, so real es ansonsten auch sein mag.

Vor diesem Hintergrund wird verständlich, in welchem Sinn auch Christus den Namen „Vater" (oder auch „Mutter") tragen kann, eine in der altchristlichen und frühen Mönchsliteratur des öfteren beobachtete Tatsache[29], die in der evagrianischen Christologie jedoch eine besondere Bedeutung hat.

> Die Fackel dessen, der schlecht von seinem Vater oder seiner Mutter redet, wird erlöschen,
> und die Pupille seiner Augen wird Finsternis schauen:
>
> *Ein und derselbe Christus kann, je nach dem Gesichtspunkt, sowohl als „Vater" wie auch als „Mutter" bezeichnet werden: Als Vater derer, die den „Geist der Sohnschaft"*[30] *besitzen, als Mutter aber jener, die noch der Milch bedürfen und nicht fester Speise*[31]. *So ward ja der in Paulus sprechende Christus*[32] *zum „Vater" der Epheser, indem er ihnen die Geheimnisse der Weisheit offenbarte*[33], *zur „Mutter" aber der Korinther*[34], *indem er sie mit Milch tränkte*[35].

Aus der Tatsache, dass Evagrios Christus hier nicht nur „Vater" sondern auch „Mutter" nennt, erhellt bereits, auch wenn er dies nicht ausdrücklich gesagt hätte, dass diese Namen verschiedene „Aspekte" (*epinoia*) Christi bezeichnen. Aus Gründen der Heilsökonomie hat Christus nämlich zahlreiche, den Bedürfnissen seiner Geschöpfe entsprechende, *Funktionen* angenommen, die sich in den verschiedenen „*Namen*" widerspiegeln, die die Heilige Schrift ihm beilegt, z.B. „Weg"[36], „Tür"[37], „Hirte"[38], „Hohepriester" und „Apostel"[39] usw.[40].

---

[29] Vgl. B. Steidle, „Heilige Vaterschaft", *Benediktinische Monatsschrift* 14 (1932), 217 ff; id. „Abba-Vater", ibid. 16 (1934), 89–101; G. Racle, „A propos du Christ-Père", *RSR* (1962), 400–408; A. de Vogüé, „La paternité du Christ dans la Règle de saint Benoît et du Maître", *La Vie spirituelle* 110 (1964), 55–67.

[30] Röm 8, 15.

[31] Hebr 5, 12.

[32] Vgl. Gal 2, 20; 2 Kor 13, 3.

[33] Die Offenbarung des Mysteriums Christi ist eines der zentralen Themen des Epheserbriefes.

[34] 1 Kor 3, 2.

[35] *In Prov* 20, 9a: Géhin 210.

[36] Joh 14, 6.

[37] Joh 10, 9.

[38] Joh 10, 11.

[39] Hebr 3, 1.

[40] *Ep.fid.* 8, 5 ff.

In diesem Sinn ist Christus, insofern er der „Vater" der Menschen ist, auch zu ihrem „Lehrer"[41] geworden. Durch die *Offenbarung der Geheimnisse der Weisheit* nämlich macht er jene, die er seiner „Freundschaft" gewürdigt hat[42], zu *Weisen.* Christus ist in der Tat *„einziger Mittler zwischen Gott und den Menschen"*[43], denn er ist ja *„wahrer Gott"* und, dank unserer angenommenen menschlichen Natur, *„wahrer Mensch"*.

Fleisch Christi :
die praktischen Tugenden.
Wer sie isst,
wird leidenschaftslos[44].

Blut Christi :
Kontemplation der geschaffenen Wesen,
und wer es trinkt,
wird dadurch weise[45].

Brust des Herrn :
Erkenntnis Gottes.
Wer an ihr ruht,
wird zum Theologen[46].

Die Rolle Christi als „einziger Mittler zwischen Gott und den Menschen" ist eine Wahrheit, die nicht nur entscheidend für das Verständnis der gesamten Heilsökonomie Gottes ist[47], sondern gerade auch in der „Mystik" als verinnerlichter Theologie, und hier wiederum namentlich im „immerwährenden Gebet"[48], voll zum Tragen kommt. Denn der „Herr"[49], den wir während unserer Wachen „unter Tränen" anrufen[50], ist ja Christus[51]!

---

41 *KG* VI, 20.
42 Vgl. P. Géhin, *Scholies aux Proverbes* 53–54.
43 1 Tim 2, 5.
44 *Mn* 118.
45 *Mn* 119.
46 *Mn* 120.
47 *In Eccl* 5, 7–11: Géhin 38.
48 1 Thes 5, 17, vgl. G. Bunge, *Das Geistgebet*, Kapitel II.
49 *M.c.* 34, 18 ff (vgl. Ps 139, 8 und 30, 3).
50 *Vg* 25.
51 *Pr* 54.

Bete
ohne Unterlass
und gedenke Christi,
der dich gezeugt[52].

Dieser Ratschlag richtet sich an die geweihte Jungfrau Severa, doch er gilt natürlich für jeden Christen, der von Christus durch den Heiligen Geist in der Taufe für das ewige Leben „gezeugt“ worden ist. Im Besonderen gilt er für den geistlichen Vater (oder die geistliche Mutter), der ja, wie wir schon sahen, ein Mitarbeiter der heiligen Engel ist, durch die Christus nämlich sein Heilswerk verwirklicht.

*

Wenn ein wesentlicher Aspekt der Vaterschaft die *Vermittlung göttlicher Weisheit* ist, dann wird verständlich, dass geistliche Vaterschaft vornehmlich *Nachahmung* dieser Vaterschaft Christi ist, wie wir oben sahen.

> „Die Väter werden Haus und Besitz unter ihren Kindern verteilen,
> doch es ist der Herr, der die Frau mit ihrem Mann harmonisch vereint:
>
> *Die Söhne im Hinblick auf die Tugend und Erkenntnis Gottes zu belehren, steht den Vätern zu, den Kindern Weisheit zu geben jedoch dem Herrn*[53].

Sehr fein wird hier zwischen menschlichem und göttlichem Tun unterschieden: Der menschliche geistliche Vater *führt hin* zu Tugend und Erkenntnis Gottes[54], der Herr selbst aber *verleiht* die göttliche Weisheit, jene *„Frau“*, die uns von Jugend an gegeben ward[55], denn der Gnostiker ist ja nur ein *„Schildträger* der Weisheit“[56]. Ebenso „zeugt“ der geistliche Vater seine Söhne nicht eigentlich selbst, denn dies ist das Werk jener „geistlichen Gnade“, die ihm verliehen worden ist. Sie ist es nämlich, *„die die Macht hat, viele durch Tugend und Erkenntnis Gottes zu zeugen“*[57].

---

52 *Vg* 5.

53 *In Prov* 19, 14: Géhin 197.

54 Vgl. unten Kapitel XII.

55 *In Prov* 5, 18: Géhin 64.

56 *KG* V, 65. Im Griechischen heißt es hier *hypaspistês*. Man kann also auch übersetzen: Trabant, Leibwächter usw.

57 *Ep* 52, 7.

Im oben genannten Sinn ist auch folgender Text der „Sentenzen für Mönche", in denen so oft von „Vätern" und „Söhnen" die Rede ist, zu verstehen:

> *Ein Mönch, der ablässt,*
> *die Worte seines Vaters zu bewahren,*
> *wird die grauen Haare dessen lästern,*
> *der ihn gezeugt,*
> *und das Leben seiner Kinder schmähen.*
> *Der Herr aber wird ihn verachten*[58].

„Kinder" (des geistlichen Vaters) sind hier jene, die Evagrios auch „Söhne der Söhne" nennt, da sie desselben „Geistes der Sohnschaft" gewürdigt wurden[59]. Denn jene, die Evagrios oben „Väter" nannte, sind ja zunächst selbst „Söhne": Söhne Christi nämlich, der ihr „Vater" ist.

> Du sollst allzeit einen Freund haben,
> und deine Brüder seien dir von Nutzen in der Bedrängnis,
> denn dafür sind sie gezeugt worden:
>
> *Wenn die Söhne Christi untereinander Brüder sind, die Engel und die gerechten Menschen aber Söhne Christi sind, dann sind also die Engel und die heiligen Menschen untereinander Brüder, da sie durch den(selben) Geist der Sohnschaft gezeugt wurden*[60].

Dieser „Geist der Sohnschaft"[61] bedeutet nach Evagrios, der hier seinem Lehrer Gregor von Nazianz folgt[62], die *Weisheit*[63], denn diese ist ja nach Jes 11,2 und 1 Kor 12,8 die *erste Gnadengabe des Heiligen Geistes*[64]. Evagrios bezeichnet daher den „Geist der Sohnschaft" ebenfalls als ein „*Charisma*"[65]. Derselbe „Geist der

58 *Mn* 88.
59 12 *in Ps* 102, 18.
60 *In Prov* 17, 17: Géhin 163.
61 Röm 8, 15 par.
62 *Oratio* 31, 29; vgl. 20, 6.
63 *KG* VI, 51.
64 *In Prov* 8, 10–11: Géhin 101.
65 *In Prov* 6, 19: Géhin 78.

Sohnschaft“ ist übrigens auch die Quelle der „geistlichen Freundschaft“, von der Evagrios in so herrlichen Worten spricht[66].

*

Niemand wird nun auf diese Weise „Sohn“ des „Vaters“ Christus und damit zum „Weisen“, es sei denn, um selbst „Vater“ für andere zu werden. Der oben zitierte Text fährt nämlich fort:

> *Deshalb nämlich sind sie [d.h. die Engel und die Gerechten] von der Weisheit gezeugt worden, auf dass sie die Menschen von der Bosheit zur Tugend und von der Unwissenheit zur Erkenntnis Gottes führten, da ja auch*[67] *die* „Schöpfung selbst seufzt und mit uns in Wehen liegt“ *und* „unfreiwillig der Eitelkeit unterworfen ward“[68].

Geistliche Vaterschaft ist also kein isoliert dastehendes Phänomen, sondern hat für Evagrios einen ganz bestimmten theologischen Ort innerhalb der Heilsgeschichte. Sie ist, wie wir schon sahen, vor allem *„Nachahmung“* Christi, d. h. *Eintreten in sein Heilswerk*[69], das die Menschen von der Bosheit zur Tugend (mittels der *Praktike*) und von der Unwissenheit zur Erkenntnis Gottes (mittels der *Theoretike*) führen will. Sie ist sodann *„Bruderschaft“ zwischen Engeln und Gerechten,* da unser Erlöser sein Heilswerk durch die ersteren unter uns vollbringt.

Es gilt nun zu zeigen, was dies im Einzelnen bedeutet.

* * *

---

66 Vgl. P. Géhin, *Scholies aux Proverbes*, 53 f.

67 Vgl. Röm 8, 20–22.

68 *In Prov* 17, 17: Géhin 164.

69 Vgl. *Pr* 1: *„Das Christentum ist die Lehre Christi unseres Erlösers, welche aus der Praktike, der Physike und der Theologike besteht“*. Vgl. bereits *Ep.fid.* 4, 19 ff.

Kapitel VI „Eine geistliche Gnade"

Evagrios ist paradoxerweise vorgeworfen worden, er habe es niemals verstanden, die *Trinitätstheologie* in seine, daher auch mehr philosophisch als theologisch geprägte *Mystik* zu integrieren, da die drei göttlichen Personen, namentlich aber der *Heilige Geist*, in diesem „Aufstieg des Intellektes" keinerlei nennenswerte Rolle spielten [1]. Ein selten verfehltes Urteil und ein Anachronismus dazu, wie sich leicht zeigen lässt [2].

Denn wie sollte der, der die *Wesensgleichheit* des Heiligen Geistes so energisch verteidigt hat [3], weil die Leugnung der *Gottheit* des Geistes unweigerlich der heiligen *Taufe* jeden Heilswert entzieht [4], die Rolle des Heiligen Geistes im „*geistlichen* Leben" (wie wir heute sagen) verkannt haben? Gewiss findet man bei ihm noch nicht den abstrakten Begriff „*Spiritualität*", den wohl zuerst Jausep Hazzaya [5] geprägt hat, der jedoch seinerseits stark von Evagrios beeinflusst ist. Die letzte der drei Stufen des geistlichen Lebens heißt bei dem ostsyrischen Mystiker des 8. Jahrhunderts in der Tat *ruhanutha,* wörtlich *Geisthaftigkeit*, weil hier der *Heilige Geist,* der bisher nur verborgen im Menschen wirkte, ganz offen, „personal" in Erscheinung tritt und die Zügel in die Hand nimmt.

Bei genauerem Hinsehen stellt sich heraus, dass der Geist auch in den entsprechenden Schriften des pontischen Mönchs allgegenwärtig und bestimmend ist. Dies gilt auch von dem „geistlichen Vater", den Evagrios, nach Aussagen seines Schülers Palladios selbst ein „*Geistträger* (*pneumatophoros*) voll Unterscheidungsgabe" (*diakritikos*) [6], in einem Brief folgendermaßen definiert:

---

1 I. Hausherr, *Les leçons d'un contemplativ*, Paris 1960, 98.

2 Vgl. G. Bunge, *Geistgebet*, Kapitel VI. Id. „L'Esprit compatissant. L'Esprit Saint, Maître de la „prière véritable" dans la spiritualité d'Évagre le Pontique", *Buisson Ardent* 13 (2007), 106–12.

3 Vgl. *Ep.fid.* 10 und 11.

4 *In Prov* 22, 28: Géhin 249.

5 Vgl. G. Bunge, *Jausep Hazzaya* S. 187 ff.

6 *HL* 11: Butler 34, 11.

> *Was die geistlichen Väter betrifft, so werden sie sicherlich nicht deshalb „Väter" genannt, weil sie vielen vorstehen. Anderenfalls könnte man ja auch die Tribunen „Väter" nennen. Väter sind vielmehr jene, die jene geistliche Gnade besitzen, die die Kraft hat, viele durch Tugend und Erkenntnis Gottes zu zeugen*[7].

Der Heilige Geist ist es auch, der jene Worte der Schrift, die der Gnostiker zu deuten hat,[8] *inspiriert* und die daher „geistliche Worte" sind[9]. Der Heilige Geist ist es, der durch diese Worte voll „geistlicher Lehre"[10] *spricht*[11]. Der Heilige Geist ist es, der dem Gnostiker (oder Kontemplativen) die Erkenntnis der Mysterien Gottes *offenbart*[12], weshalb diese überrationale Erkenntnis (oder Kontemplation) auch durchweg als „geistlich" bezeichnet wird.

Der Heilige Geist ist es auch, dessen Gnadengabe nicht nur bewirkt, dass einer zum „geistlichen Vater" wird, sondern der auch den „geistlichen Lehrer"[13], die „geistliche Führung"[14], die „geistliche Freundschaft"[15] und mit ihr den „geistlichen Bruder"[16], „geistliche Tugenden"[17], „geistliche Liebe"[18], „geistliche Freude"[19] schafft, kurz all jene *„Früchte des Geistes"*[20], durch die der Heilige Geist, den der Christ durch das „geistliche Siegel"[21] der *Taufe* empfangen hat, auf mannigfache Weise in unserem Leben manifestiert[22], bis hin zu jenem *„geistlichen Gebet"*, dem Gebet *„in Geist und Wahrheit"*, d. h. im Heiligen Geist und im Eingeborenen Sohn, das dessen Krönung ist[23].

Allein dank dieser *Allgegenwart des Heiligen Geistes* kann man mit Recht, wie wir es heute tun, von einem „geistlichen Leben" sprechen. In jenem „Geistgebet" emp-

7 *Ep* 52, 7 (griechisches Fragment).
8 Vgl. *Gn* 18. 34.
9 *M.c.* 23 Ende; *Mn* 47.
10 5 *in Ps* 28, 7; *in Prov* 22, 10: Géhin 240.
11 *M.c.* 18. 37; *Ep* 56, 3.
12 59 *in Ps* 118, 131; *KG* II, 59; III, 77; VI, 44.
13 *Or* 139.
14 *M.c.* 20, 7.
15 *In Prov* 6, 1: Géhin 69.
16 *Or* 109.
17 *Or* 132.
18 *Or* 77; *Pr* 35; *KG* III, 58.
19 *Eul* 6; vgl. *Or* 143; *in Eccl* 2, 10: Géhin 9; id. 3, 19–2: Géhin 21.
20 18 *in Ps* 87, 13.
21 *Mn* 124; vgl. *Ep.fid.* 10, 12 f.
22 *Ep* 18, 3; 30, 1; 58, 3.
23 Vgl. G. Bunge, *Geistgebet*, Kapitel VI.

fängt der Mystiker schon hier auf Erden einen Vorgeschmack jener eschatologischen Beseligung, die uns dann zuteil werden wird, wenn wir, auf ewig mit Geist und Sohn vereint, durch diese einzigen ewigen, weil ungeschaffenen „Mittler" *unmittelbaren* Zugang zum Vater erlangen[24].

Es kann also gar keine Rede davon sein, dass Evagrios es niemals verstanden habe, die *Trinitätstheologie* in seine eher philosophisch als theologisch geprägte *Mystik* zu integrieren, in der namentlich der *Heilige Geist* keinerlei nennenswerte Rolle spiele. „Wie man in den Wald hineinruft, so schallt es heraus". Wer Evagrios vornehmlich als *Philosoph* betrachtet und entsprechend deutet, ohne der Rolle Rechnung zu tragen, die er den *Heiligen Schriften* als einzige sichere Inspirationsquelle der Theologie zuschreibt[25], wird den pontischen Mönch nie verstehen.

*

Wann immer Evagrios das Adjektiv „geistlich" benutzt, dann darf man also gewiss sein, dass er dies kaum je ohne direkten Bezug zur dritten Person der Heiligen Dreifaltigkeit tut. Die Worte haben bei Evagrios noch ihr natürliches Gewicht und werden nicht, wie in der modernen Umgangssprache, rein gewohnheitsmäßig verwandt. So ist sein Gnostiker ein „Weiser", weil er selbst von der Weisheit „gezeugt" ward[26], er ist „geistlich", weil er eine „*geistliche* Gnade" empfangen hat, und er ist „*Vater*", weil dieses Charisma *durch ihn* viele für die Tugend und Erkenntnis Gottes „zeugt".

Diese „Gnade" ist nun keineswegs etwas bloß Äußerliches. Sie verwandelt den Begnadeten vielmehr von innen her. Denn der Gnostiker wird „geistlich", indem er „dem Herrn anhaftet"[27], d. h. nach der evagrianischen Exegese von 2 Kor 3,17 dem Heiligen Geist[28], der ja auch „Herr" ist (Credo), und mit dem er „ein Geist" wird[29]. Mit anderen Worten, der Gnostiker wird „geistlich" durch *Teilhabe am Heiligen Geist.*

„Die Ströme klatschen in die Hände allzumal:

---

[24] *Ep.Mel.* 31.

[25] Vgl. *Ep.fid.* 2, 4–6!

[26] *In Prov* 17, 17: Géhin 164.

[27] 1 KOr 6, 17.

[28] 5 *in Ps* 15, 9.

[29] 3 *in Ps* 62, 9.

Wenn die Gnadengaben des Heiligen Geistes „Ströme“ genannt werden, nach dem Wort: „Ströme lebendigen Wassers werden aus seinem Leib fließen“[30], *dann werden treffend auch jene, die an diesen „Strömen“ teilhaben, selbst „Ströme“ genannt …* [31].

Palladios, der als langjähriger Schüler und Vertrauter des Evagrios ganz mit dem Geist des Meisters durchdrungen ist, scheut sich daher nicht, die paulinische Bezeichnung „Geistbegabter“ (*pneumatikos*) jenen, „Vätern“ *und* “Müttern“ wohlgemerkt, beizulegen, die dieses geistliche Charisma empfangen haben. *Abba* bzw. *Amma* ist in der Tat, wie er ausdrücklich feststellt, die übliche Anrede für diese Geistbegabten.[32] Ausdrücklich gelten ihm, wie schon erwähnt, sein eigener Lehrer Abba Evagrios[33] als „Geistträger“, womit er ihn auf eine Stufe mit den Großen seiner Zeit stellt[34], sowie Abba Johannes von Lykopolis, den Evagrios selbst hoch verehrte und sogar einmal persönlich aufgesucht hat[35].

*

Der einzige Weg nun, der zur Erlangung dieses, seinem Wesen nach *unverfügbaren* Charismas führt, ist die *Praktike*, jene „geistliche Methode, die den leidenschaftlichen Teil der Seele reinigt“[36]. In ihr eignet sich der Mensch im persönlichen Einsatz an, was ihm in der Taufe ungeschuldet geschenkt ward.

Ich habe meinen Mund geöffnet
und den Geist eingesaugt:

---

30 Joh 7, 38.

31 4 *in Ps* 97, 8.

32 *HL* 34: Butler 99, 18.

33 Der selbst aus Bescheidenheit dies von sich gewiesen hätte. Vgl. 11 *in Ps* 67, 15 und *Ep* 58, 5, wo Evagrios sein Bedauern darüber äussert, selbst kein (Gnaden-) „Strom des Herrn zu sein“.

34 *HL* 11: Butler 34, 11. In den Apophthegmen tragen Antonios (*Antonios* 30) und Makarios der Große (*Makarios* 38) diesen Ehrentitel.

35 *HL* 35: Butler 103, 2. Zum Ganzen vgl. R. Draguet, „L'"Histoire Lausiaque“, une oeuvre écrite dans l'esprit d'Évagre“, *RHE* 41 (1946), 321 ff. unter Nr. 177.

36 *Pr* 78.

> *Wer durch die Praktike sein „Herz“*[37] *öffnet*[38]*, der saugt den Heiligen Geist ein, der ihm die Geheimnisse Gottes*[39] *offenbart*[40]*.*

Wer in den Raum der Erkenntnis eintritt und ein „Gnostiker“, ein „mit Erkenntnis Begnadeter“ wird, der betritt also das Reich des Heiligen Geistes, der immer auch der *Geist Christi* ist. Der Gnostiker, so kann es daher auch heißen, der „an der Brust des Herrn geruht hat“, um aus solch inniger Vertrautheit jene Gotteserkenntnis zu schöpfen, die der Mensch nur *empfangen* kann[41], wird dadurch im wahren Sinn des Wortes zum „Theologen“[42]. Denn seine „Weisheit“ ist nicht mehr jene „äußere“[43] dieser Welt, seine „Erkenntnis“ nicht mehr jene „finstere“, die selbst den Dämonen zugänglich ist[44]. Sie ist nämlich nicht Frucht eifrigen Studiums[45] oder dialektischen Scharfsinns, die man auch bei Unreinen findet[46], sondern sie ist aus göttlicher *Gnade* entstanden[47], ist sie doch die erste und vornehmste Gnadengabe des Heiligen Geistes[48].

> *Wer Honig*[49] *liebt,*
> *wird seine Wabe essen,*
> *und wer ihn sammelt,*
> *wird mit dem Geist erfüllt werden*[50] .

* * *

37 Der Symbolismus ist wie folgt aufzulösen: Mund = Herz (2 *in Ps* 140, 3), Herz = Intellekt (4 *in Ps* 15, 9 usw.).

38 Zu diesem „Öffnen“ vgl. *in Prov* 20, 12: Géhin 216.

39 1 Kor 2, 10; 20, 9a.

40 59 *in Ps* 118, 131.

41 *Ep.Mel.* 67.

42 *Mn* 120; vgl. *Or* 61.

43 *Gn* 4.

44 *KG* VI, 2.

45 *Gn* 45.

46 *Ep* 62, 1–3, vgl. *KG* IV, 90.

47 *Gn* 4. 45 u.ö.

48 *In Prov* 8, 10: Géhin 101.

49 Der Honig ist Symbol der *Erkenntnis*: *KG* III, 64; vgl. III, 67 (Ps 18, 10); 7 *in Ps* 80, 17; 45 *in Ps* 118, 103; *in Prov* 6, 8: Géhin 72; id. 24, 13: Géhin 270.

50 *Mn* 115.

Kapitel VII
Der geistliche Vater als wahrer „Gnostiker“

Die vornehmste Aufgabe des geistlichen Vaters ist es, dank des ihm von Gott verliehenen „geistlichen Charismas“, „viele für die Tugend und die *Erkenntnis Gottes* zu zeugen“, deren er selbst teilhaftig geworden ist. Der geistliche Vater ist in der Tat ein „Gnostiker“. Evagrios scheut sich nicht, diesen Namen aufzugreifen, der damals weit weniger belastet war als heute. Er knüpft dabei an Klemens von Alexandrien [1] an, der sich inmitten der Auseinandersetzungen mit der „fälschlich so genannten Gnosis“ ebenfalls nicht dazu verstehen wollte, das Ideal einer *„wahren Gnosis“* und des *„Gnostikers“* deren Verfälschungen zu opfern.

Der evagrianische Gnostiker ist, noch ehe er zum „Erkennenden“ und „Weisen“ wird, ein *„Gerechter“* und *„Heiliger“* [2]. Denn bevor er selbst zum *Theoretikos*, zum Beschauenden (oder Kontemplativen) geworden ist, hat er ja selbst den Weg der *Praktike* durchlaufen, die allein ihn „der Erkenntnis würdig“ macht.

> *Wer die Tugenden in sich selbst fest verankert hat und sich ganz mit ihnen vermischt hat, der gedenkt ferner nicht mehr des Gesetzes, der Gebote oder der Strafe, sondern er sagt und tut das, was sein vorzüglicher Habitus ihm diktiert* [3].

Der Christ steht ja, wenn er zur Vollendung gelangt ist, „nicht mehr unter dem Gesetz, sondern unter der Gnade“ [4], und die „vollkommene Liebe treibt in ihm alle Furcht aus“ [5]. Er ist zur *Apatheia* gelangt, jener natürlichen (d. h. schöpfungsgegebenen) „Gesundheit der Seele“ [6], und dieser „vorzügliche Habitus“, das volle

---

1 Vgl. A. Guillaumont, „Le gnostique chez Clément d'Alexandrie et chez Évagre le Pontique“, *Etudes sur la spiritualité de l'Orient Chrétien,* (Spiritualité Orientale 66), Bellefontaine 1996, 151–160.

2 *In Prov* 17, 17: Géhin 163 u.ö.

3 *Pr* 70.

4 Röm 6, 14.

5 1 Joh 4, 18.

6 *Pr* 56.

Erblühen der in der geschöpflichen Natur eingesäten und durch die Taufe erneuerten[7], untilgbaren „Samen der Tugend“[8] diktiert ihm, was er tun und reden soll.

Dieses hohe Ideal, das sich ausführlich im Buch des *Gnostikos* beschrieben findet, macht Evagrios indessen keineswegs blind für die Realität! Eindringlich mahnt er den Gnostiker, wie Paulus, auch weiterhin seinen Leib, Ort der niederen Leidenschaften, in Zucht zu halten[9]. Freiheit vom Gesetz bedeutet also niemals Libertinismus, sondern einzig zwangloses, „natürliches“ Tun des Guten. Auch ist der Stand des Gnostikers keineswegs unverlierbarer Besitz, und Evagrios kennt nicht nur eine „Versuchung des Gnostikers“[10], sondern auch eine „Sünde des Gnostikers“[11]. Und warnend heißt es:

> *Ein bitterer Ankläger des Gnostikers ist sein Gewissen, und es ist unmöglich, ihm etwas zu verbergen, denn es ‚erkennt die verborgenen Dinge des Herzens‘*[12].

In der Folge sei nicht versucht, das Bild des Gnostikers, wie es Evagrios in den 50 Kapiteln des ihm gewidmeten Buchs entwirft, in allen Details nachzuzeichnen[13]. Es mag uns hier genügen, jene Eigenschaften herauszustellen, an denen man am deutlichsten den wahren vom falschen Gnostiker unterscheiden kann.

> *Alle Tugenden bahnen dem Gnostiker den Weg (zur Erkenntnis), mehr als alle aber die Zornlosigkeit. Derjenige nämlich, der an die Erkenntnis gerührt hat und sich leicht zum Zorn bewegen lässt, gleicht dem, der sich selbst die Augen mit einer eisernen Nadel aussticht*[14].

Wenn das „Tor der Erkenntnis“ die sanftmütige Liebe ist, die den Intellekt zum „Sehenden“ (*theôrêtikos*) macht, dann *blendet* ihn in der Tat ihr Widerpart, der *Zorn*[15]. Die Versuchung zum Zorn, vor allem in ihrer verhärteten Form als *Groll*, befällt daher vor allem die „Alten“[16], die aufgrund ihrer langen Askese eigentlich

---

7 Vgl. G. Bunge, Das Geistgebet, Kapitel IV.
8 *Ep* 18, 2; 43, 3 u.ö.
9 *Gn* 37 (vgl. 1 K*Or* 9, 27).
10 *Gn* 42.
11 *Gn* 43.
12 *Gn* 39, vgl. Ps 43, 22.
13 Vgl. dazu die *Einleitung* der Herausgeber des Werkes.
14 *Gn* 5.
15 *KG* V, 27.
16 *Gn* 31, vgl. *Pr* 63.

bereits zu „Kontemplativen" geworden sein sollten. Evagrios ist denn auch unermüdlich, die unseligen Folgen des Zorns anzuprangern [17].

Liest man die Kirchengeschichte einmal in dieser Perspektive, dann erscheint manch' dunkle Periode in einem anderen Licht. Denn die *Häresien* sind, so lehrt Evagrios mit anderen Vätern, letztlich das Werk der *Dämonen* [18], der Dämon aber ist seinem Wesen nach *Zorn* [19]. Mancher dogmatische Streit wäre gewiss anders verlaufen, wenn sich die Beteiligten bewusst gewesen wären, dass der, der sich vom *Zorn* beherrschen lässt, selbst jenes „rechte und linke" Auge des Intellektes aussticht, mit denen wir Gott und seine Schöpfung schauend zu erkennen vermögen [20].

Die vornehmste Tugend des Gnostikers ist also die *Zornlosigkeit,* positiv gewendet die *Sanftmut,* die konkrete Manifestation der *Liebe* [21]. Diese Sanftmut, oft der *Arroganz* entgegengestellt [22], ist, wie wir sahen, par excellence eine *aristokratische* Tugend. Denn die Heilige Schrift bezeichnet allein Christus und seine alttestamentlichen Vorbilder Moses und David als „sanftmütig". Sie ist die Tugend des *Gerechten,* der sich bis zur Aufgabe seiner selbst für den anderen einsetzt, und sei er auch der größte Sünder, wie das von Gott abgefallene Volk Israel in der Wüste. Evagrios hat dieser Großtat des Moses, an dem er mit Vorliebe das Ideal der Sanftmut darstellt, die wohl schönsten Seiten seiner persönlichen Briefe gewidmet.

> *Das erste* [23] *und ursprüngliche* [24] *Gebot ist die Liebe, mit welcher der Intellekt die Urliebe* [25], *nämlich Gott* [26], *schaut. Durch unsere Liebe nämlich schauen wir die Liebe Gottes zu uns* [27], *wie im Psalm geschrieben steht: „Er wird die Sanftmü-*

---

17 *Or* 48. 51; *M.c.* 5. 9. 16. 23. 27; *Mn* 34.112; *Vg* 8. 19. 41. 45; *Ep* 4, 2. 5; 6, 4; 11, 3; 15 usw.

18 *Ep.fid.* 2, 6 ff (Die „Philister" symbolisieren die Dämonen, vgl. *KG* V, 30). Vgl. auch 1 *in Ps* 141, 4; *KG* I, 10 und den biographischen Text *Vita* O, der in *Mn* 126 sein Gegenstück hat.

19 *KG* I, 68; III, 34; IV, 47; 9 *in Ps* 73, 19.

20 *M.c.* 42.

21 Vgl. G. Bunge, *Briefe* 126 ff.

22 *In Prov* 17, 9: Géhin 157; id. 18, 6: Géhin 176.

23 Mt 12, 29 ff.

24 1 Joh 2, 7 usw.

25 Vgl. zum Ausdruck auch *Ant* I, 64.

26 1 Joh 4, 8.

27 Vgl. 1 *in Ps* 17, 2: Da Gleiches nur durch Gleiches erkennbar ist, erkennen wir die Liebe durch die Liebe.

tigen seine Wege lehren“ [28]. *„Moses aber war sanftmütiger als alle Menschen“* [29], *und trefflich sagt der Heilige Geist: „Er zeigte Moses seine Wege“* [30].

Diese Sanftmut lehre deine Brüder, damit sie sich nicht schwer tun, die Reue für den Zorn anzunehmen. Denn kein Übel macht den Intellekt so zum „Dämon“ wie der Zorn durch die Verwirrung der Wut [31]. *Im Psalm nämlich ist gesagt: „Ihr Zorn ist wie der der Schlange“* [32]. *Und wir sollen [auch] nicht meinen, dass der Dämon etwas anderes sei als ein Mensch, der vom Zorn erregt und der Wahrnehmung entzogen ist! Denn die Körper der Dämonen haben Farbe und Form, sie entgehen aber unserer Wahrnehmung, weil ihre Qualität der Qualität der Körper, die unter unsere Sinneswahrnehmung fallen, nicht ähnlich ist. Deshalb ahmen sie, wenn sie jemandem erscheinen wollen, auf vielfältige Weise unseren Leib nach und zeigen ihre eigenen Leiber nicht.*

Keiner der Brüder werde also der Schlange ähnlich, und billige bei dir auch keine Enthaltsamkeit, die fern von der Sanftmut ist! Denn der, der sich der Speise und des Trankes enthält, in dem sich aber unvernünftiger Zorn regt, gleicht einem Schiff, das sich mitten auf dem Meer befindet und das den Dämon des Zorns zum Steuermann hat.

Sage mir doch, warum hat die Schrift, als sie Moses preisen wollte, alle Wunderzeichen beiseite gelassen und einzig der Sanftmut gedacht? Denn sie sagt nicht, dass Moses Ägypten mit den zwölf Plagen züchtigte, und das auserwählte Volk aus ihm herausführte. Und sie sagt nicht, dass Moses als erster von Gott das Gesetz empfing und dass er die Einsichten der vergangenen Welten erlangte. Und sie sagt nicht, dass er mit dem Stab das Schilfmeer teilte und dem dürstenden Volk aus dem Felsen Wasser hervorquellen ließ. Sondern sie sagt, dass er ganz allein in der Wüste im Angesichte Gottes stand, als dieser Israel vernichten wollte, und bat, mit den Söhnen seines Volkes ausgelöscht zu werden [33]. *Menschenliebe und Verbrechen stellte er vor Gott hin, indem er sprach: „Vergib ihnen, oder streiche*

---

[28] Ps 24, 9.

[29] Num 12, 3.

[30] Ps 102, 7.

[31] Vgl. G. Bunge, *Drachenwein und Engelsbrot. Die Lehre des Evagrios Pontikos von Zorn und Sanftmut*, Würzburg 1999.

[32] Ps 57, 5, vgl. 25 *in Ps* 17, 49.

[33] Vgl. 11 *in Ps* 105, 23:“ Es ist zu beachten, dass ein *einziger* Heiliger, wie Moses, in der Lage ist, den Zorn Gottes abzuwenden, der auf dem ganzen Volk lastet“.

mich aus dem Buch, das du geschrieben hast“[34]*. Dies sprach der Sanftmütige! Gott aber zog es vor, eher denen zu vergeben, die gesündigt hatten, als dem Moses ein Unrecht zu tun.*

Die Schrift übergeht die berühmte Speisung mit dem Manna und den unerwarteten Flug der Wachteln und das Fasten des Moses, das die menschliche Natur überschritt, auch das allegorische Zelt, in dem die vergangenen und die zukünftigen Welten dargestellt waren[35]*, und sie preist allein dies, dass „Moses sanftmütiger war als alle Menschen“.*

O was für ein Wunder! Hat doch [die Schrift] eine solche Weisheit des Mannes in zwei Silben eingeschlossen! Denn sowohl der Lobpreis des Moses wie auch sein Name bestehen aus zwei Silben[36]*.*

Dieser Tugend eingedenk rief auch David Gott an indem er sprach: „Gedenke, Herr, des David und all seiner Sanftmut“[37]*. Nicht dass seine Knie vom Fasten schwach wurden und sein Fleisch [aus Mangel] an Öl dahinschwand*[38] *und dass er wachte und wie ein Sperling ward, der auf den Dächern herumfliegt*[39]*,sondern: „Gedenke, o Herr, des David, und all seiner Sanftmut“.*

Lasst also auch uns diese Sanftmut nachahmen, auf dass der, der sagte: „Lernet von mir, denn ich bin sanftmütig und demütig von Herzen“[40]*, uns seine Wege lehre und uns errette*[41]*.*

Nach diesem Lobpreis versteht man, wieso Evagrios sagen kann, keine Tugend mache den Intellekt so für die Erkenntnis empfänglich wie die Sanftmut.

Die Enthaltsamkeit unterdrückt allein den Leib, die Sanftmut aber macht den Intellekt zum Schauenden (d. h. Kontemplativen)[42]*.*

Das höchste Lob, das Evagrios einem vertrauten Freund (Rufin?) zu spenden vermag, kann daher nicht anders lauten als:

---

34 Ex 32, 32.

35 Vgl. Hebr 9, 6 ff.

36 Im Griechischen bestehen die Worte „sanftmütig“ (*praÿs)* und „Moses“ jeweils aus *zwei Silben.*

37 Ps 131, 1.

38 Ps 108, 24.

39 Ps 101, 8.

40 Mt 11, 29.

41 *Ep* 56, 3–9. Unsere Übersetzung folgt nach Möglichkeit den griechischen Fragmenten des Briefes, soweit erhalten.

42 *Ep* 27, 4; vgl. *Ep* 33, 2; 34, 2.

> *Ich bin nämlich überzeugt, dass deine Sanftmut dir zu einer Ursache großer Erkenntnis geworden ist. Denn keine einzige Tugend bringt so die Weisheit hervor wie die Sanftmut, um derentwillen auch Moses gelobt ward, er sei „sanftmütiger als alle Menschen" gewesen. Und auch ich bete darum, ein Schüler des „Sanftmütigen" zu werden und genannt zu werden*[43].

Evagrios wird denn auch nicht müde, die Bedeutung der Sanftmut herauszustellen[44], wobei ihm einige Bibelstellen regelmäßig als Schriftbeweis dienen[45]. Diese Verankerung in der Offenbarung lehrt einmal mehr, dass das evagrianische Ideal seinen festen Ort in der Theologie hat und deshalb auch nur von daher verstanden und gelebt werden kann.

*

Konkret manifestiert sich die Sanftmut, diese „wahre Krone weißer Haare der Alten"[46], auf vielfältige Weise. Der geistliche Vater des Evagrios ist „barmherzig"[47] und „selbstlos"[48], eher bereit, Unrecht zu erleiden als sein vielleicht wohlbegründetes Recht im Prozess zu suchen[49]. Er ist im Umgang mit den anderen weder unzugänglich noch mürrisch. Ersteres nämlich ist denen eigen, die die Sinngehalte des (durch Gott) Geschehenden nicht kennen, letzteres jenem der, wie der *Dämon*[50], „nicht will, dass alle Menschen gerettet werden und zur Erkenntnis der Wahrheit gelangen"[51].

Selbst in seinem äußeren Verhalten spiegelt der geistliche Vater also die ihm verliehene Einsicht in den verborgenen Heilswillen des Vaters wider, seine „unergründliche Liebe"[52], die alles, was sie erschuf, in einem Maß liebt, das gewöhnliches, selbstisches, menschliches Begreifen unendlich übersteigt.

43 *Ep* 36, 2.

44 *Ep* 19, 2; 27, 2; 33, 2; 34, 2; 59, 2; 3 *in Ps* 24, 4; 4 *in Ps* 44, 5; 1 *in Ps* 131, 1; *Or* 14; *Pr* 20; *M.c.* 23; 27; Sk 3.

45 Es sind dies vor allem drei Schriftstellen: Num 12, 3 (vgl. oben Anm 42), Joel 3, 11 (*Ep* 16, 6; 24, 2; *Eul* 11) und natürlich Mt 11, 29 (*Ep* 36, 3; 56,9; *M.c.* 13).

46 *Mn* 111.

47 *Gn* 7.

48 *Gn* 24.

49 *Gn* 8, vgl. *Ep* 33, 1.

50 15 *in Ps* 67, 24.

51 *Gn* 22 (vgl. 1 Tim 2, 4).

52 *Ep.Mel.* 14.

Obwohl der Gnostiker selbst in seinem Wesen zugänglich, gütig und von sanfter Liebe ist, wird er sich nicht wundern, Gegenstand von Verleumdungen zu sein, sei es von Seiten der Menschen [53], wie dies Evagrios selbst widerfahren ist [54], sei es seitens der Dämonen [55]. Er wird vielmehr alle Versuchungen standhaft ertragen [56], sich aller Streitereien enthalten [57] und auf Verleumdungen eher mit Schweigen als mit Widerspruch antworten [58].

Man würde dieses Bild des geistlichen Vaters für eine bloße wirklichkeitsfremde Idealisierung halten, wüsste man nicht, dass Evagrios selbst ihm offenbar sehr weitgehend entsprochen hat, und andere Mönche, Freunde und Zeitgenossen wie Makarios der Große, Pambo, Ammonios oder jene Standhaften, die er in seinem Traktat *Über das Gebet* rühmt [59], ebenfalls.

Ein noch so hohes Ideal wird um so eher Wirklichkeit, als es für wahr und der Verwirklichung wert gehalten wird.

* * *

[53] *Gn* 32.
[54] *Ep* 51, 2; 52, 4 f; 59, 2.
[55] *KG* III, 90.
[56] *Gn* 46.
[57] *Ep* 52, 5.
[58] *Ep* 52, 7.
[59] *Or* 106–109. 111–112.

Kapitel VIII
Arzt und Lehrer

Die Aufgabe des geistlichen Vaters ist, entsprechend den beiden Stufen des geistlichen Lebens, eine zweifache: Andere auf dem Weg der *Praktike*, der Übung der evangelischen Gebote, „von der Bosheit zur Tugend zu führen", und sodann durch seine geistliche Unterweisung „von der Unwissenheit zur *Erkenntnis Gottes*". Letzteres ist ohne ersteres nicht möglich. Der an den „Leiden" der Seele „Krankende" muss zuerst zur natürlichen „Gesundheit der Seele" geführt werden, ehe sein Geist sich *logikôs,* seiner natürlichen Bestimmung gemäß frei bewegen und auf die Suche Gottes begeben kann [1].

Der geistliche Vater ist also Arzt und Lehrer in einem, nach dem Vorbild Christi, den Evagrios mit Vorliebe als den „Arzt der Seelen" bezeichnet, da er wie kein anderer „weiß, welche Medikamente von der Bosheit zur Tugend und von der Unwissenheit zur Erkenntnis führen" [2]. Da geistliche Vaterschaft Nachahmung des „Vaters" Christus ist, der seinerseits in dieser Welt durch seine Engel wirkt [3], kann Evagrios schreiben:

> *Unsere Altväter sollen wir ehren wie die Engel. Sie sind es nämlich, die uns für die Kämpfe salben und die Bisse der wilden Tiere heilen* [4].

Gleich wie die antiken „Trainer" die Athleten für den Wettkampf mit Öl salben, um sie für den Gegner schwerer greifbar zu machen, bereiten auch die Altväter ihre geistlichen Schüler für den Kampf mit den, wilden Tieren gleichenden, *Dämonen* [5] vor, indem sie sie mit „Öl" salben, das auch ein Symbol der Erkenntnis ist [6]. Hier werden darunter die heilsamen *Lehren* des Meisters zu verstehen sein, die es dem

[1] Vgl. *Or* 51.

[2] *Ep* 42, 2; 51, 2; 52, 4; 55, 3; 57, 3; *Ep.fid.* 5, 15 ff; *Ep.Mel.* 24.

[3] *In Eccl* 5, 7–11: Géhin 38.

[4] *Pr* 100.

[5] 9 *in Ps* 73, 19; 1 *in Ps* 78, 2 = *KG* I, 53.

[6] 7 *in Ps* 44, 8; 10 *in Ps* 88, 21.

Schüler ermöglichen, *mit Erkenntnis* zu kämpfen und nicht nur blindlings Schläge „wie in der Nacht" (der Unwissenheit) auszuteilen [7]. Denn

> *die Wirkungen der Gebote reichen (für sich allein genommen) nicht aus, um die Kräfte der Seele vollkommen zu heilen, wenn die ihnen entsprechenden Kontemplationen einander nicht im Intellekt folgen* [8].

Es gilt also, die *Praktike* „mit Erkenntnis zu betreiben" [9], und dazu bedarf es neben eigener sorgfältiger Beobachtung [10] eben auch eines erfahrenen geistlichen Vaters.

*

Sollte der Kämpfer trotzdem einmal von den „wilden Tieren" gebissen werden, wird der Lehrer zum *Arzt* und verabreicht seinem Schüler an Christi statt die passende Medizin. Die „Heilmittel", die dieser „Arzt der Seelen" verabfolgt, sind allgemein die Übungen der praktischen Askese, „Hunger, Durst, Wachen, Entfernung von der bewohnten Welt und Gebet" [11], durch die Begehren und Zornmut gereinigt und geheilt werden [12]. Bisweilen bedient sich Christus, der „Arzt der Seelen", jedoch auch stärkerer Mittel, wie Demütigung und Beleidigungen aller Art [13], wie sie Evagrios selbst von Seiten der Väter seiner Umgebung erfahren hat [14].

Der geistliche Vater ist also im besten Sinn des Wortes ein „Pädagoge", ein bisweilen auch recht strenger Erzieher seiner geistlichen Söhne, der selbst vor wohlbemessenen Schlägen nicht zurückscheut [15].

> *Ein guter Vater erzieht (und züchtigt) seine Söhne, ein schlechter Vater wird sie zugrunde richten* [16].

---

7 *Pr* 83.
8 *Pr* 79.
9 *Pr* 50.
10 *Pr* 51 u.ö.
11 *Ep* 55, 3.
12 *Gn* 47; *Pr* 54.
13 *Ep* 51, 2; 52, 4.
14 Apophthegma *Evagrios* 7. Vgl. G. Bunge, *Briefe* 81 f.
15 Vgl. Hebr 12, 6 ff. „Wen der Herr liebt, den züchtigt er" (Prov 3, 12). Im Griechischen bedeutet *paideuein* sowohl ‚erziehen' als auch ‚züchtigen', weil ersteres stets auch mit letzterem einherging.
16 *Mn* 2. Vgl. *in Prov* 2, 2:Géhin 3.

Das „Heilen der Bisse der wilden Tiere“ kann daher für die Betroffenen mitunter sehr schmerzhaft sein, da die antiken Ärzte ja bei infizierten Wunden den *Kauter,* das chirurgische Brenneisen, verwandten[17].

> *Der Gnostiker hat für die Unreinen die Wirkung von Salz …* [18].

Evagrios beweist einmal mehr seine feine psychologische Beobachtungsgabe wenn er feststellt, dass diese heilende Tätigkeit des „Arztes“ auch auf diesen selbst zurückwirkt:

> *Wer die Menschen um des Herrn willen heilt, heilt unbemerkt zugleich auch sich selbst. Das Heilmittel nämlich, das der Gnostiker seinem Nächsten zuführt, heilt diesen soweit als möglich, zwangsläufig aber ihn selbst*[19].

*

Der Vergleich zwischen Altvätern und *Engeln,* den Evagrios oben zog, gemahnt an einen Text, den wir bereits zitiert haben. Evagrios beschrieb dort das Werk der Engel und der Heiligen oder Gerechten, die ja beide als „Söhne Christi“ untereinander „Brüder“ sind, mit folgenden Worten:

> *Denn dazu wurden sie von der Weisheit gezeugt: um Menschen von der Bosheit zur Tugend und von der Unwissenheit zur Erkenntnis Gottes zu führen*[20].

Die Aufgabe der Engel im Heilsplan Gottes definiert Evagrios in der Tat folgendermaßen:

> *Durch die Sinngehalte der Ermahnung reinigen uns die heiligen Engel von der Bosheit und machen uns leidenschaftslos. Durch die Sinngehalte der Natur und die göttlichen Worte aber befreien sie uns von der Unwissenheit und machen uns zu Weisen und Gnostikern*[21].

Man erkennt leicht die drei Grundelemente, aus denen das „Christentum“ nach Evagrios besteht: *Praktike*, *Physike* und *Theologike*[22]. Die Engel helfen uns also

---

[17] *Ep* 55, 1; *in Prov* 29, 1: Géhin 356.
[18] *Gn* 3. Salz wird zum Reinigen und Konservieren von Lebensmitteln verwandt.
[19] *Gn* 33. Vgl. Jak 5, 20.
[20] *In Prov* 17, 17: Géhin 164.
[21] *KG* VI, 35; vgl. VI, 86.
[22] *Pr* 1.

dabei, im Vollsinn des Wortes „Christen" zu werden! Der wahre Gnostiker ist ihnen dabei behilflich.

> *Wer immer der geistlichen Erkenntnis gewürdigt ward, wird den heiligen Engeln helfen, die vernünftigen Seelen von der Bosheit zur Tugend und von der Unwissenheit zur Erkenntnis zurückzuführen*[23].

Der geistliche Vater nimmt dabei im Leben des Einzelnen an jener Rolle teil, die dem persönlichen *Schutzengel*, dem einem jeden „von Jugend an beigegebenen Engel"[24] zukommt. Evagrios kann dabei für diese uralte Vorstellung eines persönlichen Schutzengels nicht nur auf alttestamentliche Beispiele (Saul, Jakob, Zacharias) verweisen, sondern auch auf das Wort Christi von den *„Engeln dieser Kleinen, die allzeit das Antlitz des Vaters in den Himmeln schauen"*[25]. Die engelgleiche Tätigkeit des wahren Gnostikers beschränkt sich übrigens nicht auf „diesen Äon" sondern setzt sich auch im „kommenden Äon" fort[26].

*

Zum Engeldienst der geistlichen Väter gehört indessen nicht nur die Belehrung, sondern auch das *fürbittende Gebet*, das die Gerechten auszeichnet.

> *Es ist rechtens, nicht nur für die eigene Reinigung zu beten, sondern auch für jeden Artverwandten*[27]*, und so englisches Wesen nachzuahmen*[28].

Evagrios spielt hier auf jene Schrifttexte an, die die Engel als *Mittler* der menschlichen Gebete bei Gott zeigen[29]. Solche Mittler sind neben den Engeln eben auch die Heiligen und Gerechten.

---

23 *KG* VI, 90.

24 *In Prov* 19, 4: Géhin 189; vgl. *KG* III, 65.

25 Mt 18, 10. Evagrios zitiert diesen Vers, namentlich in den Scholien zum Psalter, als Beleg dafür, dass die an sich den Engeln vorbehaltene „Schau des Antlitzes des Vaters", auch den Menschen möglich ist.

26 Vgl. *KG* VI, 24; *Ep* 23; 36, 2; 37, 3; *in Prov* 28, 22: Géhin 354.

27 *Ep* 53, 2: „Ich nenne Artverwandte nicht jene, die uns durch die Natur nahe stehen, sondern jene, die es durch ihren Zustand sind".

28 *Or* 40.

29 Vgl. Sach 1, 12; Tob 12, 12. 15; Offb 8, 3 f (vgl. *Or* 76).

Ein „Bittgebet“ ist eine Fürsprache, die Gott von einem Besseren für das Heil anderer vorgetragen wird[30].

*

Diese Fürsprache, die auch den Sünder nicht ausschließt[31], ist vor allem die Aufgabe des *Priesters*. So heißt es in Anlehnung an den Hebräerbrief von *Christus*:

„Hohepriester“ ist, wer für die ganze vernünftige Natur bei Gott Fürbitte einlegt und die einen von der Bosheit, die anderen von der Unwissenheit trennt[32].

Es sei daran erinnert, dass „Hohepriester“ einer jener „Aspekte“ und Rollen ist, die Christus zu unserem Heil übernommen hat. Da nun der Priester *in persona Christi* handelt, gibt Evagrios den Rat:

Die Priester soll man nach dem Herrn lieben, da sie uns durch die heiligen Mysterien reinigen und für uns beten[33].

Evagrios denkt hier gewiss zunächst, wie der Kontext lehrt, an die Priester im eigentlichen Sinn des Wortes, etwa an Makarios den Alexandriner, den Priester der Kellia. Doch mag er dabei auch eine geistliche Deutung des Priestertums im Sinne haben, die er in einem Brief entfaltet:

Gesegnet sei Gott, der dich mit dem heiligen Priestertum betraut hat, um die Seelen in der Tugend und der Erkenntnis Gottes zu „taufen“[34]*. Dies nämlich ist in Wahrheit das geistliche Priestertum: geistliche Erkenntnis zu empfangen und die Seelen von der Bosheit zur Tugend zu rufen und von der Unwissenheit zur „Erkenntnis Christi“. Denn nicht der Zeit nach ist ein Intellekt „älter“ als ein (anderer) Intellekt. Was nämlich leiblos ist, ist auch zeitlos. Er wird vielmehr „Priester“, wenn er sich in der Tugend und der Erkenntnis auszeichnet*[35].

---

30 Sk 30. Evagrios legt hier 1 Tim 2, 1 aus.

31 Vgl. 2 *in Ps* 108, 4; 7 *in Ps* 108, 9; *in Prov* 24, 17 f: Géhin 272.

32 *KG* V, 46.

33 *Pr* 100.

34 „Taufen“ im wörtlichen wie im symbolischen Sinn von „eintauchen“, d.h. vollkommen *einweihen.*

35 *Ep* 49, 1.

Dieses kaum zu übersetzende Wortspiel mit dem Namen *presbyteros* = „Ältester" und „Presbyter", Priester, wird verständlich, wenn man beachtet, dass auch der geistliche Vater ein „Alter" (*gerôn*) ist. In einem anderen Brief fügt Evagrios hinzu:

> *Du hast einen „Schatz"* [36] *und nährst uns nicht, sondern verborgen hast du vor uns deinen „Krug"* [37]. *Und was sollen wir von dem halten, sage uns, was da geschrieben steht:* „Ein menschenfreundlicher Geist ist die Weisheit" [38]? *Oder wie reimt sich das mit dem, was im Psalm gesagt ist:* „Den ganzen Tag erbarmt sich und leiht der Gerechte" [39]?
>
> *Was mich betrifft, so weiß ich, dass die Erkenntnis Gottes, indem sie nährt, genährt wird und wenn sie gibt, empfängt!*"Brich also dein Brot dem Hungernden, und den Obdachlosen führe in dein Haus" [40]. *Der nämlich, der dir die Gabe des Priestertums gewährte, gebietet dir, dies aus deiner ganzen Seele zu tun!* [41]

*

Immer wieder ist in den zitierten Texten davon die Rede, dass dem Gnostiker die Aufgabe zufällt, andere *„von der Unwissenheit zur Erkenntnis Gottes zu führen"*. Dass er also den „Schatz", das „Brot", d. h. die ihm verliehene Erkenntnis, nicht für sich behalten dürfe, sondern die „Hungernden" durch seine Lehre „ernähren" müsse. Der geistliche Vater des Evagrios ist in der Tat im vornehmsten Sinn des Wortes ein „geistlicher Lehrer", *„ein Licht für die Reinen"* [42], da er die durch das Feuer der Askese Gereinigten durch die Erkenntnis *„erleuchtet"* [43].

> *Ihr „Erben Gottes",*
> *hört die Worte* [44] *Gottes,*

36 Vgl. Weish 7, 14 (von der Weisheit); 2 Kor 4, 6 f.
37 Vgl. 2 *KG* 17, 7 ff.
38 Weish 1, 6.
39 Ps 36, 26.
40 Jes 58, 7. „Brot" ist hier Symbol der *Erkenntnis*, vgl. 3 *in Ps* 23, 6; 21 *in Ps* 36, 25 u.ö.
41 *Ep* 47, 1–2. Vgl. auch den Kommentar bei G. Bunge, Briefe 365 f
42 *Gn* 3.
43 Vgl. 48 *in Ps* 118, 130 u.ö.
44 Diese *logoi* sind nicht nur die Worte der Schrift, sondern auch und vor allem die „Sinngehalte" sowohl der Schöpfung als auch jene der *Theologia*.

„Miterben Christi“ [45],
nehmt an die Worte Christi,
um sie den Herzen eurer Kinder zu geben,
und sie die Worte der Weisen zu lehren [46].

Wer um seiner Reinheit willen zum „Erben“ der Erkenntnis Gottes geworden ist [47] und eine tiefe Einsicht in die Geheimnisse der Schrift [48] und des Heilswirkens Gottes erlangt hat, ist in der Tat dazu berufen, als *„Verwalter der Geheimnisse Gottes“* [49], von denen Schrift und Heilsgeschichte zeugen, zu wirken und einem jeden die „Speise“ (d. h. die Erkenntnis) auszuteilen, die seinem geistlichen Fassungsvermögen entspricht [50]. Wir werden noch sehen, dass er dabei mit dem größten Feingefühl vorzugehen hat. Wie segensreich diese Lehrtätigkeit ist, zeigt folgendes Scholion.

Gepflanzt im Hause des Herrn,
werden sie in den Höfen unseres Gottes Blüten treiben“:

Eingepflanzt in der Erkenntnis des Herrn, werden die Gerechten viele Menschen in dieser Welt beziehungsweise in den Kirchen zum Erblühen bringen und sie durch ihre geistliche Lehre Früchte bringen lassen [51].

*

Diese Lehrtätigkeit besteht übrigens nicht nur positiv in der Darlegung der Wahrheit, sondern auch in der *Widerlegung des Irrtums* der diese bedroht.

Wer seinen Reichtum durch Zins und Wucher vermehrt,
sammelt ihn an für den, der Erbarmen mit den Armen hat:

Wenn der „Reichtum“ der Gottlosen die Bosheit ist, weise Männer ihn aber vernichten, dann vernichten offenkundig die Gerechten und Weisen die Bosheit, indem sie die Unreinen durch die geistliche Lehre zur Tugend führen [52].

45 Röm 8, 17, vgl. *KG* III, 72; IV, 8.
46 *Mn* 1.
47 Vgl. 3 *in Ps* 2, 8 u.ö.
48 *Gn* 18. 34.
49 Vgl. 1 Kor 4, 1.
50 *In Prov* 17, 2: Géhin 153.
51 8 *in Ps* 91, 14.
52 *In Prov* 28, 8: Géhin 345.

> Der Weise hat die befestigten Städte genommen,
> und die Zitadelle geschleift, auf die die Gottlosen vertrauten:
> *Die Weisheit ist eine befestigte Stadt, in der die Weisen wohnen, die (alle)* „Gedanken umstürzen und jegliches Hindernis, das sich wider die Erkenntnis Christi erhebt“ [53].

Der wahre Gnostiker bedient sich dabei jedoch nicht der „Dialektik“ [54] und ihrer Streitgespräche, durch die er nur auf das Gebiet der Irrlehrer gezerrt würde, sondern er tut dies mittels der *wahren Lehren* [55], denen die Dämonen durch die Häresien auf mannigfaltige Weise ihre „Schlingen“ zu legen pflegen [56], um geistliche „Schiffbrüche“ zu verursachen.

> Mit Leitung führt man Krieg:
> *Jene, die „hinsichtlich des Glaubens Schiffbruch erleiden“* [57], *bekämpfen die Geister, die der Theologie entgegenstehen, nicht „mit Leitung“. Es lässt sich aber dasselbe hinsichtlich jeder Tugend sagen. Es gibt nämlich auch einen Schiffbruch bezüglich der Besonnenheit, der Liebe und der Freiheit von der Liebe zum Geld. Und hinsichtlich einer jeden Lehre der katholischen und apostolischen Kirche kommt es in gleicher Weise zu einem Schiffbruch. Wenn man aber „mit Leitung“ die Widersacher bekämpfen muss, dann ähnelt unser Leben auf Erden einer Seeschlacht* [58].

Dieses Amt des Lehrens ist für den Gnostiker eine ernste und heilige *Pflicht*, wie bereits einer der oben zitierten Mahnbriefe an einen mit dem „geistlichen Priestertum“ betrauten Freund lehrte.

> Befreie die, die man zum Tode führt,
> und kaufe los, die zur Schlachtung bestimmt sind.
> Schone dich nicht!:

---

[53] *In Prov* 21, 22: Géhin 229 (vgl. 2 Kor 10, 4 f).
[54] Vgl. *KG* IV, 90.
[55] 2 *in Ps* 26, 3; 2 *in Ps* 29, 1; vgl. *Ep.fid.* 10, 2 ff.
[56] 1 *in Ps* 141, 4.
[57] 1 Tim 1, 19.
[58] *In Prov* 24, 6: Géhin 266.

Man bediene sich dieses Wortes wider jene, die der Erkenntnis gewürdigt wurden und die Lehre vernachlässigen, dieweil viele durch die Bosheit zum Tode (der Sünde) geführt werden[59].

Den ganzen Tag erbarmt sich (der Gerechte) und leiht aus,
und seine Nachkommenschaft wird zum Segen sein:
Wer Worte „leiht", die die Seele reinigen, wird gesegnet werden, wer sie aber nicht weitergibt, wird verwünscht sein[60].

Wehe aber auch denen, die es dabei am nötigen Takt fehlen lassen!

* * *

---

59 *In Prov* 24, 11: Géhin 269.

60 22 *in Ps* 36, 26.

Kapitel IX
Geistliche Diskretion

Ist die Unterweisung anderer, ihre „Hinführung zur Erkenntnis Gottes", für den Gnostiker auch Erfüllung einer heiligen Pflicht, so hat dies doch mit der größten Diskretion zu geschehen. Die Belehrung muss sich also in ihrem Inhalt nach dem *geistlichen Fassungsvermögen* des Schülers richten. Man darf nicht allen alles und zu jeder beliebigen Zeit anvertrauen. Evagrios ist in diesem Punkt besonders streng, und nicht ohne Grund besteht er darauf, dass man „Bücher wie diese" (d. h. vor allem die *Kephalaia Gnostika)* den noch Unfertigen nicht zugänglich machen soll [1].

Wir rühren hier an das delikate Problem dessen, was man gerne den evagrianischen „Esoterismus" nennt. Meines Erachtens sollte man lieber von pädagogischer *Arkandisziplin* sprechen; wir werden in einem späteren Kapitel ausführlich auf diese Frage eingehen [2]. Hier mag die vorläufige Feststellung genügen, dass eine solche *gestufte Einführung* in die Mysterien der Offenbarung dem antiken Christentum ganz geläufig war, da sie sich bei Christus selbst und dann bei Paulus findet, auf den sich Evagrios denn auch des öfteren beruft.

*

Man darf also nicht allen alles und zu jeder beliebigen Zeit anvertrauen. Der moderne Leser wertet diese Zurückhaltung oft nur als Zeichen berechnender Vorsicht, doch nach Gregor von Nazianz, den Evagrios hier als Zeugen anruft, handelt es sich dabei vielmehr um einen Wesenszug der Tugend der *Gerechtigkeit.*

> *Das Werk der Gerechtigkeit ist es, die Sinngehalte (logoi) entsprechend der Würdigkeit* [3] *eines jeden auszuteilen, wobei sie manches dunkel zur Kenntnis gibt,*

---

1 *Gn* 25. An den Briefen 600–607 der beiden Reklusen Barsanuphios und Johannes von Gaza kann man ablesen, welche Verwirrung die *Kephalaia Gnostika* des Evagrios im Kopf eines jungen Mönchs angestiftet haben.

2 Siehe unten Kapitel XI und XII.

3 Man muss der Erkenntnis für *„würdig erfunden werden"*, wie Evagrios ständig wiederholt.

> *anderes durch Rätsel andeutet, anderes aber auch deutlich ausspricht, zum Nutzen der Einfältigeren*[4].

Dies hat Evagrios denn auch, wie er ausdrücklich feststellt, in seiner Trilogie aus *Praktikos, Gnostikos* und *Kephalaia Gnostika* getan[5], eine Tatsache, die bei modernen Interpretationen seiner Lehre viel zu selten beachtet wird. Es widerstrebt dem wissenschaftsorientierten Menschen, einfach zuzugeben, dass es Dinge gibt, die sich dem Zugriffe seines analytischen Verstandes solange entziehen, wie er nicht den Fuß in die Spur der Väter gesetzt[6] und selbst die Mühen der *Praktike* auf sich genommen hat.

Die von der Gerechtigkeit geforderte Diskretion hat sich nach der *Würdigkeit,* oder wie es auch heißt, nach dem „Zustand", der geistlichen „Verfasstheit" (*katastasis*) des Hörers zu richten, wie dies bereits Paulus tat, auf den sich Evagrios hier mit Recht beruft.

> Ein verständiger Hausdiener wird unkluge Herren beherrschen
> und die Anteile unter den Brüdern verteilen:
>
> *Wenn* „jeder, der die Sünde tut, Knecht der Sünde ist"[7], *dann hat jeder, der von der Bosheit absteht und durch die Tugenden die Dämonen beherrscht, die* „törichten Herren beherrscht"[8]. *Ein solcher wird dann auch zu einem* „Verwalter der Geheimnisse Gottes"[9] *der entsprechend ihrem Zustand einem jeden der Brüder die geistliche Erkenntnis austeilt, indem er den* „Korinther" *mit* „Milch" *tränkt*[10], *den* „Epheser" *aber mit* „fester Speise"[11] *nährt und mit ihm über* „Höhe, Breite, Länge und Tiefe"[12] *spricht*[13].

Diese letztgenannten „Abstände" gehören nämlich zu jener „höheren Lehre bezüglich des Gerichtes" (Gottes), die man vor jungen Menschen und Weltleuten verbergen soll. „Sie begreifen nämlich nicht die Pein einer vernünftigen Seele, die

---

[4] *Gn* 44.
[5] *Pr Prol* 58 ff.
[6] *Pr Prol*
[7] Joh 8, 34.
[8] Vgl. Prov 17, 2.
[9] Vgl. 1 Kor 4, 1.
[10] Vgl. 1 Kor 3, 2.
[11] Vgl. Hebr 5, 12.
[12] Vgl. Eph 3, 18.
[13] *In Prov* 17, 2: Géhin 153.

zur Unwissenheit verurteilt ward“ [14]. Ähnlich steht es auch mit der Lehre von der „Vorsehung“ Gottes, an der „fast alle Anstoß nehmen“ und die man daher für sich allein meditieren soll, wie Evagrios von seinem berühmten Zeitgenossen Didymos dem Blinden gelernt hat [15].

Evagrios spielt hier auf die mit „Gericht“ und „Vorsehung“ Gottes verbundenen Fragen an. Bei ersterem handelt es sich um Urstand und Fall der Seelen betreffenden Fragen, Dinge deren *Auswirkungen* wir zwar kennen [16], über deren *Ursachen* uns die Schrift aber nichts offenbart hat [17] und die wir aufgrund unserer „menschlichen Verfassung“ auch gar nicht zu begreifen vermöchten [18], weshalb wir denn auch keine verbindlichen Aussagen darüber machen können [19]. Letztere bezieht sich auf die verschlungenen Wege, auf denen Gott, der ja *„will dass alle Menschen gerettet werden und zur Erkenntnis der Wahrheit gelangen“* [20], seine Schöpfung am Ende der Zeit mit sich versöhnen wird, Lehren, an denen zu allen Zeiten „fast alle Anstoß nehmen“.

> Viel Friede wird denen sein, die dein Gesetz lieben,
> und kein Anstoß ist in ihnen:
>
> *Wenn die „Kleinen“ Anstoß nehmen, es heißt ja,* „wer einem dieser Kleinen Anstoß gibt“ [21], *die den Herrn Liebenden aber keinen Anstoß nehmen, dann lieben die „Kleinen“ den Herren nicht. Daher erkennen sie auch die Sinngehalte der (durch Gott) geschehenden Dinge nicht, an denen sie zudem noch Anstoß nehmen* [22].

Das, woran die an wahrer göttlicher Liebe „Kleinen“ Anstoß nehmen, ist, wie schon zur Zeit Jesu [23], die *„unergründliche Liebe“* des Vaters [24], der sich nicht nur

---

14 *Gn* 36.

15 *Gn* 48.

16 *In Eccl*

17 *KG* II, 64. 69; VI, 1.

18 *In Prov* 17, 2: Géhin 153.

19 Vgl. G. Bunge, „Praktike, Physike und Theologike als Stufen der Erkenntnis bei Evagrios Pontikos“, AB ORIENTE ET OCCIDENTE. *Gedenkschrift für Wilhelm Nyssen*, hg. von M. Schneider und W. Berschin, St. Ottilien 1996, 59–72.

20 1 Tim 2, 4.

21 Mt 18, 6.

22 *// in Ps* 118, 165.

23 Vgl. Lk 15, 1 ff. u.ö.

24 *Ep.Mel.* 14.

der „Gerechten, die der Erlösung nicht bedürfen“ [25], annimmt, sondern, weil er der „Vater aller“ ist [26], in seiner „Barmherzigkeit“ auch jene zum Gegenstand „*seiner Vorsehung macht, die ihrer nicht würdig sind*“ [27]. Das erscheint vielen als skandalös, weil sie Gott nicht zutrauen, dass er Mittel und Wege zu finden weiß, sich selbst „aus Feinden Freunde zu machen“ [28], sei es in diesem, sei es erst im kommenden Äon. Wer aber Gott wirklich liebt, muss denselben Heilswillen hegen wie er [29], und darf daher von seiner Liebe auch den ärgsten Sünder nicht ausschließen [30]. Mehr noch, er wird dieses, von den Dämonen besudelte „gefallene Abbild“ Gottes „*fast ebenso lieben wie das Urbild*“, Christus [31]!

Der „*Abgrund des Reichtums der Weisheit und Erkenntnis Gottes*“, seine „*unergründlichen Gerichte und unerforschlichen Wege*“ [32], in denen sich die „*unergründliche Liebe*“ des Vaters zu seinen Geschöpfen offenbart, haben schon Paulus mit Staunen erfüllt und zu geheimnisvollen Verheißungen inspiriert [33]. Was Wunder also, dass die Mystiker aller Zeiten sich mit Vorliebe in die Kontemplation dieser Geheimnisse versenkt haben, jedoch nicht aus „eitler“ Neugier [34], sondern getrieben von göttlicher Liebe.

*

Selbst wenn der „Gnostiker“ über diese Themen spricht, wird er sich, hier mehr denn je, vor Unbedachtsamkeiten und vor allem vor ungedeckten, voreiligen Behauptungen hüten, da Missverständnisse für beide Seiten verhängnisvoll sein können.

Der Gerechte „wird seine Worte mit Urteil verwalten“:

Man bediene sich dieses Wortes wider jene, die unbedacht und ohne Unterscheidungsvermögen die Geheimnisse der Heiligen Schrift heraustragen. Auch Paulus

---

25 Vgl. Lk 15, 7.
26 Eph 4, 6.
27 *KG* II, 59.
28 20 *in Ps* 9, 37–38; 5 *in Ps* 91, 10 u.ö.
29 *Gn* 22.
30 50 *in Ps* 118, 113.
31 *Pr* 89.
32 Röm 11, 33, vgl. 5 *in Ps* 118, 7.
33 Vgl. Röm 11, 25–27.
34 Vgl. *in Eccl* 6, 10–12: Géhin 52.

sagt ja: „So soll man uns ansehen: als Diener Christi und Verwalter der Geheimnisse Gottes“ [35].

Wer anders handelt, *„gibt das Heilige den Hunden und wirft Perlen vor die Säue“* [36], d. h. vor Menschen, die noch nicht „reinen Herzens“ sind, sondern verhaftet in grobe Leidenschaften, und die daher nicht fähig sind, Dinge, die ihr Begreifen übersteigen, zu erfassen. Denn *„die Weisheit zieht nicht in eine boshafte Seele ein, noch wohnt sie in einem Leib, der der Sünde frönt“*.

Unausgesprochen bleibt hier die Warnung Christi, dass diese „Säue“ in ihrem Unverstand diese Perlen *„mit ihren Füßen zertreten“* und die Hunde *„sich umwenden und euch zerreißen“* könnten! Mit anderen Worten, wer weder selbst ein „Sehender“ ist noch Zugang zu den „Worten der Weisen“ hat, die ihn über diese Dinge in rechter Weise aufklären könnten, ist schnell bei der Hand mit Verleumdungen über den, der darüber schreibt [37].

Aber nicht nur den in grobe Leidenschaften Verstrickten sind diese „Geheimnisse Gottes“ unzugänglich, was noch allgemein verständlich ist. Auch jenen, die sich ihrer allein mit den Mitteln einer bloß „äußerlichen Weisheit“ dieser Welt und der „Dialektik“, die sie vielleicht vollkommen beherrschen, zu bemächtigen versuchen, werden sie auf immer verschlossen bleiben.

> *Das Himmelreich bedarf keiner in der Dialektik versierten Seele, sondern einer schauenden. Die Dialektik nämlich findet man auch bei befleckten Seelen, die Schau hingegen nur bei reinen Seelen … Die Dialektik also verachte, da sie uns auf unserem Weg nichts nützt… Das Himmelreich besteht nicht im Wort, sondern in der Kraft* [38]*. „Kraft“ aber wird die Reinheit der Seele genannt, die aus der Liebe entsteht* [39]!

Evagrios kann daher getrost feststellen, dass jene Dinge, die er von den heiligen Vätern erfahren hat und die er, soweit sie dazu geeignet sind, anderen weitergegeben zu werden, in verhüllender Sprache in seinen *Kephalaia Gnostika* dargestellt hat, denen „klar sein werden“, die „den Spuren (der Altväter) gefolgt sind“ [40], da

---

35 4 *in Ps* 111, 5, vgl. 1 Kor 4, 1.

36 Mt 7, 6, vgl. *Pr Prol* [9]; *in Prov* 23, 9: Géhin 253; id. 26, 6: Géhin 320.

37 *KG* V, 90.

38 1 Kor 4, 20.

39 *Ep* 62, 1 f., vgl. *KG* IV, 90.

40 *Pr Prol* 60 f.

ihr Herz auf diesem „Weg“ rein und schauend geworden ist. Er kann sich also damit begnügen, auf die bloße Existenz dieser Dinge hinzuweisen.

> *Es ist rechtens, sich mit den jungen Menschen und den Weltleuten über den rechten Wandel [d.h. die Praktike] zu unterhalten, und ihnen so weit als nötig die Lehren der Physike bzw. Theologike [wenigstens] zum Teil darzulegen, ohne die* „niemand den Herrn schauen wird“ [41].

Jene Dinge, von denen man nicht zu allen und nicht zu jeder beliebigen Zeit sprechen kann, meditiere man hingegen für sich selbst, rät Evagrios mit Didymos dem Blinden [42], bzw. man diskutiere sie im Kreise jener, „die der Erkenntnis gewürdigt worden sind“, der „Gnostiker“ [43] also, und entsprechend ihren „Regeln“ [44] in jener symbolischen Bildsprache, deren sich auch Evagrios bei diesen Fragen durchweg bedient. Diese von Gott „der Erkenntnis Gewürdigten“ wissen auch zu unterscheiden zwischen dem, was *geoffenbarte Wahrheit* der Schrift ist und dem, was, eben weil nicht geoffenbart, Gegenstand der „*Erforschung*“ ist [45]. Die *Kephalaia Gnostika* beispielsweise sind, wie die Schlusssentenz deutlich lehrt, ein wahres Repertoire derartiger „offener“ Fragen.

*

Zum Schluss sei hier noch auf einen Aspekt hingewiesen, der nicht das Verhalten des Meisters dem Schüler gegenüber betrifft, sondern eine grundsätzliche Forderung sowohl an den Lehrer als auch an den Schüler enthält.

Es ist heute Mode geworden, jedem, den es darnach gelüstet, ohne weiteres Mittel und Wege an die Hand zu geben, um zu einer „*persönlichen Gotteserfahrung*“ zu gelangen, oft ohne sonderliche Anstrengungen. Vortragsreihen, „Workshops“ und eine unübersehbare Flut einschlägiger Literatur erwecken den Eindruck, als liege es wirklich nur beim Menschen, welche und eine wie tiefe Gotteserfahrung er macht. Ohne in Zweifel ziehen zu wollen, dass viele von einem echten Sehnen nach einem auf seltsame Weise „fern“ gewordenen Gott beseelt sind, regt sich

---

41 *Gn* 13, vgl. Hebr 12, 14.
42 *Gn* 48.
43 *KG* IV, 27.
44 *KG* IV, 21.
45 Vgl. G. Bunge, „Praktike, Physike und Theologike als Stufen der Erkenntnis bei Evagrios Pontikos“.

doch angesichts der strengen Zurückhaltung der alten Väter auf diesem Gebiet der Verdacht, dass es sich hier nur allzu oft um *selbstinduzierte Bewusstseinszustände* handelt, nicht aber um wirkliche „Gotteserfahrungen". Diese Gefahr war den Alten durchaus bekannt, wie folgende Warnung lehrt.

> *Gleichwie es dem Augenkranken keinen Nutzen bringt, unbedeckten [Auges] und anhaltend in die pralle und brennende Mittagssonne zu schauen, ebenso ist es auch dem leidenschaftlichen und unreinen Intellekt durchaus nicht von Nutzen, das Ehrfurcht gebietende und überragende Gebet „in Geist und Wahrheit" nachzuahmen. Ganz im Gegenteil, er wird die Gottheit vielmehr wider sich zum Unwillen reizen*[46].

In diesem Kapitel des berühmten Traktats *Über das Gebet* erscheint die geistliche Diskretion als eine Form der *Selbstdisziplin.* Sie bewahrt uns vor einem bloßen „Anempfinden" von Dingen, über die wir nur bei anderen *gelesen*, aber nie wirklich selbst *erfahren* haben. Diese *Nachahmung,* die ja letztlich eine *Fälschung (anatypôsis)* wahrer Erfahrungen darstellt, ist, weil zutiefst unwahrhaftig, der Tod allen geistlichen Lebens.

Denn alles an diesem vermeintlichen „Gebet in Geist und Wahrheit" ist falsch, sein Gottes- und Menschenbild nicht weniger als seine vermeintliche „Erfahrung". Gott ist im absoluten Sinn „Person", und das bedeutet, dass er absolut *frei* ist. Niemand, und vor allem keine Methode, können über ihn verfügen. Sein erschaffenes „Ebenbild", der Mensch, ist dank dieser existentiellen Verwiesenheit selbst „Person": *Offenheit,* "Empfänglichkeit" sagt Evagrios ausdrücklich[47], des *Ich* für ein alles übersteigendes *Du.*

Das „Gebet in Geist und Wahrheit" ist daher ein absolut freies Geschehen zwischen Personen, *„ohne jegliche Vermittlung"*[48], da Gott der Vater hier selbst in Gestalt seines Heiligen Geistes und seines eingeborenen Sohnes die „Vermittlung" zu Gott darstellt[49]. Ein solches, für menschliche Begriffe unsagbares Geschehen, über das Evagrios daher auch nur in biblischen *Bildern* spricht, kann folglich vom Menschen als dem Empfangenden weder einseitig herbeigeführt noch willkürlich

46 *Or* 146.
47 *KG* VI, 73.
48 *Or* 3.
49 *Or* 59. 60.

„nachgeahmt“ werden. Es „geschieht“, wenn sich Gott seinem Geschöpf „offenbart“.

> *Gebet ist ein Zustand des Intellektes, der allein durch das Licht der Heiligen Dreifaltigkeit zustande kommt*[50].

Wenn Evagrios über diese unmittelbare Gottesbegegnung spricht, bedient er sich daher stets eines ganz bestimmten Vokabulars. Auf die ihnen je eigene Weise „erscheinen“[51] die Personen der Heiligen Dreifaltigkeit im Geist des Beters, sie „manifestieren“[52] sich ihm oder „suchen ihn heim“[53]. Man muss „*immaterielle zum Immateriellen gehen*“ um zu begreifen, was damit gemeint ist[54]!

* * *

---

50 Sk 27. Vgl. zum Folgenden G. Bunge, *Geistgebet*, Kapitel VI.

51 *M.c.* 40.

52 *Or* 52. *Ep* 58, 3.

53 *Or* 63. 70.

54 *Or* 67.

KAPITEL X
GNOSIS *versus* GNOSTIZISMUS

Der Gnostizismus ist ein uraltes, vielschichtiges Phänomen, keine „Häresie" im üblichen Sinn. Er ist daher auch nicht auf das Christentum beschränkt und wahrscheinlich sogar vor- und außerchristlichen Ursprungs. Viele nichtchristliche Religionen sind in ihrem Grundansatz oder ihren höchsten, philosophischen Ausformungen „gnostisch". Ihnen allen liegt eine ganz bestimmte *Geisteshaltung* zugrunde, die Überzeugung, dass das *Heil nur durch Erkenntnis* erlangt werden kann. Der Gnostizismus ist daher unausgesprochen zutiefst *anthropozentrisch.* Was daher bereits die ersten Christen an den mannigfaltigen Erscheinungsformen dieses ältesten und wohl auch letzten Gegenspielers der Kirche frappierte, ist zunächst seine absolute *Willkür.*

> *Denn es wird eine Zeit kommen, wo sie die gesunde Lehre nicht ertragen werden, sondern sich nach ihren Begierden Lehrer in Menge verschaffen werden, um sich die Ohren kitzeln zu lassen; und von der Wahrheit werden sie die Ohren abwenden, dagegen sich zu den Fabeln hinwenden*[1].

Die Wahrheit der *gesunden Lehre* und die Willkür erdichteter *Fabeln* stehen also einander unversöhnlich gegenüber. Beide haben zwar ihre „Lehren" und ihre „Lehrer", doch während die „*gesunde Lehre*" jenes „gesunde Wort" ist, das uns die von Christus selbst bestellten „Lehrer", die Apostel, überliefert haben und das als „herrliches anvertrautes Gut durch den uns einwohnenden *Heiligen Geist* bewahrt wird"[2], bietet die „*lügnerisch so genannte Erkenntnis*" der selbst ernannten „Weisheitslehrer" nichts als „unheilige Altweibergeschichten" und „leeres Geschwätz" an[3]. Den „Mythen", Geschichten eigener, willkürlicher Erfindung ohne realen, vor allem auch *historischen* Gehalt, stehen die „Worte des Glaubens" gegenüber, die es mit *Heilstatsachen* zu tun haben, und die „Erkrankten" werden daher ge-

---

1 2 Tim 4, 3 f.

2 2 Tim 1, 13 f; vgl. 1 Tim 6, 20.

3 1 Tim 4, 7; vgl. 1, 4; 6, 20; 2 Tim 4, 4.

mahnt, „im Glauben zu gesunden“[4], indem sie sich von diesen „Mythen“ der Wirklichkeit zuwenden.

Damit sind wir beim Kern unseres Problems. Es geht zunächst nicht um die Erkenntnis dieser oder jener „ewigen Wahrheit“, die Lösung bestimmter tiefer Daseinsfragen, die sich der Mensch *selbst* gestellt hat, und die er mit den Mitteln des „Mythos“ in vielleicht poetisch ergreifender, aber letztlich doch willkürlicher Weise darzustellen versucht. In dieser Kunst ist der Gnostizismus aller Zeiten stets Meister gewesen. Es geht nach den Worten des Apostels um den *Glauben* und in dem drückt sich ebenfalls eine ganz bestimmte *Geisteshaltung* aus. Diesen Glauben definiert Evagrios mit Klemens von Alexandrien zunächst allgemein wie folgt:

> *Der Glaube ist ein immanentes Gut, das sich natürlicherweise auch in jenen findet, die noch nicht an Gott glauben*[5].

Von dieser, im Schöpfungsakt gegebenen *Befähigung zum Glauben,* die allen Menschen gemeinsam ist, da sie aus seiner *Gottebenbildlichkeit*, seiner personalen Verwiesenheit auf Gott entspringt, ist der Glaube als *Akt* zu unterscheiden. Diesen definiert Evagrios als

> *vernünftige Zustimmung der freien Selbstbestimmung (autexousion) der Seele*[6] dem sich frei offenbarenden Gott gegenüber.

Glaube als *Akt* ist folglich zuallererst ein *Geschehen zwischen Personen.* Der sich in der Offenbarung selbst mitteilenden Person Gottes *antwortet* die im Glauben darauf eingehende Person des Menschen.

> *Darauf erging an Abraham in einem Gesicht das Wort des Herrn: Fürchte dich nicht, Abraham, ich bin dein Schild… Abraham glaubte dem Herrn, und das rechnete er ihm als Gerechtigkeit an*[7].

Gott offenbart jedoch nicht nur sich selbst, seine *Existenz,* die es als reine Tatsache glaubend anzuerkennen gilt[8], d. h. er offenbart biblisch gesprochen nicht nur seinen „*Namen*“, wie am Berg Horeb Moses gegenüber[9], sondern er offenbart

[4] Tit 1, 13.
[5] *Pr* 81, vgl. Klemens von Alexandrien, Strom VII, 10, 55.
[6] 4 *in Ps* 129, 5, vgl. Hebr 11, 1.
[7] Gen 15, 1. 6; vgl. Röm 4, 3.
[8] 6 *in Ps* 44, 6, vgl. Hebr 11, 6.
[9] Ex 3, 13–16.

damit zugleich auch seinen *Willen.* Dieser Wille ist Forderung und Verheißung von Zukünftigem, von dem, was Gott mit und an dem Glaubenden wirken will.

> *Und der Herr führte Abraham hinaus und sprach: Schaue gen Himmel und zähle die Sterne - ob du sie zählen kannst? Und er verhieß ihm: So sollen deine Nachkommen sein* [10].

Der Glaube ist also ein *Eingehen* auf die in die *Zukunft* gerichtete Weisung Gottes, eine *Zustimmung zu dem, was nicht begriffen wird* [11]. Wie diese Anspielung auf Hebr 11 andeutet, ist die *Erkenntnis eine Frucht der im Glauben angenommenen Verheißung des Heils* [12], während sie in allen alten und modernen Spielarten des Gnostizismus stets der *Weg zur Erlösung* ist. Denn aus dem existentiellen *Glauben an Gott,* dem gläubigen *Eingehen auf sein Wort* und schließlich dem *Tun dieses Wortes* im konkreten Lebensvollzug erwächst „*Freundschaft*" mit Gott, Freundschaft mit Gott aber bedeutet *wahre Erkenntnis Gottes*, Erkenntnis Gottes aber ist „*ewiges Leben*" [13]! Vorbild ist auch hier wieder Abraham, unser „Vater im Glauben" und daher der Vater aller Glaubenden, der es darum auch verdiente, ein „*Freund Gottes*" genannt zu werden [14].

> Reichtum mehrt die Zahl der Freunde,
> doch der Arme wird selbst dem Freund, den er hat verlassen:
>
> *Die geistliche Freundschaft nämlich besteht in Tugend und Erkenntnis Gottes, wodurch wir uns in Freundschaft mit den heiligen Engelmächten verbinden ... Ebenso bereitete auch Abraham, reich geworden an Erkenntnis* [15], *jenen mystischen Tisch für die ihm zur Mittagszeit erscheinenden Freunde ... .* [16]

In Fülle wurde dies indessen erst im Neuen Bund Wirklichkeit, etwa bei Johannes dem Täufer, dem „Freund des Bräutigams" [17], und den Aposteln.

---

[10] Gen 15, 5.

[11] 4 *in Ps* 129, 5, vgl. Hebr 11, 1.

[12] Vgl. Hebr 11, 3.

[13] Joh 17, 3, vgl. 7 bis *in Ps* 94, 11; 4 *in Ps* 137, 7.

[14] Jak 2, 23.

[15] Gen 25, 8: „Abraham starb in einem schönen hohen Alter und reich an Tagen", d.h. an *Erkenntnis* (vgl. *in Prov* 10, 27: Géhin 12).

[16] Vgl. *in Prov* 19, 4: Géhin 189 (vgl. Gen 18).

[17] Joh 3, 29.

Du hast vor mir eine Tafel bereitet
im Angesicht jener, die mich bedrängen:

Zuerst weidet Christus die Schafe als „Hirt“[18]*, nun aber ruft er die Freunde wie ein Freund an seine Tafel. Denn, so sagt der Erlöser,* „ich nenne euch ferner nicht mehr Knechte sondern Freunde“[19]. *Zu Knechten macht die Furcht Gottes, zum Freund hingegen die Erkenntnis der Geheimnisse [Gottes]*[20].

In einer herrlichen Sentenz hat Evagrios diese Erfahrung des zur Erkenntnis sich weitenden Glaubens mit der für ihn so charakteristischen lapidaren Kürze zusammengefasst.

Glaube:
Anfang der Liebe,
Endziel der Liebe:
Erkenntnis Gottes[21].

„Liebe“ (*agape*) umfasst hier alles, was der *Glaube* als Antwort auf die Weisung Gottes enthält. Denn die Liebe, Zielpunkt der *Praktike*[22], ist ja der „Spross der Leidenschaftslosigkeit“[23], also der Freiheit von der Tyrannei all' jener Abkömmlinge der „Selbstverliebtheit“ (*philautia*) oder *ausschließlichen Freundschaft für sich selbst*, in der Evagrios die Wurzel aller Laster erkennt[24]. Wo diese den Intellekt „blendenden“ Leidenschaften herrschen, gibt es keine Liebe im christlichen Sinn des Wortes, und daher auch keine *wahre* Erkenntnis[25]. Treffend nennt Evagrios daher die Liebe auch „Tor der natürlichen Erkenntnis“, d. h. der *mittelbaren* Erkenntnis Gottes im Spiegel der geschaffenen Naturen, durch das man zur „Theologie“ oder *unmittelbar-personalen* Gotteserkenntnis und schließlich zur eschatologischen Beseligung eintritt[26].

*

18 Joh 10, 11.
19 Joh 15, 15.
20 4 *in Ps* 22, 5.
21 *Mn* 3.
22 *Pr* 84.
23 *Pr* 81.
24 *Sk* 53.
25 Vgl. *KG* IV, 47; VI, 63.
26 *Pr Prol* [8].

Für Evagrios gibt es also keine „wahre Erkenntnis", die nicht auf dem „rechten Glauben" beruhte[27], „rechtem Glauben an die Heilige Dreifaltigkeit", wie er präzisiert[28]. Dieser rechte Glaube, den der wahre Gnostiker durch seine „geistliche Lehre" in seinem Schüler nähren soll, ist wie bei Paulus ein kostbares „anvertrautes Gut".

Hebe nicht die heiligen Glaubenslehren auf,
die deine Väter gesetzt haben.
Verlass den Glauben deiner Taufe nicht
und verwirf nicht das geistliche Siegel,
auf dass der Herr in deine Seele komme
und dich am bösen Tag beschirme[29].

Mögen auch die Irrlehrer „Glaubenslehren" und „Väter" haben, so ist doch in deren Worten weder „Weisheit" noch „wahres Licht" (der Erkenntnis)[30], denn dies sind nicht die „heiligen Glaubenslehren der Kirche"[31].

*

Der unüberwindliche Gegensatz zwischen wahrer Gnosis und Gnostizismus liegt somit im *Grundansatz* selbst. Für Evagrios ist, wieder ganz biblisch, die Erkenntnis das *Ziel* der mit dem *Glauben* einsetzenden Wege[32]. Diese „Wege", die Tugenden, stellen jene *Ähnlichkeit* zwischen Geschöpf und Schöpfer her, die nach uraltem philosophischem Axiom Voraussetzung jeglicher Erkenntnis ist und in dem biblischen „Seid vollkommen, wie euer himmlischer Vater vollkommen ist"[33], wieder aufscheint.

„Ich will dich lieben,
Herr, meine Stärke:"

---

27 3 *in Ps* 30, 3; 7 *in Ps* 33, 9; 11 *in Ps* 44, 17; 8 *in Ps* 105, 16; *Ep* 20, 2 u.ö.
28 *Ep* 61, 2; vgl. *in Prov* 22, 28: Géhin 249.
29 *Mn* 124.
30 *Mn* 126.
31 6 *in Ps* 21, 15.
32 7 *in Ps* 85, 11; 6 *in Ps* 94, 10; 2 *in Ps* 137, 5; *in Prov* 4, 10: Géhin 45 usw.
33 Mt 5, 48.

Durch die Liebe erkennen wir die Liebe und durch das was Gerecht ist die Gerechtigkeit. Denn aus Gleichem wird Gleiches erkannt[34].

In einem Passus eines oben bereits zitierten Briefes führt Evagrios dazu weiter aus:

Das erste[35] *und ursprüngliche*[36] *Gebot ist also die Liebe, mit welcher der Intellekt die Urliebe, nämlich Gott*[37], *schaut. Durch unsere Liebe nämlich schauen wir die Liebe Gottes zu uns, wie im Psalm geschrieben steht:* „Er wird die Sanftmütigen seine Wege lehren“[38]. „Moses aber war sanftmütiger als alle Menschen“[39], *und trefflich sagt der Heilige Geist*[40]: „Er zeigte Moses seine Wege“[41].

Dass Gott die „*Urliebe*“ ist, wissen wir nicht aufgrund eigener Spekulationen sondern aus *Erfahrung.* Diese „Erkenntnis“ ist ja die Frucht der im Glauben angenommenen *Heilsgeschichte.* Denn sie lehrt uns, dass „*Gott uns zuerst geliebt hat*“, wie der Apostel triumphierend feststellt[42]. Diese Liebe Gottes zu uns offenbart sich in jenen „Wegen Gottes“, deren Erkenntnis indessen allein denen zugänglich sind, die selbst jene sanftmütige Liebe Gottes erworben haben.

Denn nicht die Täter der Gesetzlosigkeit
sind auf seinen Wegen gewandelt:

Wenn die Täter der Gesetzlosigkeit nicht auf den Wegen Gottes wandeln, dann werden offensichtlich die Täter der Gerechtigkeit auf den Wegen Gottes wandeln. Folglich sind die Wege Gottes die Kontemplation des Geschaffenen, auf denen wir wandeln werden, wenn wir die Gerechtigkeit wirken … [43].

„Kontemplation des Geschaffenen“ ist letztlich nichts anderes als Erkenntnis des Daseinsgesetzes allen geschaffenen Seins, jener „*unergründlichen Liebe des Va-*

34 1 *in Ps* 17, 2. Vgl. Klemens von Alexandrien, *Strom* V, 13, 2.
35 Mk 12, 29 ff.
36 1 Joh 2, 7 usw.
37 1 Joh 4, 4; vgl. *Ep* 44, 2.
38 Ps 24, 9.
39 Num 12, 3.
40 Ps 102, 7.
41 *Ep* 56, 3.
42 1 Joh 4, 19.
43 2 *in Ps* 118, 3.

ters“ [44], der sich alles verdankt: Schöpfung, Erhaltung und Vollendung aller Kreatur.

Diese Liebe ist jedoch nicht nur gleichsam das „Strukturprinzip“ der Schöpfung und ihrer Geschichte, ihre nur liebend zu erfassende verborgene *Logik*, sie ist auch in Christus, „unserer Liebe“ [45], *personale Gegenwart* geworden. Denn die Urliebe des Vaters ist ja kein abstraktes Prinzip sondern hat sich in der *Hingabe seines eingeborenen Sohnes für uns* offenbart [46]. Alle „Wege Gottes“ führen daher letztlich zu dem einen „Weg“, Christus, der gesagt hat: „Ich bin der Weg“ [47]. „*Erkenntnis Christi*“ lautet daher der Schlüsselbegriff der evagrianischen Spiritualität. „Kontemplation des Geschaffenen“ öffnet sich hin zur „Erkenntnis Christi“ und diese zur „Erkenntnis Gottes“ [48].

> Denn bei dir ist die Quelle des Lebens,
> In deinem Lichte werden wir das Licht schauen:
>
> *Wenn die Quelle das Leben ist, das Leben aber Christus ist* [49]*, dann ist die Quelle also Christus* [50].
>
> *In der Kontemplation des Geschaffenen werden wir Christus schauen, beziehungsweise in der Erkenntnis Christi werden wir Gott (den Vater) schauen* [51].

*

Eine der wichtigsten Aufgaben des wahren Gnostikers ist es, seinem Schüler den unterscheidenden Wesenszug christlicher Gnosis begreiflich zu machen, die Tatsache nämlich, dass sie ihren Grund im *Personsein Gottes* und, daraus abgeleitet und begründet, der *Gottesebenbildlichkeit des Geschöpfes* hat. Wahre Erkenntnis ist daher ein *Vorgang zwischen Personen,* dessen Initiative im letzten stets bei Gott, unserem Schöpfer und Erlöser liegt. Während daher im Gnostizismus die *Selbsterkenntnis* der sicherste Weg zur *Gotteserkenntnis* ist, ist es im Christentum genau

44 *Ep.Mel.* 14.
45 *Ep* 40, 3.
46 1 Joh 4, 9–10.
47 Joh 14, 6, vgl. *in Prov* 4, 10: Géhin 45; 2 *in Ps* 13, 3; 13 *in Ps* 17, 24; 1 *in Ps* 66, 3 u.ö.
48 1 *in Ps* 14, 1.
49 Joh 14, 6.
50 5 *in Ps* 35, 10.
51 6 *in Ps* 35, 10; vgl. *KG* II, 90.

umgekehrt. Der Intellekt vermöchte nicht einmal seine *eigene* Natur zu erkennen, es sei denn, Logos und Geist, deren „Ebenbild" er ja ist, würden sie ihm offenbaren, indem *sie selbst sich ihm offenbaren*[52].

Die *materielle* Schöpfung ist unter diesem Gesichtspunkt gleichsam ein Symbol der *intelligiblen* und unkörperlichen Schöpfung[53], die Geschöpfe ihrerseits sind, als gemeinsames Werk des Sohnes und des Geistes, durch die der Vater ja alles wirkt, von Gott gesetzte „Buchstaben"[54], die seinen Willen, d. h. seine *Liebe*, für uns „lesbar" machen[55], wenn auch gleichsam *indirekt*.

Um Gott „persönlich" zu *erkennen*, bedarf es also einer personalen Tat Gottes, denn paradoxerweise ist *Gott nur durch Gott erkennbar*: der Vater durch die „Vermittlung" seines Logos und seines Geistes[56].

Dem „Aufstieg"[57] des Intellektes, seinem „Auszug (*ekdêmia*) hin zu Gott"[58], muss daher der „Einzug" (*epidêmia*) Gottes[59], sein Eingehen in die Schöpfung im Sohn durch den Geist, bis hin zu ihrem gefallenen Zustand[60], als Ermöglichung vorausgehen.

> *Denn* „der, der herabgestiegen ist, ist auch derselbe, der hinaufgestiegen ist, auf dass er alles erfüllt"[61]. *Und wenn er alles erfüllt, dann werden* „wir alle aus der Fülle Christi unseres Erlösers empfangen"[62]. *Denn die „Fülle Christi"*[63] *ist die geistliche Erkenntnis der vergangenen und der zukünftigen Äonen, zusammen mit wahrem Glauben an die Heilige Dreifaltigkeit*[64].

52 *Ep.Mel.* 21.
53 Ep. Mel 12.
54 Vgl. *KG* III, 57.
55 Ep. Mel 6.
56 *Ep.Mel.* 18 f. 31.
57 *Or* 36.
58 *Or* 47.
59 *Ep.fid.* 4, 20 u.ö.
60 Vgl. *Ep.Mel.* 56 ff.
61 Eph 4, 10.
62 Vgl. Joh 1, 16.
63 Eph 4, 13.
64 *Ep* 61, 2.

Dieser wahre Glaube ist nur möglich, weil sich die Heilige Dreifaltigkeit dem Intellekt *offenbart*“[65], sich ihm „*wie aus Gnaden zuneigt*“[66]. Unser Glaube ist der personale Akt des Eingehens auf diese *Selbstmitteilung* des dreifaltigen Gottes und die freie Annahme dessen, was kein Mensch sich je hätte ausdenken können.

*

Die „*Kontemplation des Geschaffenen*“, der Heilsökonomie Gottes also, hat im Grunde keinen anderen Gegenstand als das staunenswerte und unausdenkliche Wunder göttlicher Liebe[67]. Alles Sinnen und Sprechen in bildlicher Rede über das *Wie* dieser, sich wider alle Vorstellung Bahn brechenden Liebe ist letztlich zweitrangig und wird bedeutungslos, wenn das Geschöpf dem Schöpfer *selbst* begegnet[68].

Keine komplizierten Spekulationen also über mythische Äonengenerationen oder andere esoterische „Geheimnisse“, sondern die im Grunde unendlich einfache Tatsache, einfach jedenfalls für den, der ihrer innegeworden ist, dass „*Gott Liebe ist*“ und alles aus Liebe erschuf, erhält und letztendlich zur Vollendung führt[69]. Die Tatsache auch, dass Liebe *Gabe* ist, Gabe zu eigenem Sein, und dass dieses Sein nicht endende beseligende Gemeinschaft mit dem Geber ist[70].

Diese von Gott *geschenkte* überrationale Erkenntnis als Innewerden der Glaubenswahrheit ist *Frucht des im Glauben ja bereits erlangten Heils* und unendliche Seligkeit[71]. Umgekehrt ist Nichtwissen *Frucht* der personalen Abwendung von Gott[72].

Im Gnostizismus jedweder Schattierung ist Erkenntnis hingegen, wie wir sahen, selbst *Heilsweg* des suchenden Menschen, der sich jedoch nicht von Gott „finden“ lassen will und in seiner Selbstmächtigkeit meint, des Glaubens nicht zu bedürfen. Er sieht die *Ursache* seines Unheils im Nichtwissen, das er dann im Rückgriff auf sich selbst zu überwinden sucht.

---

65 *Ep* 61, 3.
66 *Ep* 29, 3.
67 Vgl. *Ep.Mel.* 5 ff.
68 *In Eccl* 1, 2: Géhin 2.
69 *Ep.Mel.* 27 ff.
70 *Ep.Mel.* 62 ff.
71 *Ep.fid* 12, 9–18.
72 *KG* I, 49.

Ein solcher Mensch sucht zwar die „ewige Wahrheit", den Grund allen Seins, aber er vermag sie, obwohl doch selbst „Person", letztlich nicht anders als *apersonal* zu verstehen. Der Grund allen Seins fällt ihm letztlich mit dem Grund des *eigenen* Seins zusammen, ohne jegliche dialektische Spannung. Jenes große „Erwachen", das der Gnostizismus erstrebt, ist nur ein „Erwachen zu sich selbst", und seine Erkenntnis bedeutet daher keinen Schritt über dieses Selbst hinaus.

Eine solche *Selbst-Verhaftung* vermag niemals die Existenz, das Wesen und das Daseinsrecht eines *Du* als eines *anderen* Selbst von absolutem Wert zu rechtfertigen. Es liegt ein Hauch von antiker Tragik über dieser leidenschaftlichen Selbst-Suche.

Mit all' dem soll den großen „Weisen" des alten und neuen Gnostizismus gewiss nicht jene hohe ethische Würde abgesprochen werden, die sie oft auszeichnet. Wohl aber jene *Demut des Glaubens* als freie Zustimmung zu den „unerforschlichen Wegen Gottes" zu uns, die Anerkenntnis, dass es *keinen anderen Weg zu Gott gibt als den, den Er selbst zu uns genommen hat*: Christus. Diese „Wege" lehrt Gott indessen allein die *Sanftmütigen*[73], jene die bereit sind, wie Gott selbst, dem Mysterium des „anderen" Raum zu geben.

*

Diese Demut des Glaubens offenbart sich auf vielfältige Weise, wir sahen es schon. Ganz konkret auch in der Einstellung zu den *Quellen der Erkenntnis.* Für den wahren Gnostiker sind diese Quellen die *Heiligen Schriften* und die *Glaubenslehre der Kirche,* die beide bewahrt. Die Kirche ist ja jener Ort, an dem Gott durch die Gabe des Heiligen Geistes bleibend in die Geschichte eingetreten ist und durch sein WORT allzeit gegenwärtig ist. Dem Kosmopolitismus des Gnostizismus hinsichtlich der Quellen der Offenbarung steht daher die Beschränkung auf die vom Geist inspirierten Worte der Schrift gegenüber. Evagrios findet denn auch recht harte Worte für die „äußere Weisheit" und die „Erkenntnis der draußen stehenden Weisen dieser Welt"[74].

Die Gesetzlosen haben mir Possen erzählt,
nicht wie dein Gesetz, o Herr:

---

[73] Ps 24, 9.

[74] 7 bis *in Ps* 83, 11.

Man bediene sich dieses Wortes wider jene, die von der äußeren Weisheit ausgehend über die Erkenntnis Gottes zu lehren sich anheischig machen[75].

Denn „besser ein wenig geistliche Erkenntnis als die Menge der Weisheit der Völker“[76]. Ebenso wenig wie die „Dialektik“[77] kann daher die „äußere Weisheit“ für den Christen eine Quelle „wahrer Erkenntnis“ sein.

So bin ich in deinem Heiligtum erschienen
um deine Macht und deine Herrlichkeit zu sehen,
denn besser als Leben ist dein Erbarmen:

Das „Leben“ des Menschen bedeutet die heilige Erkenntnis, das „Erbarmen des Herrn“ hingegen die Kontemplation des Geschaffenen. Viele Weise dieses Äons nun bieten uns (ihre) Erkenntnisse an, doch „besser als Leben ist das Erbarmen des Herrn“[78].

Evagrios geht *als Mönch* sogar so weit, das Verlangen, die „Weisheit der Hellenen“ zu erlernen, als Versuchung des Dämons der *Eitelkeit* zu bezeichnen[79]. Entsprechend ablehnend äußert er sich über die Möglichkeit, dass jene „Weisen dieser Welt“ zu *wahrer* Erkenntnis und Weisheit gelangen könnten[80]. Denn ihre „Weisheit“ und „Erkenntnis“, deren Existenz Evagrios an sich keineswegs leugnet, ist von der göttlichen Weisheit und Erkenntnis nicht nur *graduell,* sondern *wesensmäßig* verschieden.

Die uns von außen her zukommende Erkenntnis versucht, die Gegenstände durch Gründe darzustellen, die aus der Gnade Gottes entstehende Erkenntnis hingegen stellt dem Verstand die Gegenstände durch eigenen Augenschein dar, wobei der Intellekt deren Sinngehalte, indem er auf sie (d.h. die Gegenstände) hinblickt, auf sich zukommen lässt. Der ersteren ‚Weise der Erkenntnis‘ ist der Irrtum entgegengesetzt, der zweiten aber Wut und Zorn und was mit diesen folgt[81].

---

75 37 *in Ps* 118, 85.
76 12 *in Ps* 36, 16; vgl. 6 bis *in Ps* 83, 11.
77 Vgl. *Ep* 62, 1; *KG* IV, 90.
78 2 *in Ps* 62, 3–4; vgl. *KG* I, 73.
79 *Ant* VII, 37.
80 *KG* VI, 22.
81 *Gn* 4.

Evagrios beruft sich für diese Unterscheidung auf seinen verstorbenen ersten Lehrer, Basileios den Großen.

> *Die Säule der Wahrheit, der kappadokische Basileios, sagt: „Die ‚uns' von Menschen her zukommende Erkenntnis festigen anhaltendes Studium und Übung, die aus der Gnade Gottes entstehende ‚Erkenntnis' hingegen Gerechtigkeit, Zornlosigkeit und Barmherzigkeit. Die erstere vermögen auch die Leidenschaftsverhafteten zu empfangen, für die zweite aber sind nur die Leidenschaftslosen empfänglich, jene, die zur Zeit des Gebetes den sie umstrahlenden, dem Intellekt eigenen Lichtschein schauen*[82].

Das Gebet aber ist, wie wir sahen, in seiner höchsten Form ein unverfügbares Geschen, da es *„ein Zustand des Intellektes ist, der allein durch das Licht der Heiligen Dreifaltigkeit zustande kommt"*[83].

Die uns *von außen*, durch die Vermittlung von Menschen zufallende Erkenntnis ist eine Frage der intellektuellen Fertigkeit, der „Dialektik", wie Evagrios sagt. Wer immer diese Fertigkeit besitzt, vermag sich diese „Erkenntnis", besser dieses „Wissen", zu verschaffen, ganz gleich wie es um ihn selbst bestellt ist. Allein logische Irrtümer stehen ihr im Wege, technische Versagen sozusagen. Ein solches a-personales „Wissen" ist sogar den Dämonen zugänglich[84].

Ganz anders die *wahre* Erkenntnis! Sie ist zuallererst *„entstanden aus Gottes Gnade"*, entspringt also schon im Ansatz einer personalen Beziehung zu dem personalen Ursprung der Wirklichkeit. Denn Gnade ist ja nur zwischen Personen möglich. Sie beruht daher auch nicht auf dem Wort- und Begriffsgebäude der Dialektik, sondern auf eigenem „Augenschein" (*autopsei*), d. h. *unmittelbarer* Schau der Wirklichkeit. Schließlich ist sie auch nur denen zugänglich, die die ihr entsprechende *Reinheit* erlangt haben, d. h. der angestrebten Wahrheit innerlich ähnlich geworden sind.

*

---

[82] *Gn* 45.

[83] *Sk* 27.

[84] *KG* VI, 2.

Äußerer" Weisheit und Erkenntnis, so tiefsinnig sie sich auch ausnehmen mögen, haftet immer ein Makel der *Eigenmächtigkeit* an. Es ist die Eigenmächtigkeit des Menschen, der, auf sich selbst gestellt, letztlich auch nur sich selbst sucht.

Wahre Weisheit und Erkenntnis hingegen sind *Frucht* der innigen Beziehung, ja „Freundschaft" (*philia*)[85], zwischen Mensch und Gott. Sie sind jenen vorbehalten, die, frei von allen selbstischen Leidenschaften, „*zur Zeit des Gebetes*", in jenen Augenblicken höchster, unmittelbarer Begegnung zwischen Schöpfer und Geschöpf, den „*dem Intellekt eigenen Lichtschein schauen*". „Licht" ist hier, wie bei Evagrios stets in diesem Zusammenhang, ein Symbol der *Erkenntnis*[86]. Der dem „Intellekt eigene Lichtschein" ist die ihm bei der Schöpfung verliehene *Erkenntnisfähigkeit.* Mit anderen Worten, der Mensch wird sich in diesem Augenblick der Gnade seiner selbst inne, seines eigenen Wesens, das reine „Empfänglichkeit" ist für Gott und seine Erkenntnis[87].

Der wahre Gnostiker erweist sich hier als wahrer *Mystiker,* als der, der in der Begegnung mit dem „*seligen Licht der Heiligen Dreifaltigkeit*" seines „eigenen Lichtes" innewird, d. h. seiner Gottebenbildlichkeit als reiner Verwiesenheit auf Gott. Denn „*das Gebet ist* [ja] *ein Zustand des Intellektes, der allein durch das Licht der Heiligen Dreifaltigkeit zustande kommt*"[88]. Der „wahre Beter", der „Theologe"[89], der „*den Vater in Geist und Wahrheit anbetet*", das heißt: *in seinem Heiligen Geist und seinem eingeborenen Sohn*[90], erfährt, dass der Mensch nicht anders zu sich selbst kommen kann, er begegne denn dem personalen Urgrund seines eigenen Seins, dem dreifaltig einen Gott der Offenbarung.

* * *

85 4 *in Ps* 22, 5.

86 Evagrios zitiert hier des öfteren Os 10, 12 : „Zünde euch ein Licht der Erkenntnis an".

87 *KG* VI, 73.

88 *Sk* 27.

89 *Or* 61.

90 *Or* 59. Vgl. *Or* 60.

Kapitel XI
Arkandisziplin *versus* Esoterismus

Gnosis und Gnostizismus haben es zwar beide mit den Geheimnissen geschöpflichen Seins zu tun, doch sind sowohl die Fragestellungen als auch die Antworten grundverschieden. Der Gnostizismus, der sich ja an keine konkrete *Heilsgeschichte* gebunden fühlt, geht von einem allgemeinen *Daseinsgefühl der Fremdheit* in einer zutiefst rätselhaften Welt aus. Klemens von Alexandrien fasst in einem Zitat aus einem Werk des Theodotos, eines Gnostikers aus der Schule Valentinos', dieses Daseinsgefühl treffend wie folgt zusammen:

> *Wer waren wir,*
> *was sind wir geworden?*
> *Wo waren wir,*
> *wohin sind wir geworfen?*
> *Wohin eilen wir,*
> *wovon sind wir befreit?*
> *Was ist Geburt,*
> *was Wiedergeburt*[1]?

Auf diese Grundfragen verheißt der Gnostizismus, dessen Selbst-Bezogenheit in diesen Fragen überdeutlich entgegen tritt, eine Antwort zu geben. Sein „Geheimnis" ist die Botschaft von der Befreiung unseres naturhaft göttlichen „Selbst" aus den Verstrickungen der Materie, sein „Heilsweg" die Erkenntnis der Ursachen dieser Verstrickungen in die materielle Welt, die das Werk eines zutiefst bösen „Demiurgen" ist, des Gottes des Alten Testamentes, sein Evangelium die Botschaft vom „fremden Gott", dem Vater Christi, der indessen selbst ein mythisches Wesen ist. „Erlösung" ist also letztlich Befreiung von diesem Geworfensein, dem wir unser geschichtliches Sosein verdanken.

✦

[1] Klemens von Alexandrien, *Excerpta ex Theodoto* § 78, 2.

Diesem zutiefst leib- und schöpfungsfeindlichen Mythos gegenüber hat die Kirche stets an der *Einheit von Schöpfer und Erlöser*, und damit auch an der Einheit von Altem und Neuem Testament festgehalten. Der Gott des Alten Testamentes, der Schöpfer, ist auch der Vater Jesu Christi. Die Wirklichkeit geht daher auch nicht auf „zwei Prinzipien" zurück, ein gutes und ein böses, sondern die ganze Wirklichkeit, die sichtbare wie die unsichtbare, hat nur *einen Urheber*[2], der „alles mit Weisheit gemacht hat"[3], wie Evagrios oft wiederholt[4].

> *Dem ersten Guten ist nichts entgegen gesetzt, denn es ist seinshaft [gut], und dem Sein* (ousia) *ist nichts entgegengesetzt*[5].

Und doch ist das Böse eine, wenngleich nicht ursprüngliche[6], Wirklichkeit. Woher stammt es also? Da „Gott nicht die Ursache der Übel ist, ist er doch die Quelle der Güte"[7], ist die Ursache des Bösen bei den *Geschöpfen* zu suchen[8]. Es geht auf ihre selbstverschuldete „*Vorentscheidung*" (*prohairesis*) zum Bösen statt zum, seinem Wesen nach ursprünglichen[9], Guten[10] zurück, ein Geschehen, dessen Gründe uns allerdings nicht begreiflich sind[11].

Unser *geschichtliches Sosein* in Raum und Zeit verdankt sich also diesem metahistorischen Akt, von dem wir allein durch seine *Auswirkungen* wissen[12]. Dieses Sosein hat seinen Grund in einem „gerechten Gericht" Gottes, ist also keineswegs Ausdruck eines sinnlosen Geworfenseins, erweist es doch Gott ganz im Gegenteil als „Weisen". In ihm manifestiert sich ja seine gütige „Vorsehung" die alles bereitgestellt hat, was zur Erlangung der Tugend und der Erkenntnis[13], und damit zu unserem Heil nötig ist.

Die christliche Gnosis stellt sich daher ihre Fragen nicht selbst, sie empfängt sie aus der *Schöpfungs- und Heilsgeschichte,* dem heilenden Wirken Gottes in seiner

---

[2] Kol 1, 16; vgl. Joh 1, 3. Das Credo hat diesen fundamentalen Glaubenssatz eigens hervorgehoben.
[3] Ps 103, 24.
[4] Vgl. *KG* I, 14; II, 70; III, 81; V, 51.
[5] *KG* I, 1.
[6] *KG* I, 40. Vgl. Weish 14, 13.
[7] *In Eccl* 1, 13: Géhin 4.
[8] *KG* I, 2.
[9] *KG* I, 39.
[10] *In Eccl* 6, 10–12: Géhin 52.
[11] *In Prov* 17, 2:
[12] *In Eccl* 6, 10–12: Géhin 52.
[13] 8 *in Ps* 138, 16.

Schöpfung, wie es die Heiligen Schriften bezeugen. Als Beispiel sei hier eine Liste von Fragen zitiert, die das „Gericht" Gottes über seine Schöpfung betreffen, das heißt jene „Scheidung" und *Differenzierung* der Geschöpfe als Antwort Gottes auf den freien Willensentscheid eines jeden intelligiblen Geschöpfs, denen die Welt ihr Sosein verdankt[14].

Ich will preisen in der Geradheit des Herzens,
wenn ich die Gerichtsentscheide deiner Gerechtigkeit gelernt habe:

Derjenige preist in Geradheit des Herzens Gott, der vom Herrn die Sinngehalte (logoi) bezüglich des Gerichtes gelernt hat:

Weshalb „der Himmel des Himmels dem Herrn gehört, er die Erde aber den Menschenkindern gab"[15]'

und welche die Bedeutung der „unterirdischen"[16] *Dämonen ist,*

und warum diese nicht Menschen geworden sind[17],

welche die Ursache des Hades ist, und was das Paradies ist[18],

und was ferner das „obere Jerusalem"[19] *ist und dessen Zion*[20], *aus dem, wie es heißt, der Christus kommt. Es steht ja geschrieben:* „Aus Zion wird der Löser kommen und er wird die Gottlosigkeit von Jakob wenden"[21],

und welche die Bedeutung des abgefallenen Israel und der an seiner statt eingeführten Heidenvölker ist[22],

weshalb nicht alle Menschen von Anfang an berufen wurden, indem sie das Gesetz des Moses annahmen, sondern wir zum (Erb-) Los der Engel wurden[23], *Israel aber zum* "Anteil des Herrn und zum Schnurmaß seines Erbes"[24],

---

14 Vgl. *in Prov* 17, 2: Géhin 153; *in Eccl* 6, 10–12: Géhin 52.

15 Ps 113, 24.

16 Phil 2, 10.

17 Vgl. *KG* IV, 11, ebenso *in Eccl* 6, 10–12: Géhin 52.

18 Vgl. 7 *in Ps* 9, 18 und *KG* VI, 8; 3 *in Ps* 21, 7; vgl. auch 2 Kor 2, 4.

19 Gal 4, 26, vgl. *Ep* 57, 4.

20 6 *in Ps* 13, 7 (Zion ist ein Symbol des *Vaters*); vgl. auch *KG* V, 88; VI, 49 (Zion als Symbol der *Heiligen Dreifaltigkeit und ihrer Erkenntnis*).

21 Röm 11, 26 vgl. Jes 59, 20.

22 Röm 11, 11 f.

23 Dtn 32, 8.

24 Dtn 32, 9.

> *wie es nun kommt, dass das Erbe der Engel geglaubt hat, der* „Anteil des Herrn“ *aber ungläubig blieb*[25],
>
> *und warum jetzt auch David sagt:* „Deine Gerichte sind ein großer Abgrund“[26]
>
> *und warum Paulus sagt*[27]*:* „O Tiefe des Reichtums der Weisheit und Erkenntnis Gottes! Wie unergründlich sind seine Gerichte und wie unausforschlich seine Wege“[28].

Wie man sieht, entstammen diese *Fragen* zwar allesamt der *Heiligen Schrift,* wiewohl sich die *Antwort* darauf nicht in der Offenbarung findet, wie Evagrios unumwunden feststellt[29]. Die Schrift hat eine andere Aufgabe.

> *Was die Kontemplation der Geschöpfe ist, das hat die göttliche Schrift nicht kundgetan. Wie man sich ihr jedoch durch das Tun der Gebote und die wahren Lehren nähert, das hat sie offen gelehrt*[30].

Das „Tun der Gebote“ (d. h. die *Praktike*) führt, zusammen mit dem rechten Glauben an die Grundwahrheiten der Offenbarung, namentlich bezüglich der Heiligen Dreifaltigkeit[31], jene, die den „Spuren der Väter folgen“[32], schrittweise hin zum „Tor der natürlichen Erkenntnis“, durch die man dann zur *Theologia* und einst auch zur „letztendlichen Beseligung“ gelangt[33]. Es ist dies jene überrationale, intuitive „Erkenntnis“, die Evagrios „*Gnosis*“ nennt und die Gott alleine denen verleiht, die ihrer würdig sind. Diese Einheit von Sein und Erkennen, von Werden der Wahrheit und Erkennen der Wahrheit (Meister Eckhart), setzt unweigerlich Grenzen.

> *Das „Mysterium“ bedeutet die geistliche Kontemplation, die sich dem Begreifen der vielen entzieht*[34].

---

25 Vgl. Röm 9, 14 ff.

26 Ps 35, 7.

27 Röm 11, 33.

28 5 *in Ps* 118, 7.

29 *KG* II, 64. 69.

30 *KG* VI, 1.

31 Vgl. *Ep* 39, 3; 40, 3; 56, 2; 61, 2.

32 *Pr Prol* [9].

33 *Pr Prol* [8].

34 *KG* VI, 65.

Gemeint ist hier wohl jenes „Mysterium“ von *„Höhe, Breite, Länge und Tiefe*“, das heißt die unser menschliches Begreifen überschreitende Tatsache der „Abstände“, die zwischen den vernunftbegabten Wesen (Engel, Menschen, Dämonen) bestehen, und das Paulus nicht den unmündigen Korinthern, sondern nur den vollkommenen Ephesern anvertrauen wollte [35].

*

Den Schlüssel zu jenen „Geheimnissen“ stellt jedoch nicht eine unpersönliche ewige „Wahrheit“ dar, sondern eine Person: *Christus* [36], der allein den „ersten Grund“ allen geschaffenen Seins kennt [37]. „Erkenntnis unseres Heils“ [38] ist also letztlich stets „Erkenntnis Christi“, denn *„in Christus sind ja alle Schätze der Weisheit und der Erkenntnis verborgen*“ [39]. Ebenso wenig wie der „verborgene Sinn der Schrift“ sind indessen diese „Schätze der Weisheit“ *allgemein* zugänglich, weil nicht alle sie zu fassen vermögen [40].

> Im Hinblick auf das Ende.
> Über die Verborgenheiten des Sohnes.
> Ein Psalm Davids:
>
> *Die „Verborgenheiten“ bedeuten die nicht mitzuteilende* [41] *Erkenntnis bezüglich der Geheimnisse Christi* [42].

Diese nicht zu divulgierenden Mysterien *offenbart* Christus selbst bzw. der Heilige Geist [43] denen, die er ihrer für würdig erfindet [44]. Es handelt sich also ganz deutlich nicht um allgemeines Lehrgut der Kirche [45], sondern um jene „Einsichten“

---

35 *In Prov* 17, 2: Géhin 153; vgl. auch *in Eccl* 6, 10–12: Géhin 52.

36 6 *in Ps* 35, 10; 1 *in Ps* 14, 1.

37 *Gn* 40.

38 *KG* I, 10.

39 Kol 2, 2 f.

40 *In Prov* 23, 1.3: Géhin 250.

41 *aporrhêtos* kann sowohl *unaussprechlich* als auch *geheim zu halten* bedeuten. Bei den Philosophen sind damit Lehren gemeint, die ausserhalb des Kreises der Schule nicht verbreitet werden sollen. Zu solchen „unaussprechlichen Erkenntnissen“ vgl. *KG* IV, 66; *Mn* 120; *Ep.Mel.* 67.

42 1 *in Ps* 9, 1.

43 59 *in Ps* 118, 131.

44 Vgl. *in Prov* 20, 9: Géhin 210; 9 *in Ps* 39, 11.

45 Wie der Titel des Psalmos lehrt („Im Hinblick auf das *Ende*“), handelt es sich offensichtlich um Fragen der *Eschatologie*.

in Unsagbares, wie sie seit Paulus den Mystikern aller Zeiten zuteil wurden. Wie die oben zitierte Liste lehrt, stammen die Fragen selbst indessen durchweg aus der Schrift, namentlich aus den paulinischen Briefen, und nicht aus fremder Quelle, auch wenn die Schrift sie dann nicht beantwortet.

Wenn die Dinge so stehen, warum befasst sich dann der christliche „Gnostiker" trotzdem mit diesen Fragen? Weil die *falschen Gnostiker* sie sonst mit Beschlag belegen und durch ihre wilden Spekulationen den Glauben der Kirche in Gefahr bringen würden. Denn ihre angeblichen „Antworten" auf die großen Daseinsfragen der Menschheit laufen stets darauf hinaus, dass sie *„dem Schöpfer unterschieben, er sei ungerecht oder unweise"* [46].

Mit anderen Worten, sie unterstellen dem *„gerechten Richter"*, seine „Gerichte", denen die Welt ihr Sosein verdankt, seien der Ausdruck seiner *„Parteilichkeit"* [47]. Die Schöpfung und ihre Geschichte wären demnach auch nicht durchwaltet von der „mannigfaltigen Weisheit" [48] dessen, der *„alles mit Weisheit gemacht hat"* [49], weil er selbst *„wesenhafte Weisheit"* ist [50], sondern letztlich der Ausdruck der *Sinnlosigkeit* unseres Daseins. Die tiefe Leib- und Schöpfungsfeindlichkeit der „lügnerisch so genannten Erkenntnis" schlägt daher zu allen Zeiten leicht in hemmungslosen Libertinismus um, den dann jeder nach Geschmack zu rechtfertigen sucht.

*

In seinen, vornehmlich für „Gnostiker" bestimmten [51] *Kephalaia Gnostika* hat Evagrios viele dieser Fragen angesprochen, sehr oft in bewusst *verhüllender Sprache*. Doch sagt er ausdrücklich, dass er nicht ‚alles mitteilen wolle, was er gesehen oder gehört habe, sondern nur, was er von den heiligen Vätern gelernt habe, um es auch anderen zu sagen' [52].

Für diese Fragen gilt, was für die „Mysterien der Heiligen Schrift" gilt: Man darf sie nicht unbedacht und unterschiedslos divulgieren [53]. Denn zum einen gilt es

46 5 *in Ps* 143, 7.
47 Vgl. *in Eccl* 6, 10–12:Géhin 52.
48 Eph 3, 10.
49 Ps 103, 24.
50 3 *in Ps* 138, 7; 2 *in Ps* 144, 3.
51 Vgl. *KG* IV, 21. 27 und die Schlusssentenz.
52 Vgl. *Pr Prol* [9].
53 4 *in Ps* 111, 5.

sich nach dem Wort Christi davor zu hüten, *„das Heilige den Hunden zu geben und die Perlen vor die Säue zu werfen*", wie wir schon sahen. Manches ist eben *in sich unsagbar* und in der Schrift ja auch nicht ausgesagt, sondern höchstens dunkel angedeutet. Es sei hier an Pauli Entrückung in den dritten Himmel und das Paradies erinnert und jene „unsagbaren Worte", die er dort hörte [54] und die wohl jene „Geheimnisse" enthielten, auf die er des Öfteren anspielt ohne sie je mitzuteilen.

Doch hat diese *Arkandisziplin*, deren sich der geistliche Vater, der für Evagrios ja ein „Weiser" und „Gnostiker" ist, zu befleißigen hat, auch noch einen anderen Sinn. Sie beschränkt sich nämlich keineswegs auf die oben genannten Fragen von „Gericht" und „Vorsehung", da sie, unter je eigener Akzentsetzung, einen nicht minder bedeutenden Raum in der *„Theologie*" (im antiken Sinn) und in der *„Askese*" spielt, zwei Bereichen also, die für modernes Empfinden an sich nicht unter die Pflicht der Verschwiegenheit fallen.

Eindringlich warnt Evagrios nämlich davor, leichtfertig zu *„theologisieren*", d. h. Aussagen über Gott zu machen und „Definitionen" der Gottheit aufzustellen, da derartige Begrenzungen allein den zusammengesetzten Dingen, den Geschöpfen also, angemessen sind [55]. Wer an die *materielle* Welt gebunden ist und daher notwendigerweise aus ihr sein begriffliches Instrumentarium ableitet, vermag in der Tat nicht ohne Gefahr eines Fehltrittes über Gott, der ja nicht unter die sinnlich wahrnehmbaren Realitäten fällt, zu sprechen [56]. Wer es also trotz der dem Intellekt eigenen Schwäche wagt, sich oft mit „theologischen" Problemen zu befassen, setzt sich der Gefahr aus, Unpassendes über Gott zu sagen und um dieser Gottlosigkeit willen der „geistlichen Erkenntnis" verlustig zu gehen [57], eben jener überrationalen, intuitiven Gnosis also, die reine Gabe des Geistes ist.

Die der *„Unaussprechlichkeit*" des Mysteriums der Heiligen Dreifaltigkeit einzig angemessene Haltung sind *Glaube* [58] und *schweigende Anbetung* [59], also zwei nichtrational-mittelbare, sondern existentiell-unmittelbare Akte personaler Begegnung.

*

---

54 2 Kor 12, 1 ff.
55 *Gn* 27.
56 *In Eccl* 5, 1–2: Géhin 35.
57 *In Prov* 25, 17: Géhin 310.
58 *Inst.mon.* II, 33.
59 *Gn* 41.

Doch auch die mönchische Askese hat ihre *Arkana*. Ganz allgemein gilt, dass die Sucht, die „Geheimnisse des Mönchslebens“ [60], nämlich den eigenen asketischen Wandel [61], etwa das Fasten [62], anderen zu offenbaren, nichts weiter als eine dämonische Versuchung der *Eitelkeit* ist. In der Askese gilt die Regel:

> *Den Wohlgeruch deiner asketischen Mühen versiegele mit Schweigen* [63].

Gleiches gilt auch von allem, „was uns in unserer Zelle seitens der heiligen Engel oder der Dämonen widerfährt“ [64]. Nichts als eitle Ruhmsucht ist es, hier leichtfertig „Offenbarungen“ zu machen. Daher weigert sich Evagrios auch, bestimmte dämonische Versuchungen, wie etwa jene der Blasphemie [65], oder außergewöhnliche psychosomatische Phänomene der Trauer [66], publik zu machen. Der Grund dafür ist einfach: Diese Dinge würden entweder Anstoß erregen oder Anfänger mutlos machen und abschrecken. Für diese Schweigepflicht beruft sich Evagrios übrigens ausdrücklich auf ein Gebot „unseres heiligen Priesters“ Makarios von Alexandrien [67].

Was soll man da von einer der ungezählten Buchanzeigen eines „esoterischen“ Verlags halten, der ein doch bereits in dritter Auflage erschienenes Werk mit den Worten anpreist: „Mit dem hier gebotenen Wissen, das *noch nie* außerhalb des „inneren Zirkels“ enthüllt werden durfte, *lernt jeder* … “? Wer so eilfertig „Unsagbares“ in Taschenbuchformat unter die Leute bringt, hat in Wirklichkeit nichts zu sagen.

*

In Arkandisziplin und Esoterismus spiegeln sich überdeutlich die unterschiedlichen *Grundeinstellungen* von Gnosis und Gnostizismus wider. „Esoterica“ füllen seit der Antike Bände und Bibliotheken. Ihre angeblichen „Geheimnisse“ sind also jedermann leicht zugänglich. Moderne „Workshops“ verheißen Zahlenden sogar

60 *Ant* VII, 17.
61 *Ant* VII, 20.
62 *Ant* VII, 32.
63 *Eul* 14.
64 *Ep* 16, 5.
65 *Ant* VIII, 21.
66 *Ant* IV, 72.
67 *M.c.* 37; vgl. auch *M.c.* 16.

in kürzester Zeit „Einweihung“ in Ungeahntes. Eine schon abstoßende Indiskretion und, wie bereits Paulus bemerkt[68], absolute Willkür ganzer Heerscharen von „Meistern“ kennzeichnen diese wachsende Sucht nach „Ohrenkitzel“.

Nichts von all dem in der wahren Gnosis. Die Arkana der Offenbarung sind hier prinzipiell jedem Getauften *im Glauben* zugänglich. „Mystik“ ist denn auch nichts anderes als demütige, verschwiegene *Verinnerlichung der Theologie* auf dem mühevollen Weg der *Praktike*. Christliche Gnosis ist somit letztlich Ausdruck der *Ehrfurcht* vor Gott und dem Nächsten.

Ehrfurcht vor Gott, von dem unser begrenzter und an die sinnliche Welt gebundener Geist tatsächlich nie mehr wissen kann, als was Er selbst in der Offenbarung von sich hat mitteilen wollen. Ehrfurcht aber auch vor der Schöpfung Gottes, deren Geschick allein ihr Urheber bestimmt und deren Geheimnisse Er allein denen zugänglich macht, die seinem Herzen ähnlich geworden sind[69].

Ehrfurcht schließlich vor dem Nächsten und seinem Fassungsvermögen, liebevolle Rücksichtnahme auf seinen eigenen inneren Reifungsprozess. Dieser Aspekt ist schließlich entscheidend für die ja nicht nur von Evagrios geübte Arkandisziplin. Um es mit einem Wort Maximos des Bekenners zu sagen:

> *Die Lehrer der Kirche, die über diese Stelle[70] auf Grund der ihnen verliehenen Gnade vielerlei zu sagen wussten, hielten es doch für klüger, sie durch Schweigen zu ehren; denn der Geist der großen Menge schien ihnen nicht vorbereitet zu sein zur Erfassung der Tiefe dieser Worte[71].*

* * *

---

[68] 2 Tim 4, 3 f.

[69] Vgl. Mt 11, 29.

[70] Gemeint ist Gen 2, 9.

[71] Quaestiones ad Thalassium 43 (PG 90, 412 A). Übersetzung von H. U. von Balthasar, *Kosmische Liturgie*, Einsiedeln², 1961, 357, der a.a.O. noch andere einschlägige Stellen zitiert. Neben seinen eigenen bemerkenswerten Überlegungen a.a.O. vgl. auch sein heftig umstrittenes Buch: *Was dürfen wir hoffen?*, Einsiedeln 1986. Dazu sei angemerkt, dass sich *Evagrios* diesbezuglich sehr viel zurückhaltender geäußert hat als sein moderner Interpret und Kritiker.

Kapitel XII
Geistliche Mystagogie

Der Gnostizismus aller Zeiten rühmt sich nicht nur, über ein *Wissen* verborgener Geheimnisse zu verfügen, sondern auch, „*Eingeweihte*“ zu besitzen, die andere in diese „Mysterien“ einzuführen vermögen. Wir haben gesehen, was Evagrios von diesen „Weisen dieser Welt“ und ihrer „äußeren Weisheit“ hält.

Missbräuche sind indessen kein Grund, das Kind mit dem Bade auszuschütten. Auch die Kirche kennt seit alters eine „Mystagogie“, eine Hinführung zu den Geheimnissen des Glaubens: *Katechumenat* und *Taufunterweisung*. Einer der schönsten patristischen Texte, die *Mystagogischen Katechesen* Kyrills von Jerusalem[1], ist dieser „Einweihung“ gewidmet. Es ist daher nicht verwunderlich, dass das Mönchtum, das sich ja als „zweite Taufe“ im Bad der Tränen der Buße versteht, eine *Typologie* entwickelt hat, die den Weg christlicher Initiation im erneuten Begehen zu vertiefen trachtet. Das Thema ist weit verzweigt und würde den Rahmen dieses Büchleins sprengen. Es sei daher nur in Umrissen angedeutet, um den theologischen Ort der geistlichen Vaterschaft noch einmal genauer zu bestimmen.

*

Das zentrale Heilsgeschehen, dem das Volk des Alten Bundes seine Existenz verdankt, sind jene Ereignisse, die von *Auszug aus Ägypten* und *Einzug ins Gelobte Land* umschrieben werden. „Diese Dinge widerfuhren aber jenen *vorbildhaft*“[2], d. h. sie sind in ihrer geschichtlichen Wirklichkeit nicht eingeschlossen, sondern als „Vorbild“ auf eine noch ausstehende „Erfüllung“ hin offen, jene nämlich, die sich „in der Fülle der Zeit“ in Christus ereignet hat. Die Schrift, die von diesen alttestamentlichen Heilsereignissen berichtet, ist daher „typologisch“ zu deuten,

1 Sie stammen vermutlich von seinem Nachfolger Johannes II.

2 1 Kor 10, 11.

wie dies schon Paulus ausgiebig tat. Die Alte Kirche ist ihm hier gefolgt und mit ihr natürlich auch Evagrios [3].

> „Wenn du am Tische eines Herrschers zur Mahlzeit sitzt,
> versteh' auf intelligible Weise was dir vorgesetzt wird:
>
> *Man muss die göttliche Schrift auf intelligible Weise und geistlich verstehen, denn die der Geschichte (d. h. dem bloßen Wortsinn) folgende Erkenntnis ist nicht wahr* [4].

Sie ist nicht „wahr", der Wirklichkeit entsprechend, weil sie das Geschehen *in die Vergangenheit einschließt*. Allein ein „intelligibles und geistliches Verständnis", das auf den nicht allen zugänglichen *„verborgenen Sinn"* [5], den geistigen Gehalt abzielt, der vom Heiligen Geist inspiriert ist, öffnet das Geschehen auf seine noch *in der Zukunft liegende Fülle* hin, die erst mit dem Kommen Christi gegeben ist.

In diesem Sinn hat schon Paulus den *„geistlichen Felsen"* verstanden, der dem Volk Israel in der Wüste Wasser spendete, *„dieser Fels aber war Christus"* [6]. Die Kirche hat daher die Geschehnisse des Exodus von Anfang an konsequent auf ihre *Erfüllung in Christus* hin gedeutet. Da „Spiritualität" nichts anderes ist als verinnerlichte Theologie, kann Evagrios dasselbe Heilsgeschehen noch einmal „intelligibel und geistlich" deuten und nun auf den ja immer neu zu beschreitenden inneren, geistlichen Weg des Getauften deuten, den dieser namentlich im asketischen Leben durchläuft. Zunächst wird der große Rahmen abgesteckt:

> *Ägypten bedeutet die Bosheit, die Wüste die Praktike, das Land Juda die Kontemplation der Körperlichen, Jerusalem jene der Körperlosen, und Symbol der Dreifaltigkeit ist der Zion* [7].

Dieser Symbolismus, der sich in allen Schriften des pontischen Mönchs wieder findet, wird dann je nach Bedarf noch weiter ausgeführt. Ägypten ist, um der 430

---

[3] Vgl. G. Bunge, „Der mystische Sinn der Schrift". Anlässlich der Veröffentlichung der Scholien zum Ecclesiasten des Evagrios Pontikos", *STUDIA MONASTICA* 36 (1994), 135–146.

[4] *In Prov* 23, 1: Géhin 251. Vgl. 9 *in Ps* 118, 18.

[5] *In Prov* 23, 1.3: Géhin 250. Wie eine Durchsicht des evagrianischen Schrifttums lehrt, hat das Adjektiv *mystikos* hier nie den Sinn von „mystisch" (im modernen Sinn), sondern bedeutet einfach „verborgen" und somit nicht allgemein zugänglich. In diesem Sinn ist unser Anm. 3 zitierter Artikel zu korrigieren.

[6] 1 Co 10, 4.

[7] *KG* VI, 49.

Jahre währenden Abwesenheit des auserwählten Volkes von seinem eigenen Land willen, stets Symbol „dieser Welt“ (der Sünde)[8], des Bösen also[9]; der Pharao, der das Volk in Sklaverei hielt, Vorbild des Teufels[10]. Der *Exodus* wird damit zum „*Auszug* aus der Bosheit und Unwissenheit“[11], der *Einzug* ins „Gelobte Land“, Symbol der Erkenntnis Gottes und seiner Schöpfung[12], zum Symbol des Einzugs in die Erkenntnis[13].

Geleitet von der „Wolkensäule“ und dem „Feuer“, Symbolen der heiligen und intelligiblen Engelmächte, geführt von Moses und Aaron, vollbringt das Volk Gottes in vierzigjähriger Wanderung diesen „*Auszug* aus der Bosheit hin zur Tugend“[14], und unter Josua schließlich auch den „*Einzug* von der Tugend zur Erkenntnis“[15].

Indem er dieses Heilsgeschehen nun auf die Ebene des geistlichen Lebens des einzelnen Christen transponiert und damit verinnerlicht, werden Evagrios jene vierzig Jahre in der Wüste, während denen Israel „hungerte und dürstete und versucht wurde“, zum Symbol der *Praktike*[16], jener „geistlichen Methode, die den leidenschaftlichen Teil der Seele *reinigt*“[17], was durch die „Übung“ der Gebote geschieht[18]. Nur wer diese „Wüstenzeit“ mit Erfolg bestanden hat, vermag daher den „Jordan“ zu überschreiten und die „Palmenstadt“ Jericho in Besitz zu nehmen[19], um dann auch an der Verteilung des gelobten Landes unter die zwölf Stämme teilzunehmen[20].

Wer in dieses „Gelobte Land“ gelangt, welches nur den „Sanftmütigen“ zugänglich ist[21], befindet sich also nunmehr im Raum der *Erkenntnis* oder *Kontemplation*, jener zweiten Etappe des geistlichen Lebens. In diesem „Land“ gibt es jedoch ver-

---

8 12 *in Ps* 104, 22.

9 *KG* V, 88; vgl. 3 *in Ps* 135, 6; 19 *in Ps* 67, 32.

10 12 *in Ps* 104, 22; vgl. 3 *in Ps* 135, 6.

11 *In Prov* 1, 20–21: Géhin 12; vgl. id. 8, 3: Géhin 99.

12 *In Prov* 17, 2: Géhin 153. Vgl. 3 *in Ps* 135, 6 u.ö.

13 2 *in Ps* 120, 8.

14 15 *in Ps* 76, 21.

15 2 *in Ps* 120, 8; vgl. *Ep* 58, 2; *KG* V, 47; *in Prov* 17, 2: Géhin 153.

16 *KG* VI, 49; 3 *in Ps* 135, 6; vgl. *in Prov* 21, 19: Géhin 227.

17 Pr 78.

18 Pr 81.

19 *M.c.* 20.

20 *In Prov* 17, 2: Géhin 153.

21 9 *in Ps* 36, 11 (vgl. Mt 5, 5); *in Prov* 25, 25: Géhin 316.

schiedene Stammesgebiete, die natürlich je eine eigene symbolische Bedeutung haben[22].

Inmitten dieses „Landes“ liegt „Jerusalem“, nach antiker Etymologie ‚übersetzt‘[23] mit „Schau des Friedens“[24]. Die Stadt selbst ist ein Symbol der „natürlichen Kontemplation“[25], d. h. der Erkenntnis der geschöpflichen Naturen. Inmitten dieser heiligen Stadt wiederum befindet sich ein „erhabener Berg“[26], der „Zion“, Symbol der Erkenntnis der Heiligen Dreifaltigkeit[27].

Sieht man genauer zu, entdeckt man in ihm auch Symbol des Vaters[28] der ja, *der Natur seines Wesens nach*, der personalen Urquells des Sohnes und des Geistes ist, *aus Gnaden* aber auch der geschaffenen Naturen[29]. Daher heißt es ja auch im Hinblick auf Christus, dass der „Erlöser, aus Zion kommt“[30], womit sich für den Kontemplativen der ganze weite Horizont der *Heilsökonomie* Gottes und damit der „Erkenntnis Christi“ öffnet.

Damit ist der Symbolismus jedoch noch keineswegs erschöpft! Da nämlich nach alter Etymologie „Zion“ mit „*Beobachtungsposten*“ übersetzt wird[31], und da es in der Heiligen Schrift heißt, Gott „*wohne* in Zion“[32], kann der „Zion“ auch den „lichtförmigen Intellekt“[33] bedeuten, jenen „Seher“[34] und „Tempel der Heiligen Dreifaltigkeit“[35], in dem die Gottheit gleichsam „wohnt“[36].

*

22 *In Prov* 17, 2: Géhin 153 (vgl. Jos 13, 7).

23 Vgl. schon Hebr 7, 2.

24 1 *in Ps* 147, 13.

25 *KG* V, 88; vgl. VI, 49.

26 *Ep* 58, 4.

27 *KG* VI, 49; vgl. V, 88.

28 6 *in Ps* 13, 7; 5 *in Ps* 118, 7.

29 *Ep.Mel*. 25.

30 Röm 11, 26, vgl. Jes 59, 20.

31 1 *in Ps* 86, 2; 1 *in Ps* 147, 13.

32 Ps 9, 12.

33 *Sk* 25; vgl. *Gn* 45; *Or* 74. Dass der Intellekt „lichtförmig“ (*phôtoeidês*) ist, bedeutet, dass er zu seinem Urstand als „erkennende Essenz“ (*KG* I, 3) zurückgekehrt ist, da „Licht“ ja ein Symbol für *Erkenntnis* ist.

34 *KG* III, 30.

35 *Sk* 34.

36 *Sk* 25; vgl. 2 *in Ps* 86, 5; 1 *in Ps* 125, 1.

In den einzelnen Geschehnissen des Auszugs aus Ägypten, der vierzigjährigen Wüstenzeit und schließlich des Einzugs in das gelobte Land zeichnet sich also für das geistliche Verständnis ein Weg immer tieferer *Hinführung zu dem Mysterium der Heiligen Dreifaltigkeit* ab. Er führt von der *Reinigung* von den Leidenschaften über die *mittelbare* Erkenntnis Gottes in seiner Schöpfung hin zu der Erfahrung der *unmittelbaren* „Einwohnung" des dreifaltigen Gottes in dem selbst „lichtförmig" gewordenen Intellekt, d. h. dem gottebenbildlichen personalen Wesenskern des geistbegabten Geschöpfes.

Auf diesem gefahrvollen Weg bedarf es, wie zur Zeit des ersten Bundesvolkes, einer *Führung*, da der Kampf gegen die „Fremdvölker" der Dämonen und die Leidenschaften, die zunächst das Gelobte Land noch besetzt halten [37], „mit Erkenntnis" geführt werden muss, d. h. mit Einsicht in das Wesen dieses komplexen Geschehens [38]. Diese Führung übernimmt Gott, ganz wie im Alten Bund, prinzipiell selbst, doch übt er sie stets durch seine Boten aus: Im Alten Bund durch die *Engel*, die in der Wolkensäule und dem Feuer dem Volk voraus zogen [39], dazu durch Moses und Aaron [40], schließlich durch Josua [41].

Im Neuen Bund sind es wieder die Engel [42], namentlich der persönliche *Schutzengel*, von dem oben die Rede war, dann etwa die *Apostel*, wie Paulus [43], in dem aber Christus selbst spricht [44], und im Leben des Einzelnen eben die *geistlichen Väter* als „Helfer der Engel" [45] und „Schildträger der Weisheit" [46]. Indem sie die Menschen „für den Kampf salben und die Bisse der wilden Tiere heilen" [47], „führen sie durch ihre geistliche Lehre die Unreinen zur Tugend" [48] und schließlich zur Erkenntnis. Ihr engelgleicher Dienst ist *Nachahmung* des „Vaters" Christus [49]. Denn unser Erlöser, der Gott-Logos, ist ja gekommen, um ein „intelligibles Feuer" auf

37 Vgl. 6 bis *in Ps* 134, 12 (= *KG* V, 30) u.ö.
38 *Pr* 50.
39 20 *in Ps* 104, 39.
40 15 *in Ps* 76, 21
41 Vgl. *KG* VI, 47.
42 Vgl. *KG* VI, 86 u.ö.
43 16 *in Ps* 67, 30.
44 *In Prov* 20, 9a: Géhin 210.
45 *KG* VI, 90.
46 *KG* V, 65.
47 *Pr* 100.
48 *In Prov* 28, 8: Géhin 345; vgl. id. 17, 17: Géhin 164.
49 *Ep* 61, 1.

die Erde zu werfen[50], d. h. seine geistliche Lehre, und die schlechten Gewohnheiten der Menschen zu „verbrennen“, die reinen aber zu „prüfen“[51], um schließlich alle Geschöpfe zu Gott zurückzuführen[52].

> „Gelobt sei Gott, der Vater unseres Herrn Jesus Christus, der uns in Jesus Christus, unserem Herrn, gesegnet hat“[53] *und uns, die wir erschüttert waren, durch den Glauben an seinen Sohn gestärkt hat und uns, die wir gefallen waren, durch seinen Tod aufgerichtet hat und uns von der Armut befreit hat, und uns aus den Händen der Unterdrücker errettet hat, indem er vom Himmel seiner Heiligkeit her Christus, unseren Erlöser und Lebensspender unserer Seelen, gesandt hat und uns in ihm Freimut gegeben hat, dadurch, dass er alle uns widerstreitenden Mächte besiegte, indem er sprach:* „Habt Mut, ich habe die Welt überwunden“[54], *und aus uns den Satan durch seine heiligen Gebote heraus geworfen hat*[55] *und uns das Tor zum Leben geöffnet hat und uns den Weg des Gebotes gewiesen hat, d. h. dass er selbst uns zum Weg ward, wie er sagte:* „Ich bin der Weg“[56], *damit wir, indem wir auf ihm und durch ihn eilen, die Erkenntnis der anbetungswürdigen und Heiligen Dreifaltigkeit empfingen*[57].

* * *

[50] Vgl. Lk 12, 49.
[51] 2 *in Ps* 49, 3; 1 *in Ps* 74, 4.
[52] *KG* IV, 89.
[53] Eph 1, 3.
[54] Joh 16, 33.
[55] Vgl. Joh 12, 31.
[56] Joh 14, 6.
[57] *Ep* 60, 1.

Nachwort: Unterscheidung der Geister

Zu jenen Gaben des Geistes, die den wahren Gnostiker auszeichnen, gehört auch die der „Unterscheidung der Geister". Sie richtet sich indessen nicht zuletzt auch auf Person und Lehre des geistlichen Vaters selbst. Denn von „Geist" und „geistlich", ja von „geistlicher Vaterschaft" ist allenthalben die Rede, auch im Gnostizismus. Doch welchem Geist darf man trauen? Es heißt ja schon beim Apostel,

Glaubet nicht jedem Geist, sondern prüfet die Geister [1].

Im Folgenden seien einige Kriterien dieser stets notwendigen Scheidung der Geister genannt, wie sie sich aus den vorhergehenden Kapiteln ergeben.

*

Das Beiwort „geistlich" ist in aller Munde, doch welcher „Geist" ist da gemeint, falls das Wort nicht vollkommen gedankenlos verwandt wird? Bezieht es sich auf den „Geist" des Menschen oder einen unfassbaren kosmischen „Geist"? Oder steht hier „geistlich" einfach „materiell" gegenüber? Für Evagrios und jene Tradition, die er vertritt, deutet „geistlich" stets auf den *Heiligen Geist* hin [2]. Der Heilige Geist ist eine der *Personen* des dreifaltig-einen Gottes der Offenbarung, dem Vater und dem Sohne wesensgleich.

Einer Person oder einer ihrer Tätigkeiten das Adjektiv „geistlich" beifügen bedeutet daher für Evagrios stets auch ein Bekenntnis zum Mysterium der *„seligen und anbetungswürdigen Dreifaltigkeit"* und damit zu einer *personalen Gottesbeziehung* im Heiligen Geist, der eben keine bloß apersonale „Kraft" oder ein kosmisches „Prinzip" ist. Dies bewahrheitet sich vor allem in der „Mystik", die im eigentlichen und tiefsten Sinn „Spiritualität" ist, und hier namentlich im *Gebet* als dem

[1] 1 Joh 4, 1.

[2] Vgl. G. Bunge, *Geistgebet*, Kapitel VI.

eigentlichen Ort der Gotteserfahrung. „*In Geist und Wahrheit*“ den Vater anbeten bedeutet für Evagrios, in das Mysterium innertrinitarischen personalen Lebens hineingezogen werden, jenseits alles rational Begreifbaren und Vorstellbaren.

„Geistlich“ ist in christlichem Verstand daher nur, was auf dem Boden des *Glaubens an die Offenbarung der Heiligen Dreifaltigkeit* steht und sich entfaltet. Wie denn auch das Herz jeder christlichen, und daher auch der evagrianischen Mystik das unergründliche *Mysterium Trinitatis* ist[3]. Dafür einige Beispiele.

*

Eine zentrale Stellung im Denken des pontischen Mönchs nimmt die „geistliche Kontemplation“ ein, die „*Beschauung*“. Ihr Gegenstand ist, solange sich der Mensch in dieser Raum-Zeit-Welt befindet, zunächst das *Geschaffene* in all seiner Vielfalt, das durch Gottes Geist und Sohn „Gewordene“ (*ta gegonota*)[4].

Hier scheiden sich also erneut die Geister. Denn „geistliche Kontemplation“ im christlichen Verstand vermag Gott und Welt nie zu trennen. Welt ist *Schöpfung*, freie Setzung einer Wirklichkeit in der Zeit durch die drei ewigen Personen Gottes. Sie ist Ort der *Selbstmanifestation* dieses Gottes, und der geschaffene Geist schaut in ihrer „Schönheit“ *indirekt* (*analogôs*) ihren Schöpfer selbst[5]. Sein-in-Welt und Sein-im-Leib sind daher nicht Folge eines „kosmischen Dramas“ oder fatalen „Geworfenseins“, sondern Ausdruck von Gottes „Gericht und Vorsehung“, deren einziges Ziel das *Heil* aller Geschöpfe ist.

Namentlich der Leib, der Welt „artverwandt“ (*syngenês*)[6], weil „mit ihr zusammen entstanden“[7], ist mitnichten bloße Last, mag Evagrios ihn auch, traditionellen Vorgaben folgend einmal einen „Kerker“ nennen. Doch nur der, der sich dank seiner Reinheit auch ohne ihn der Kontemplation des Geschaffenen hinzugeben vermag, darf mit dem Psalmisten darum beten, aus diesem „Kerker“ befreit zu werden[8]. Denn der Leib ist ja vor allem „Instrument“ jener *mittelbaren* Got-

[3] Vgl. G. Bunge, „MYSTERIUM UNITATIS. Der Gedanke der Einheit von Schöpfer und Geschöpf in der evagrianischen Mystik“, *Freiburger Zeitschrift für Philosophie und Theologie* 36 (1989), 449–469.

[4] Vgl. *Ep.fid.* 11, 1 ff; *Ep.Mel.* 5 ff.

[5] Weish 13, 5, vgl. *Ep.fid.* 12, 35 ff; *Ep.Mel.* 6; 7 *in Ps* 17, 12.

[6] Vgl. *Ep.fid.* 7, 33; 12 *in Ps* 43, 20; 5 *in Ps* 83, 6–7.

[7] Vgl. *KG* III, 26.

[8] *KG* IV, 70 = 5 *in Ps* 141, 8.

teserkenntnis, von der oben die Rede war. Durch ihn allein sind uns *jetzt* jene „Sinngehalte“ (*logoi*) zugänglich, die wie Spuren des Wirkens von Geist und Logos das Geschaffene geistlich und „logisch“ strukturieren und daher für uns einsichtig machen.

Hier erhebt sich daher erneut eine unüberwindliche Schranke wider jede Form manichäischen welt- und leibfeindlichen Dualismus. Evagrios ist bei aller strengen Askese ein entschiedener Gegner des Selbstmordes gleich welcher Art als Mittel, dem „Gefängnis“ des Leibes zu entschlüpfen[9].

*

Diese *logoi* oder Spuren[10] des Logos sind uns nicht nur im „Buch der Schöpfung“[11], jenem „Buch Gottes“[12], zugänglich, sondern ebenso in den inspirierten, „geistlichen Worten“ der Schrift, auch und vor allem denen des Alten Testaments. Da es ein und derselbe Geist ist, der im Verein mit dem Logos die Einheit nicht nur der Schöpfung, sondern auch der Heilsgeschichte garantiert, ist jeder Dualismus zwischen einem nur gerechten „fremden Gott“ des Alten Bundes und dem liebenden „unbekannten Gott“ des Neuen Bundes, dem Vater Christi, ausgeschlossen. Der, der alles durch sein Wort und seinen Geist *erschaffen* hat, ist auch derselbe, der alles durch Sohn und Geist erhält, lenkt, *erlöst* und vollendet.

An der Haltung zur *Inspiration* der ganzen Heiligen Schrift und der Frage, wessen Wort als „Schrift“ und Quelle der Offenbarung zu gelten habe, scheiden sich daher notwendigerweise wahre Gnosis und manche alten und modernen Formen des Gnostizismus. Was soll man von dem unbekümmerten „Kosmopolitismus“ des Gnostizismus halten, wenn doch schon gilt:

> *Die Worte tadelnswerter Personen allegorisiere nicht, noch suche in ihnen etwas Geistliches. Es sei denn, dass Gott aus (Gründen der) Heilsökonomie etwas*

---

9 *KG* IV, 33. 76. 83.

10 Evagrios spricht von „Abdrücken“, vgl. 7 *in Ps* 29, 8.

11 *Ep.Mel.* 5 ff.

12 8 *in Ps* 138, 16.

‚durch sie' gewirkt hätte, wie im Falle Barlaams [13] *und Kaiphas* [14], *damit der eine die Geburt, der andere aber den Tod unseres Erlösers vorhersage* [15].

Der Kosmopolitismus des Gnostizismus hinsichtlich seiner Quellen der Offenbarung ist letztlich nichts weiter als der Ausdruck der Selbstmächtigkeit des alten Adam, seines Dranges, selbst zu bestimmen, wann und wie er „wie Gott wird" [16].

Diese *Schriftgebundenheit* des Christentums hat einen ganz anderen Grund als die Hochschätzung „heiliger Schriften" in den verschiedenen Strömungen des alten und neuen Gnostizismus. Denn an die Stelle des *zeitlosen* gnostischen *Mythos* tritt hier die *Geschichte,* in der die uferlose Zeit zur *Heilszeit* Gottes wird [17]. Jene unverfügbare Heilszeit also, in der es nicht mehr unerheblich ist, wo und wann einer „Gott erfährt", wie man heute so gerne sagt.

Christliches Bekenntnis zur Schrift ist Bekenntnis zur *Geschichtlichkeit der Offenbarung* und damit zum konkreten, ja *einmaligen* Eingehen Gottes in eine einmalige, konkrete, von Ihm allein bestimmte Geschichte. Die von Gott gesetzte „Fülle der Zeit" bewirkt, im an sich richtungslosen Strömen der Zeiten, ein „Vorher" und „Nachher" von absoluter Einmaligkeit [18]. Die „Schrift" ist in dieser Sicht viel weniger „Weisheitsbuch" im außerchristlichen Sinn, als *Urkunde dieser Geschichte Gottes mit seiner Schöpfung.* Als solche spiegelt sie allerdings für den, der sie zu lesen vermag, die „mannigfaltige Weisheit Gottes" in unvergleichlicher Weise wider. Wie sehr sich auch Evagrios dieses *einmaligen* Charakters der Heilsgeschichte und ihrer Heilstaten bewusst ist, lehrt das folgende Scholion.

Unser Gott aber ist oben im Himmel.
In den Himmeln und auf Erden
alles, was er wollte,
das hat er auch vollbracht:

Daraus erkennen wir, dass Gott alles, was er will, auch vermag. Es heißt ja: „Alles, was Gott wollte, das hat er vollbracht". Nicht, als ob er das, was er

---

[13] Num 24, 17–19.

[14] Joh 11, 49–53.

[15] *Gn* 21.

[16] Gen 3, 5.

[17] Vgl. Hebr 1, 1 ff.

[18] Evagrios gliedert dementsprechend die Zeit in das, was „vor dem Kommen unseres Erlösers" geschah, und das, was „jetzt", als nach diesem Ereignis geschieht.

vermag, auch unbedingt wollte. Die Auferstehung der Toten vermöchte er jetzt zu wirken, aber er will es nicht. Und er vermöchte wiederum Mensch zu werden, er will es jedoch nicht[19].

*

„Auferstehung der Toten" und „Menschwerdung" weisen auf den hin, in dem alles Heilswirken Gottes in der „Fülle der Zeit"[20] eine einmalige und endgültige, nicht überholbare „Fülle" und „Erfüllung" gefunden hat, durch die auf geheimnisvolle Weise auch die „Väter" der Vorzeit gleichsam rückwirkend zur „Vollendung" gelangten[21]: *Christus,* der fleischgewordene Logos und Sohn des Vaters. Das *Bekenntnis zu Christus* ist daher für die christliche Gnosis nicht weniger entscheidend als jenes zum Mysterium Trinitatis.

Wer die Heilige Dreifaltigkeit
ein Geschöpf nennt, lästert Gott,
und wer seinen Christus verwirft:
wird ihn nicht erkennen[22].

Am *Bekenntnis zur Einheit der Gestalt Jesu Christi,* die sich eben nicht in einen Jesus der Geschichte und einen Christus des Glaubens zerlegen lässt, scheiden sich daher erneut die Geister. Der Gnostizismus vermag in Christus nicht mehr als ein hoch stehendes, aber letztlich mythisches „Mittelwesen" zu sehen, deren es vorher schon andere gab und in Zukunft andere geben wird. Damit verflüchtigt sich erneut das historisch *Einmalige*[23] ins mythisch Unverbindliche. Folgerichtig wird Christus daher bisweilen auch einfach zu einem bloßen „kosmischen Prinzip" erniedrigt. All' dies geht am Wesen göttlichen *Personseins* vorbei. Apersonale, kosmische Prozesse mögen sich unendlich wiederholen, allein der personale Gott vermag einmalige und gültige Akte zu setzen, einmalig auch in Raum und Zeit.

[19] 5 *in Ps* 113, 11.
[20] Gal 4, 4.
[21] Hebr 11, 40.
[22] *Mn* 134.
[23] Hebr 9, 12.

Wahrlich, ich sage euch: Viele Propheten und Gerechte haben begehrt, zu sehen, was ihr seht, und haben es nicht gesehen, und zu hören, was ihr hört, und haben es nicht gehört[24].

Für den christlichen Gnostiker enthält die „*Erkenntnis Christi*" daher „*alle* Schätze der Weisheit und Erkenntnis Gottes". Seine „geistliche Lehre" führt zu nichts anderem als zu diesem Mysterium.

*

Eine letzte und endgültige Scheidung der Geister findet an der Haltung statt, die der Gnostiker dem „*geistlichen Siegel*" gegenüber einnimmt, d. h. der Taufe[25] und damit der *Kirche,* ihren Lehren, ihren Sakramenten und ihrer Existenz in Zeit und Ewigkeit. Hier entscheidet sich, ob einer mit der geschichtlichen Einmaligkeit der Offenbarung und damit der personalen Freiheit Gottes Ernst macht oder nicht. Mit anderen Worten, es geht um die Anerkenntnis, dass der *einzige Weg zu Gott jener Weg ist, den Er zu uns genommen hat.* Dieser „Weg", Christus, ist in der Kirche eine bis ans Ende der Zeiten bleibende Realität geworden, einem jeden, der glaubt, zugänglich und „begehbar".

Ist von der Kirche bei Evagrios auch verhältnismäßig selten die Rede, was bei einem Wüstenvater jedoch nicht zu verwundern braucht, so sind die entsprechenden Aussagen doch vollkommen eindeutig. Gewiss kennt Evagrios auch eine symbolische Deutung der *Ekklesia*[26], doch ist etwa bei den „Dogmen der *katholischen und apostolischen Kirche*", bezüglich derer man keinen „Schiffbruch" erleiden darf[27], ohne Zweifel die *historische Wirklichkeit Kirche* gemeint[28]. Ebenso, wenn Evagrios in seinen Briefen die *Spaltung* der Kirche seiner Zeit beklagt oder ihre wieder gefundene Einheit feiert[29]. Fehlen auch kritische Bemerkungen den „Hirten" gegenüber nicht[30], vor allem was das, unter Mönchen nicht seltene, eitle

---

24 Mt 13, 17.

25 *Mn* 124.

26 3 *in Ps* 45, 5; *in Eccl* 1, 1: Géhin 1; id. 1, 2: Géhin 2.

27 *In Prov* 24, 6: Géhin 266.

28 Vgl. 6 *in Ps* 21, 15; 8 *in Ps* 44, 10; 8 *in Ps* 91, 14.

29 *Ep* 52, 5; vgl. *Ep* 24, 2.

30 *In Prov* 26, 17: Géhin 326; id. 27, 23 f: Géhin 340.

Streben nach dem Priestertum betrifft[31], so heißt es doch auch unmissverständlich:

> *Wer die Kirche des Herrn in Verwirrung stürzt,*
> *den wird das Feuer verzehren,*
> *wer dem Priester widersteht,*
> *den wird die Erde verschlingen*[32].

Wie die deutliche Anspielung auf die Revolte der Korachiten gegen Moses und Aaron zeigt[33], spielt diese Sentenz wohl auf die von Hieronymus in Bethlehem gegen seinen rechtmäßigen Bischof Johannes von Jerusalem angezettelte Kirchenspaltung an[34].

Jene Kirche, in deren Frieden Evagrios an Epiphanie 399 starb, ist also keine reine „Geistkirche", und sie ist auch nicht allein den „Vollkommenen" vorbehalten.

> Preist ‚Gott' mit Pauke und Chor.
> Preist ihn mit Saiteninstrumenten und Organon:
>
> *Der Chor bedeutet die Übereinstimmung der vernünftigen Seelen, die ‚alle' dasselbe sagen und unter denen es keine Spaltung gibt.*
>
> *Saiteninstrumente bedeuten Einklang.*
>
> *Das Organon bedeutet die Kirche Gottes, die aus praktischen und kontemplativen Seelen besteht*[35].

Die Kirche ist also gleichsam ein vorzüglich eingespieltes Symphonieorchester, in dem die noch auf dem Weg der Reinigung von den Leidenschaften sich befindenden *Praktikoi* gleichberechtigt neben den bereits zur Schau der verborgenen Mysterien Gottes gelangten *Theôrêtikoi* zum Lobpreis Gottes spielen. Und so ist die konkrete, historische Kirche in der Tat keine reine „Geistkirche", welche die der Materie verhafteten „Hyliker", ausschlösse, weil sie allein den gnostischen „Pneumatikern" vorbehalten wäre, sondern ein buntes Gemisch aus beiden.

---

31 *In Prov* 26, 17: Géhin 326; *Ant* VII, 8. 26; *M.c.* 28; *Pr* 13.

32 *Mn* 114. Mit dem „Priester" ist hier wohl der Bischof gemeint.

33 Num 16.

34 Vgl. G. Bunge, *Briefe* 60 ff.

35 5–7 *in Ps* 150, 4b; vgl. 1 *in Ps* 86, 2; *Mn* 121.

„Töchter von Königen [sind da] zu deiner Ehre,
die Königin steht zu deiner Rechten,
eingehüllt in golddurchwirktes Kleid,
mannigfaltig [geschmückt]":

Als die heiligen Schüler das Reich der Himmel empfingen, wurden sie zu Königen. Deshalb werden auch die von ihnen der Tugend nach gezeugten Seelen ‚Töchter von Königen' genannt. Alle diese Seelen, dem Glauben und der Tugend nach geeint, bilden die eine Königen, die zur Rechten Christi steht. Jetzt hat die Kirche des Herrn golddurchwirkte Kleider, "stückweise erkennend und stückweise prophezeiend. Wenn jedoch die Vollendung kommt und das Stückwerk abgetan sein wird" [36], *dann wird sie reingoldene Kleider haben. Denn das Kleid der vernünftigen Natur ist die* „mannigfaltige Weisheit Gottes" [37].

*

Damit wären wir wieder beim Anfang angelangt. Grundlage wahrer Gnosis ist der *Glaube*, und dieser Glaube ist stets der Glaube der *Kirche*, in Dogmen von den Vätern unter dem Beistand des Heiligen Geistes in menschliche Begriffe gefasst und in der *Taufe* bekannt. Eine andere Regel kennt Evagrios nicht. Ein „geistlicher Lehrer", der sich prinzipiell außerhalb dieses Glaubens stellte und nicht die Einheit wahrte, wäre ein Häretiker [38]. Ein solcher Abfall kann sogar denen drohen, die Evagrios als „Schriftsteller wahrer Lehren" bezeichnet [39].

Was soll man da erst von denen halten, die einen „Turm" [40] mit *„Bosheit und falschen Lehren erbauen"* [41]? Ihre vermeintliche „Erkenntnis" ist nichts als „Irrtum (wörtlich ja *Nicht-Erkenntnis*) und Verwirrung der Einsichten" [42], also jene schon von Paulus gebranntmarkte „lügnerisch so genannte Gnosis". Wer sie verbreitet, führt die anderen nicht zu wahrer Erkenntnis sondern, zum „Haupt einer Sekte" geworden [43], in den Irrgarten seiner eigenen Verirrungen. Wie anders ist da das

36 1 Kor 13, 9–10.
37 8 *in Ps* 44, 9–10 (Zitat Eph 3,10).
38 Vgl. die Warnung vor dem Umgang mit Häretikern: Ant. *Prol* 6; *Mn* 125. 126; *Gn* 25. 26.
39 *KG* IV, 10, vgl. *Gn* 42. 43.
40 Vgl. Gen 11, 4–9.
41 *KG* IV, 53.
42 Ibid. Vgl. *in Prov* 30, 4: Géhin 282; id. 6, 30–31: Géhin 84.
43 *KG* V, 38.

Tun des wahren christlichen Gnostikers, dem Evagrios im letzten Kapitel des ihm gewidmeten Büchleins folgenden Rat gibt:

> *Indem du beständig auf den Archetyp hinblickst, mühe dich, die ‚Bilder' zu zeichnen, wobei du nichts von dem vernachlässigen sollst, was dazu beiträgt, ein gefallenes [Bild] zu gewinnen*[44].

Der geistliche Vater ist also gleichsam ein Maler, oder genauer gesagt ein *Restaurator,* der das ihm anvertraute „Ebenbild Gottes" nicht nach seinem eigenen Vorbild, als Kopie seiner selbst „zeichnen" soll, sondern sich mühen muss, es dem Urbild, *Christus*, immer ähnlicher zu gestalten, bis es dem Herrn, so weit als dies in diesem Leben möglich ist, „gleicht"[45]. Und sollte eines dieser „Bilder" etwa, weil von den Dämonen besudelt, „fallen", so wird er es trotzdem „fast ebenso lieben wie das Urbild"[46], weil es diesen Charakter der Gottebenbildlichkeit niemals verlieren kann[47]. Er wird daher auch Mittel und Wege finden, es wieder für Gott, „der will, dass alle Menschen gerettet werden und zur Erkenntnis der Wahrheit gelangen"[48], zu „gewinnen".

Auf wunderbare Weise wird der geistliche Vater somit zum Mitarbeiter am Heilswerk des himmlischen Vaters, der uns ja dazu bestimmt hat, „*nach allen Äonen dem Bild seines Sohnes gleichgestaltig zu werden*"[49].

> *Eingepflanzt in der Erkenntnis des Herrn, werden die Gerechten so viele Menschen in dieser Welt bzw. in den Kirchen zum Erblühen bringen, indem sie sie durch ihre geistliche Lehre Früchte tragen lassen*[50].

* * *

---

44 *Gn* 50.
45 Vgl. 18 *in Ps* 88, 37–38.
46 Pr 89.
47 50 *in Ps* 118, 113.
48 1 Tim 2, 4, vgl. *Gn* 22!
49 *KG* VI, 34, vgl. Röm 8,29!
50 8 *in Ps* 91, 14.

1. Werke des Evagrios

Ant Antirrhetikos, ed. W. Frankenberg, *Evagrius Ponticus*, Berlin 1912, 472–545. Italienische Erstübersetzung G. Bunge, V. Lazzeri, Evagrio Pontico, *Contro i pensieri malvagi. Antirrhetikos*, Magnano 2005

Ep Epistulae LXII, éd. Frankenberg, loc. cit. Deutsche Übersetzung G. Bunge, Evagrios Pontikos. *Briefe aus der Wüste*, Trier 1986. Griechische Fragmente: C. Guillaumont, „Fragments grecs inédits d'Évagre le Pontique", *TU* 133 (1987), 209–221. P. Géhin, „Nouveaux fragments des lettres d'Évagre", *Revue d'Histoire des Textes* 24, 1994, 117–147.

Ep.fid. Epistula fidei, ed. J. Gribomont, in: M. Forlin-Patrucco, Basilio di Cesarea, *Le lettere*, vol. I, Turin 1983, 84–113. Deutsche Übersetzung G. Bunge, *Briefe*, 284–302.

Ep Mel Epistula ad Melaniam, éd. Frankenberg loc. cit. (erster Teil) ; G. Vitestam, *Seconde partie du traité, qui passe sous le nom de „La grande lettre d'Évagre le Pontique à Mélanie l'Ancienne*", Lund 1964. Englische Übersetzung M. Parmentier, „*Evagrius of Pontus. „Letter to Melania*"", *Bijdragen, tijdschrift voor filosofie en theologie* 46 (1985), 2–38. Deutsche Übersetzung G. Bunge, *Briefe*, 303–328.

Eul Tractatus ad Eulogium monachum, PG 79, 1093D–1140A. Englische Übersetzung R. E. Sinkewicz, Evagrius of Pontus, *The Greek Ascetic Corpus*, Oxford Early Christian Studies, Oxford University Press 2003, p. 310–333. Wir folgen der hier publizierten Handschrift LAVRA G 93 (E).

Gn Gnostikos, éd. et trad. A. et C. Guillaumont, Évagre le Pontique. *Le Gnostique* ou*A celui qui est devenu digne de la science*, (SC 356). Paris 1989.

in Eccl Scholia in Ecclesiasten, éd. et trad. P. Géhin, Évagre le Pontique, *Scholies à l'Ecclésiaste*, (SC 397), Paris 1993.

in Prov Scholia in Proverbia, éd. et trad. P. Géhin, Évagre le Pontique, *Scholies aux Proverbes*, (SC 340), Paris 1987.

in Ps Scholia in Psalmos. Mit freundlicher Erlaubnis von Mlle M.-J. Rondeau, die eine kritische Ausgabe dieses Werkes vorbereitet, benutzen wir ihre Kollation der Handschrift *Vaticanus graecus* 754.

Vgl. auch id. „Le commentaire sur les Psaumes d'Évagre le Pontique", *OCP* 26 (1960), 307–348.

Inst mon Institutio ad monachos, PG 79,1236–1240. Supplément éd. J. Muyldermans, „Evagriana", *Le MUSÉON* 51, Louvain 1938, 198 s. Englische Übersetzung R. E. Sinkewicz, op. cit., p. 217–223. Wir folgen der Nummerierung dieser Übersetzung.

KG Kephalaia Gnostika, éd. et trad. A. Guillaumont, *Les six Centuries des „Kephalaia Gnostica" d'Évagre le Pontique*, (*PO* 28), Paris 1958. Griechische Fragmente J. Muyldermans, *Evagriana*. Extrait de la revue LE MUSÉON, t. XLIV, augmenté de : „Nouveaux fragments grecs inédits", Paris 1931 ; id. *A travers la tradition manuscripte d'Évagre le Pon-*

tique, Bibliothèque du *MUSÉON* 3 (1932); I. Hausherr, „Nouveaux fragments grecs d'Évagre le Pontique", in : *OCP* 5 (1939), 229–233. Ch. Furrer-Pilliod, OROI KAI UPOGRAFAI. *Collections alphabétiques de définitions profanes et sacrées*, in : *ST* 395 (2000).

M.c. De diversis malignis cogitationibus, éd. et trad. P. Géhin, C. Guillaumont, A. Guillaumont, Évagre le Pontique, *Sur les Pensées,* (SC 438), Paris 1998.

Mn Sententiae ad monachos, ed. H. Gressmann, *Nonnenspiegel und Mönchsspiegel des Evagrios Pontikos, TU* 39,3 (1913), 143–165. Englische Übersetzung R. E. Sinkewicz, op.cit. 122–131.

Or De oratione tractatus, J. M. Suarez, S. P. N. Nili Abbatis, Tractatus seu Opuscula, Rome 1673, p. 475–511 : Traktat *De Oratione*. (PG 79, 1165A–1200C), und PHILOKALIA, vol. I, Athen 1957, 176 ff. Deutsche Übersetzung PHILOKALIE der heiligen Väter der Nüchternheit, Würzburg 2004, Bd. I, 287–309.

O.sp. Tractatus de octo spiritibus malitiae, PG 79, 1145A-1164D. Deutsche Übersetzung nach der Handschrift *Coislin* 109 : G. Bunge, Evagrios Pontikos. *Über die acht Gedanken*, Würzburg 1992, Beuron[2] 2007. Wir folgenden der Nummerierung von R. E. Sinkewicz, op. cit., der unsere eigene übernommen und verbessert hat.

Pr Capita practica ad Anatolium, éd. et trad. A. et C. Guillaumont, Évagre le Pontique. *Traité pratique* ou*Le moine*, (*SC* 170–171), Paris 1971. Deutsche Übersetzung : G. Bunge, Evagrios Pontikos, *Praktikos* oder *Der Mönch*, Köln 1989, Beuron[2] 2008.

Sent Sexti Pythagorici, *Clitarchi, Evagrii Pontici Sententiae*, éd. A. Elter, Leipzig 1892.

Sk Skemmata, éd. J. Muyldermans, *Evagriana*, in *Le MUSÉON* 44, augmenté de: „Nouveaux fragments grecs inédits", Paris 1931, 38 s. Englische Übersetzung von R. E. Sinkewicz, op.cit., p. 211–216.

Vg Sententiae ad virginem, éd. Gressmann, op. cit. Englische Übersetzung von R. E. Sinkewicz, op.cit., p. 131–135.

Vit De vitiis quae opposita sunt virtutibus, PG 79,1140s. Englische Übersetzung R. E. Sinkewicz, op. cit. p. 60–65. Wir folgen der Nummerierung dieser Übersetzung.

* * *

2. Andere Quellenschriften

HL PALLADIUS, *Historia Lausiaca*, éd. C. BUTLER, *The Lausiac History of Palladius*, Cambridge 1898 et 1904. Deutsche Übersetzung: J. LAAGER, Palladius. *Historia Lausiaca*, Zürich 1987.

HL [*syr*] Id. version syriaque, éd. et trad. R. DRAGUET, *Les formes syriaques de la matière de l'Histoire Lausiaque*, (*CSCO* 389/390 et 398/399), Louvain 1979.

HE SOCRATE de Constantinople, *Histoire Ecclésiastique*, texte grec de G. C. Hansen (*GCS*), trad. P. Périchon et P. Maraval, (*SC* 477), Paris 2004, (*SC* 493) 2005, (*SC* 505) 2006, (*SC* 506) 2007.

HE SOZOMENOS, Kirchengeschichte, griech. Text ed. G. C. Hansen (*GCS*), deutsche Übersetzung G. Ch. Hansen, (*Fontes Christiani* 73, 1–4), Turnhout 2004.

HM Historia Monachorum in Aegypto, ed. et trad. A. – J. Festugière, (*Subsidia Hagiographica* 53), Löwen 1961

HM (RUFINUS), *Historia Monachorum in Aegypto,* éd. E. SCHULZ-FLÜGEL, TYRANNIUS RUFINUS, *Historia Monachorum*, sive *De vita sanctorum patrum*, (*Patristische Texte und Untersuchungen* 34), Berlin-New York 1990.

Italienische Übersetzung G. TRETTEL, Rufino di Concordia, *Storia dei monaci*, Rome 1991.

VA Vita Antonii, Athanase d'Alexandrie, *Vie d'Antoine*, ed. et trad. G. J. M. Bartelink, (*SC* 400), Paris 1994.

Vita PALLADIOS, *Vita Evagrii coptice*, introduction, traduction et commentaire : G. Bunge – A. de Vogüé, *Quatre ermites égyptiens d'après les fragments coptes de l'Histoire Lausiaque*, (*SO* 60), Bellefontaine 1994, 153–175.

* * *

Weitere Evagriana des Autors

1. Bücher

AKEDIA. *Die geistliche Lehre des Evagrios Pontikos vom Überdruss.* Köln 1983. 4. Auflage Würzburg 1995

Evagrios Pontikos. *Briefe aus der Wüste.* (Sophia Band 24), Trier 1986.

DAS GEISTGEBET. *Studien zum Traktat* DE ORATIONE *des Evagrios Pontikos,* (Koinonia – Oriens XXV), Köln 1987.

Evagrios Pontikos. PRAKTIKOS oder DER MÖNCH, *Hundert Kapitel über das geistliche Leben,* (Koinonia – Oriens XXXII), Köln 1989. Zweite, verbesserte und vermehrte Auflage, (Weisungen der Väter 6), Beuron 2008

Mit A. de VOGÜÉ, QUATRE ERMITES EGYPTIENS D'après les fragments coptes de l'Histoire Lausiaque, (Spiritualité Orientale 69), Bellefontaine 1994.

Evagrios Pontikos. *Über die acht Gedanken,* Würzburg 1992. Zweite verbesserte Auflage, (Weisungen der Väter 3), Beuron 2007.

Evagrio Pontico. *Lettere dal deserto.* Introduzione e note a cura di Gabriel Bunge. Traduzione dal greco e dal siriaco a cura di Salvatore Di Meglio e Gabriel Bunge. Magnano 1995

DRACHENWEIN UND ENGELSBROT. *Die Lehre des Evagrios Pontikos von Zorn und Sanftmut,* Würzburg 1999.

EVAGRIO PONTICO. *Contro i pensieri malvagi. Antirrhetikos,* Einleitung und Kommentar G. Bunge, Übersetzung V. Lazzeri, Magnano 2005.

*

2. Artikel

„Évagre le Pontique et les deux Macaire", *Irénikon* 56 (1983), 215–227. 323–360.

„ORIGENISMUS – GNOSTIZISMUS. Zum geistesgeschichtlichen Standort des Evagrios Pontikos", *Vigiliae Christianae* 40 (1986), 24–54.

„The „Spiritual Prayer": On the Trinitarian Mysticism of Evagrius of Pontus", *MONASTIC STUDIES* 17 (1986), 191–208.

„„Priez sans cesse". Aux origines de la prière hésychaste", *STUDIA MONASTICA* 30 (1988), 7–16.

„Hénade ou Monade? Au sujet de deux notions centrales de la terminologie évagrienne", *LE MUSÉON* 102 (1989), 69–91.

„MYSTERIUM UNITATIS. Der Gedanke der Einheit von Schöpfer und Geschöpf in der evagrianischen Mystik“, *Freiburger Zeitschrift für Philosophie und Theologie* 36 (1989), 449–469.

„Nach dem Intellekt leben“. Zum sog. „Intellektualismus“ der evagrianischen Spiritualität“, „SIMANDRON – DER WACHKLOPFER“. *Gedenkschrift für Klaus Gamber*, hg. von W. Nyssen, Köln 1989, 95–109.

„PALLADIANA I. Introduction aux fragments coptes de l'Histoire Lausiaque“, *STUDIA MONASTICA* 32 (1990), 79–129 (81 ff.: Évagre et ses amis dans l'Histoire Lausiaque).

Mit A. de Vogüé: „PALLADIANA III. La version copte de l'Histoire Lausiaque“, II. La Vie d'Évagre, *STUDIA MONASTICA* 33 (1991), 7–21.

„Der mystische Sinn der Schrift“. Anlässlich der Veröffentlichung der Scholien zum Ecclesiasten des Evagrios Pontikos“, *STUDIA MONASTICA* 36 (1994), 135–146.

„Evagrios Pontikos, hl.“, Artikel in: LThK, 3. Auflage, Bd. 3 (1995), col. 1027–1028.

„Praktike, Physike und Theologike als Stufen der Erkenntnis bei Evagrios Pontikos“, AB ORIENTE ET OCCIDENTE. *Gedenkschrift für Wilhelm Nyssen*, hg. von M. Schneider und W. Berschin, St. Ottilien 1996, 59–72.

„Créé pour être“. A propos d'une citation scripturaire inaperçue dans le „Peri Archon“ d'Origène (III, 5, 6)“, *BULLETIN DE LITTÉRATURE ECCLÉSIASTIQUE* 98 (1997), 21–29.

„Evagrios Pontikos: Der Prolog des *ANTIRRHETIKOS“, STUDIA MONASTICA* 39 (1997), 77–105.

„Erschaffen und erneuert nach dem Bilde Gottes. Zu den biblisch-theologischen und sakramentalen Grundlagen der evagrianischen Mystik“, HOMO MEDIETAS. *Fs. Alois Maria Haas*, Bern usw. 1999, 27–41.

„Aktive und kontemplative Weise des Betens im Traktat DE ORATIONE des Evagrios Pontikos“, *STUDIA MONASTICA* 41 (1999), 211–227.

„La Montagne intelligible“. De la contemplation indirecte à la connaissance immédiate de Dieu dans le traité *DE ORATIONE* d'Évagre le Pontique“, *STUDIA MONASTICA* 42 (2000), 7–26.

„La GNOSIS CRISTOU di Evagrio Pontico“. In: *L'EPISTULA FIDEI* di Evagrio Pontico. Temi, contesti, sviluppi. Atti del III Convegno del Gruppo Italiano di Ricerca su „Origene e la Tradizione Alessandrina“ (16.–19 settembre 1998), *Studia Ephemeridis Augustinianum* 72 (2000), 153–181.

„L'Esprit compatissant. L'Esprit Saint, Maître de la „prière véritable“ dans la spiritualité d'Évagre le Pontique“, *Buisson Ardent* 13 (2007), 106–12.

* * *

Eremos

Texte zur Spiritualität, Geschichte und Kunst
hrsg. von Jakobus Kaffanke OSB

Detlef Witt
Die Evolution der menschlichen Gottesbeziehung
Mit besonderer Beachtung der alten Kulturen von Ägypten bis zur Seidenstraße. Herausgegeben von Benjamin Witt und Jakobus Kaffanke

Schüler und Freunde legen zum 100. Geburtstag von Detlef Nikolaus Witt zum zweiten Mal sein zentrales Werk „Die Evolution der menschlichen Gottesbeziehung" vor. Hier wird ein grundlegender Beitrag zum Gespräch der Religionen untereinander formuliert. Aufbauend auf dem historischen Selbstverständnis der hier behandelten Religionen zeigt sich, dass in allen Religionen immer wieder die gleichen Grundstrukturen zu erkennen sind. Der Autor, beeinflusst durch Krieg und Kriegsgefangenschaft machte sich auf die Suche nach dem einzigen Notwendigem und wurde nach dem Studium der Naturwissenschaften, Indologie, Philosophie und Theologie (Eintritt in das Benediktinerkloster St. Martin/ Beuron) der Gründer des ersten christlichen Zen Zentrums in Beuron an der Oberen Donau. Neben der Tradition des benediktinischen Mönchtums („Pater Gregor",1953 – 1977) wurde er von Prof. Dr. Karlfried Graf Dürckheim und Pater Hugo Enomya Lassalle SJ geprägt. Lange Zeit wirkte er erfolgreich als Leiter von Meditationskursen in Beuron, Reichenau und Eintürnen.

Bd. 6, 2020, 268 S., 29,90 €, gb., ISBN 978-3-643-14521-5

Detlef Witt
Buddhismus und Christentum
Die tiefgründigen Wechselbeziehungen zwischen Buddhismus und Christentum in den ersten Jahrhunderten

In den ersten Jahrhunderten hatte das junge Christentum nach Persien, Indien und China eine starke Expansion. Der Autor konzentriert sich auf die frühe Phase der Begegnung von Christentum und Buddhismus. Diese bislang wenig beachtete Begegnung der beiden Weltreligionen fand an den alten Seidenstraßen statt. Die hier vorgestellte Kernthese besteht darin, dass die Person Jesus Christus, der von sich sagte: „Ich bin das Licht der Welt (Joh 8,12)", schon ab dem 1. Jahrhundert als Buddha Amitabha, als Buddha des unermesslichen Lichtes, in den Buddhismus integriert wurde. – Sollten sich die vom Autor subtil und vehement vertretenen Darlegungen weiter erhärten lassen, dann wäre das Eindringen christlicher Grundgedanken in den buddhistischen Kanon ein starker Katalysator gewesen, der die Lehre Shakyamuni Buddhas entscheidend beeinflusste und in den Mahayana-Schulen fruchtbar werden ließ.

Bd. 5, 2010, 80 S., 19,90 €, gb., ISBN 978-3-643-10781-7

Jakobus Kaffanke (Hg.)
Spirituelle Blütenlese I
Schriften zum geistlichen Weg 2010/2011

Der Band versammelt fünf geistliche Texte, die je auf ihre Weise Einblick in die Welt der Innerlichkeit, in das mystische Erleben gewähren, geht gleich aufs Ganze und konfrontiert uns mit aufregenden Beobachtungen zur Schöpfungsgeschichte im ersten Beitrag: *Der Omphalos – Der Nabel der Welt* von Detlef Witt. Weitere Texte sind: *Am Jakobsbrunnen* von Katharina Oost, *Der Geist der Buchstaben* von Klaus Hälbig, *Rosenduft und Regenwurm* von Angelika Sirch, *Eremitisch leben lernen?* von Maria Anna Leenen.
Die Texte fordern heraus, wollen Mut machen und Trost gewähren, Trost für jene, die bereits auf dem Weg sind. Buchbesprechungen und eingelaufene Schriften runden den Band ab.

Bd. 4, 2011, 120 S., 19,90 €, gb., ISBN 978-3-643-10783-1

LIT Verlag Berlin – Münster – Wien – Zürich – London
Auslieferung Deutschland / Österreich / Schweiz: siehe Impressumsseite

Gabriel Bunge
Gastrimargia
Wissen und Lehre der Wüstenväter von Essen und Fasten. Dargestellt anhand der Schriftendes Evagrios Pontikos

Ausgehend von der Acht-Laster-Lehre des Mönchsvaters Evagrios Pontikos (†399, ägyptische Wüste) behandelt der Autor das erste Laster, die Sünde oder den Dämon der Gastrimargia, den „entfesselten Magen". Er beschreibt zunächst eine Erscheinung unserer Tage, das moderne Laster des „Over-Eatings" (Kap. I) und die klassischen Erscheinungsformen der Gastrimargia (Kap. II). Erst anschließend wird in die Kunst des Fastens (Kap. IV) eingeführt und die theologische Dimensionen des Essens (Vom Segen des Essens, Kap. V) dargestellt. – Essen und Fasten sind für den Menschen höchst fragwürdige Vorgänge, Vorgänge die sein Menschsein in Frage stellen können. Der Autor bietet in seinem Text Diagnose und Therapie der Gastrimargia aus der Weisheit der frühen christlichen Mönchsväter für den heutigen Menschen.

Bd. 3, 3. Aufl. 2019, 132 S., 19,90 €, br., ISBN 978-3-643-13068-6

Detlef Witt
UrSprung
Eine im Abendland vergessene, existentiell wichtige Dimension des Menschen

Dem Autor geht es um eine grundsätzlich neue Sicht auf die Realität der Schöpfung und des Menschen, des hervorragenden und einzigartigen Geschöpfes. Alle Dinge des Kosmos gehen direkt aus dem unaussprechlichen Schöpfer hervor, der sie in einem Akt des Liebe aus sich hervorbringt und gebiert. Dieser Schöpfungsakt ist nicht zeitlich („Im Anfang") zu denken, sondern geschieht fortwährend aus der Mitte (UrSprung) des Schöpfers.

Es werden fehlerhafte Positionen christlicher Theologie (Exegese und Dogmatik) aufgedeckt und für eine Erneuerung und Vertiefung einer Sakramentenpastoral (insbesondere der Taufe) gestritten. In einem dritten Schritt wird schöpfungstheologisch ein klassischer, taoistischer Text („Das Geheimnis der Goldenen Blüte"), auf den schon der Psychologe C.G. Jung aufmerksam gemacht hat, in seinen Bezügen zur buddhistischen und christlichen Tradition hin ausgewertet.

Bd. 2, 2009, 120 S., 24,90 €, gb., ISBN 978-3-643-10143-3

Beuroner Schriften und Studien

zu Theologie, Spiritualität, Geschichte und Kunst
hrsg. von der Erzabtei St. Martin, Beuron vertreten durch Peter Häger, Jakobus Kaffanke OSB und Christopher Schmidberger

Idefons Herwegen
Lebenserinnerungen eines Benediktinerabtes in bewegter Zeit 1874 bis 1946
Herausgegeben und kommentiert von Peter Häger
Bd. 4, 2022, ca. 304 S., ca. 39,90 €, gb., ISBN 978-3-643-12202-5

Willi Eisele
Abt Alban Schachleiter OSB
Alban [Jakob] Schachleiter OSB (1861 – 1937), Benediktinermönch und Abt, hat sich zeitlebens in seiner Eigenart und seinem Eigensinn loyal gebunden: Er stürzte mit der Habsburgermonarchie, er wurde für seine Kirche und seinen Orden zum „Fall“ und sah sich als Opfer der „neuen Zeit“. Im Bemühen um Orientierung fand er, wandernd auf schmalem Grat, neue, „falsche Freunde“, für die er als Statist zu Propagandazwecken agieren sollte: Dem vom „Führer“ persönlich angeordneten Staatsbegräbnis folgte ein „Versenken ins Vergessen“ durch NS-Staat und Partei als „damnatio memoriae“ in der „Geschichte nach der Geschichte“ – ein Lehrstück, was die Verführbarkeit von Intellektuellen angeht, sobald ihnen die Politik eine Bühne bietet.
Bd. 3, 2021, 312 S., 29,90 €, br., ISBN 978-3-643-14518-5

Eutropius Presbyter
Trostbriefe
lateinisch/deutsch. Ediert, übersetzt und eingeleitet von Hugo S. Eymann
Die vorliegende Studie stellt das Schrifttum aus der Feder des Presbyters Eutropius vor, der im spanisch-aquitanischen Raum des späten vierten, frühen fünften Jahrhunderts beheimatet ist. Er schrieb 394/395-431 an Cerasia, wohl eine Verwandte der Frau seines Zeitgenossen und Freundes Paulinus von Nola, drei Trostbriefe asketischen Charakters sowie einen Trost-Traktat. Im Bannkreis asketischer Tendenz und gallischer Rhetorik stehend, versteht es Eutropius, das von der großen Theologie erarbeitete seelsorglich umzusetzen, um Trost zu spenden.
Bd. 2, 2010, 360 S., 34,90 €, br., ISBN 978-3-643-10532-5

Peter Häger; Jakobus Kaffanke (Hg.)
Zwischen Aufbruch und Beständigkeit
Leben und Wirken des zweiten Beuroner Erzabtes Placidus Wolter (1828 – 1908)
Die Reihe Beuroner Schriften und Studien wird von der Benediktiner Erzabtei St. Martin in Beuron herausgegeben durch den Historiker Dr. Peter Häger und den Benediktiner Jakobus Kaffanke. Die Themenfelder umfassen Theologie, Spiritualität, Geschichte und Kunst im benediktinischen Umfeld der Erzabtei, der Beuroner Kongregation und des Ordens.
Anlässlich des 100. Todesjahres des zweiten Beuroner Erzabtes Placidus Wolter halten die Herausgeber Rückschau auf die Konsolidierungsphase (1890 – 1908) der benediktinischen Neugründung. Im Mittelpunkt des Bandes steht eine aktuell kommentierte Neuherausgabe (Peter Häger) des „Lebensbildes“ von P. Sebastian von Oer, dem Privatsekretär des Erzabtes. Kleinere Beiträge aus den Abteien Maredsous, Belgien (P. Daniel Misonne) und St. Hildegard, Eibingen (Sr. Matthia Eiden), sowie zur Beuroner Kunstschule (Hubert Krins) komplettieren das Bild. Zahlreiche zeitgenössische Photographien lassen seine Biographie plastisch werden, einige brillante liturgische Gefäße zeigen die Beuroner Kunstschule in einer entscheidenden Periode.
Bd. 1, 2008, 208 S., 24,90 €, br., ISBN 978-3-8258-1420-5

LIT Verlag Berlin – Münster – Wien – Zürich – London
Auslieferung Deutschland / Österreich / Schweiz: siehe Impressumsseite

Theologie des geistlichen Lebens

hrsg. von Prof. Dr. Wolfgang Vogl (Universität Augsburg)

Kevin Maddy

Approaches to Monasticism in the Context of Christian Responses to Modern Culture

A Search for Reciprocal Illumination

Approaches to Monasticism in the Context of Christian Responses to Modern Culture is a study of how the values and practices of monasticism are being shaped by the shift to a cultural understanding of Christianity in modern times. The values and practices of traditional monasticism are contrasted with those of various expressions of new monasticism against the background of a multicultural and fluid social environment in an effort to find some reciprocal illumination. The study aims to describe monasticism in terms of authenticity and lived religion.

Bd. 8, 2022, 226 S., 49,90 €, br., ISBN 978-3-643-91503-0

Mary Finbarr Coffey

Sisters of the Holy Cross, Menzingen 1844 – 1863

A Theological Study in Identity and Memory of a Contested Founding Event

While building on a comprehensive reading of available archival sources in the Menzingen Religious Institute, this work provides a greater understanding of the possibilities and the difficulties of a return *ad fontes* in the Church and in religious life. It discloses that a struggle for a founding inspiration is a struggle for the memory. The theoretical framework which has been constructed from scriptural sources in this study, is likely to be of use in a theological interpretation of any Christian founding event.

Bd. 7, 2021, 322 S., 39,90 €, br., ISBN 978-3-643-91468-2

Annegret Marenski

Die Gemeinschaft Sant'Egidio

Empirische Studie zu den Grundzügen ihres christlich-spirituellen Lebens. Glauben leben – Welt gestalten

Bd. 6, 2021, 424 S., 49,90 €, br., ISBN 978-3-643-14831-5

Wolfgang Vogl

Kontemplatives und aktives Leben in der griechischen und hellenistischen Philosophie

Bd. 5, 2022, ca. 448 S., ca. 49,90 €, br., ISBN 978-3-643-14700-4

Andreas Ring

John Henry Newmans Idee der einen Kirche

Eine Untersuchung seiner Via Media und seines ekklesiologischen Denkweges

Bd. 4, 2020, 620 S., 49,90 €, br., ISBN 978-3-643-14636-6

Uwe Träger

Wellness als Chance für die kirchliche Praxis

Lebensphilosophische, biblische, praktisch-theologische und sozial-ethische Grundierungen

Bd. 3, 2018, 390 S., 39,90 €, br., ISBN 978-3-643-50856-0

LIT Verlag Berlin – Münster – Wien – Zürich – London

Auslieferung Deutschland / Österreich / Schweiz: siehe Impressumsseite